胸外科手术技术图谱

Atlas of Thoracic Surgical Techniques

胸外科手术技术图谱

Atlas of Thoracic Surgical Techniques

原　著　JB Zwischenberger

主　译　李　辉

译　者　（以姓氏笔画为序）

李　彤　李　辉　李洪泉　杨　咏　何　伟

闵先军　张　进　张文谦　陈奇瑞　苗劲柏

胡　滨　傅毅立　游　宾

北京大学医学出版社

Peking University Medical Press

XIONGWAIKE SHOUSHU JISHU TUPU

图书在版编目（CIP）数据

胸外科手术技术图谱/（美）茨维什贝格尔（Zwischenberger，J. B.）主编；李辉主译. —北京：北京大学医学出版社，2011. 12（2014.2重印）

书名原文：Atlas of Thoracic Surgical Techniques

ISBN 978-7-5659-0300-7

Ⅰ. ①胸…　Ⅱ. ①茨…②李…　Ⅲ. ①胸部外科手术–图谱　Ⅳ. ①R655-64

中国版本图书馆CIP数据核字（2011）第231576号

北京市版权局著作权合同登记号：图字：01-2011-7379

Atlas of Thoracic Surgical Techniques
Joseph B. Zwischenberger
ISBN-13: 978-1-4160-4017-0
ISBN-10: 1-4160-4017-X

Elsevier(Singapore) Pte Ltd.
3 Killiney Road, #08-01 Winsland House I, Singapore 239519
Tel: (65)6349-0200, Fax: (65)6733-1817

First Published 2012
2012 年初版

胸外科手术技术图谱

主　　译：李　辉
出版发行：北京大学医学出版社（电话：010-82802230）
地　　址：（100191）北京市海淀区学院路38号　北京大学医学部院内
网　　址：http://www.pumpress.com.cn
E-mail：booksale@bjmu.edu.cn
印　　刷：北京佳信达欣艺术印刷有限公司
经　　销：新华书店
责任编辑：赵　爽　　**责任校对**：金彤文　　**责任印制**：张京生
开　　本：889mm × 1194mm　1/16　　**印张**：20　　**字数**：482千字
版　　次：2012年1月第1版　2014年2月第2次印刷
书　　号：ISBN 978-7-5659-0300-7
定　　价：248.00元

译校者名单

（以姓氏笔画为序）

李　彤	首都医科大学附属北京朝阳医院	主任医师、博士
李　辉	首都医科大学附属北京朝阳医院	主任医师、教授、博士
李洪泉	首都医科大学附属北京朝阳医院	硕士研究生
杨　咏	首都医科大学附属北京朝阳医院	博士研究生
何　伟	宁夏医科大学总医院	主治医师、硕士
闵先军	北京市海淀医院	住院医师、硕士
张　进	首都医科大学附属北京朝阳医院	硕士研究生
张文谦	首都医科大学附属北京朝阳医院	住院医师、硕士
陈奇瑞	首都医科大学附属北京朝阳医院	住院医师、硕士
苗劲柏	首都医科大学附属北京朝阳医院	副主任医师、博士
胡　滨	首都医科大学附属北京朝阳医院	主任医师、博士
傅毅立	首都医科大学附属北京朝阳医院	主治医师
游　宾	首都医科大学附属北京朝阳医院	主治医师、硕士

著者名单

Mark S. Allen, MD
Chair, Division of General Thoracic Surgery, Department of Surgery, Mayo Clinic, Rochester, Minnesota
Surgical Management of Bronchopleural Fistula; Chest Wall Resection

Omar Awais, DO
Thoracic Surgeon, The Heart, Lung and Esophageal Surgery Institute, University of Pittsburgh Medical Center, Presbyterian University Hospital, Pittsburgh, Pennsylvania
Minimally Invasive Esophagectomy

S. Scott Balderson, PA-C
Physician Assistant, Division of Thoracic Surgery, Department of Surgery, Duke University Medical Center, Durham, North Carolina
Video-Assisted Thoracoscopic Surgery for Mediastinal Lymph Node Dissection

Daniel J. Boffa, MD
Assistant Professor, Thoracic Surgery, Yale University School of Medicine, New Haven, Connecticut
Transthoracic Esophagectomy

Mark R. Bonnell, MD
Assistant Professor, Division of Cardiothoracic Surgery, Department of Surgery; Director, Mechanical Circulatory Support, University of Kentucky College of Medicine, Lexington, Kentucky
Lung Transplantation

Ayesha S. Bryant, MSPH, MD
Assistant Professor, Division of Cardiothoracic Surgery, Department of Surgery, University of Alabama at Birmingham, Birmingham, Alabama
Techniques for Partial and Sleeve Pulmonary Artery Resection

Robert J. Cerfolio, MD
Professor, Department of Surgery, Division of Cardiothoracic Surgery, University of Alabama at Birmingham, Birmingham, Alabama
Techniques for Partial and Sleeve Pulmonary Artery Resection

Thomas A. D'Amico, MD
Professor of Surgery and Section Chief, Thoracic Surgery, Duke University Medical Center, Durham, North Carolina
Video-Assisted Thoracoscopic Surgery for Mediastinal Lymph Node Dissection

Philippe G. Dartevelle, MD, PhD
Full Professor, Thoracic and Cardio-Vascular Surgery, Paris Sud University, Paris; Head of Department, Department of Thoracic and Vascular Surgery and Heart-Lung Transplantation, Marie-Lannelongue Hospital, Le Plessis Robinson, France
Bronchial and Pulmonary Arterial Sleeve Resection

Malcolm M. DeCamp, MD
Visiting Associate Professor Surgery, Department of Surgery, Harvard Medical School; Chief, Division of Cardiothoracic Surgery, Department of Surgery, Beth Israel Deaconess Medical Center, Boston, Massachusetts
Radiofrequency Ablation

Jean Deslauriers, MD, FRCSC
Professor of Surgery, Department of Thoracic Surgery, Laval University, Quebec City, Quebec, Canada
Diaphragmatic Eventration and Paralysis

Frank C. Detterbeck, MD
Professor and Chief, Thoracic Surgery, Yale University School of Medicine; Professor and Chief, Thoracic Surgery, Yale New Haven Hospital; Associate Director, Yale Cancer Center; Surgical Director, Yale Cancer Center Thoracic Oncology Program, New Haven, Connecticut
Pancoast Tumors

Almudena Moreno Elola-Olaso, MD, PhD
Research Fellow, Department of Surgery, Center for Minimally Invasive Surgery, University of Kentucky, Lexington, Kentucky
Robotic Esophagectomy

Aaron D. Fain, BS
University of Kentucky Medical School, Lexington, Kentucky
Giant Bullous Emphysema

David J. Finley, MD
Assistant Attending Surgeon, Thoracic Service, Department of Surgery, Memorial Sloan-Kettering Cancer Center, New York, New York
Carinal Resections

Raymond J. Gagliardi, MD
Associate Professor, Department of Surgery, University of Kentucky College of Medicine, Lexington, Kentucky
Robotic Esophagectomy

Priya Gaiha, MD
General Surgery Resident, University of Kentucky, Lexington, Kentucky
Resection of Benign Esophageal Tumors

Jonathan G. Hobbs, BS
University of Kentucky College of Medicine, Lexington, Kentucky
Lung Volume Reduction Surgery: Thoracoscopic

James Hoskins, BS
Information Technology Manager, University of Kentucky College of Medicine, Lexington, Kentucky
Pectus Excavatum: Minimally Invasive Nuss Procedure

Aaron B. House, MD
General Surgery Resident, University of Kentucky College of Medicine, Lexington, Kentucky
Techniques of Esophageal Preservation for High-Grade Barrett Esophagus

Michael Kuan Yew Hsin, MBBChir, FRCS
Assistant Professor, Department of Surgery, Chinese University of Hong Kong; Assistant Professor, Department of Surgery, Prince of Wales Hospital, Shatin, New Territories, Hong Kong
Video-Assisted Thoracic Surgery for Major Pulmonary Resection

Li Guang Hu, MD
Staff Thoracic Surgeon, First Teaching Hospital of Jilin University, Changchun, China
Diaphragmatic Eventration and Paralysis

Brannon R. Hyde, MD
General Surgery Resident, Department of Surgery, University of Kentucky College of Medicine, Lexington, Kentucky
Lung Volume Reduction Surgery: Open Technique; Lung Volume Reduction Surgery: Thoracoscopic

Joseph A. Iocono, MD
Associate Professor of Surgery and Pediatrics, Division of Pediatric Surgery; Director, Surgery Pre-Doctoral Education; Surgical Director, Pediatric Trauma Program; Surgical Director, Pediatric ECMO Program; Associate Director, Minimally Invasive Surgery Center, University of Kentucky College of Medicine, Lexington, Kentucky
Pectus Excavatum: Minimally Invasive Nuss Procedure

Kiasha James, MD
University of Kentucky College of Medicine, Lexington, Kentucky
Transhiatal Esophagectomy

Dawn E. Jaroszewski, MD, MBA
Senior Consultant and Assistant Professor of Surgery, Division of Cardiothoracic Surgery, Mayo Clinic College of Medicine, Phoenix, Arizona
Sternal-Splitting Approaches to Thymectomy for Myasthenia Gravis and Resection of Thymoma

Scott B. Johnson, MD
Head, Section of General Thoracic Surgery, Division of Cardiothoracic Surgery, Department of Surgery, University of Texas Health Science Center at San Antonio, San Antonio, Texas
Esophageal Reconstruction

Alexandros N. Karavas, MD
Cardiothoracic Surgery Resident, Department of Thoracic Surgery, Vanderbilt University; Cardiothoracic Surgery Resident, Thoracic Surgery, Vanderbilt University Medical Center, Nashville, Tennessee
Esophageal Diverticulum Excision and Repair

Michael S. Kent, MD
Instructor, Harvard Medical School; Surgeon, Division of Cardiothoracic Surgery, Beth Israel Deaconess Medical Center, Boston, Massachusetts
Radiofrequency Ablation

Kemp H. Kernstine, MD, PhD
Professor and Chief, Division of Thoracic Surgery; Director, Lung Cancer and Thoracic Oncology Program, City of Hope National Medical Center and Beckman Research Institute, Duarte; Clinical Professor of Surgery, University of California, San Diego, California
Robotic Lobectomy

Joseph M. Kinner, MD
Trainee, Training Program for Clinical Scholars in Cardiovascular Science, University of Kentucky College of Medicine, Lexington, Kentucky
Lung Volume Reduction Surgery: Open Technique

Mark J. Krasna, MD
Program on Health Policy, University of Maryland School of Medicine, Baltimore; Medical Director, Cancer Institute, Saint Joseph Medical Center, Towson, Maryland
Thoracoscopic Sympathectomy

Rodney J. Landreneau, MD
Professor of Surgery, The Heart, Lung and Esophageal Surgery Institute, University of Pittsburgh Medical Center; Director, Comprehensive Lung Center, The Heart, Lung and Esophageal Surgery Institute, Shadyside Medical Center, Pittsburgh, Pennsylvania
Anatomic Segmentectomy

Moishe Liberman, MD, PhD
Marcel and Rolande Gosselin Chair in Thoracic Surgical Oncology, Division of Thoracic Surgery, Centre Hospitalier de l'Université de Montréal, Montreal, Quebec, Canada
Tracheal Resection and Reconstruction

Virginia R. Litle, MD
Associate Professor, Department of Surgery, University of Rochester and Strong Memorial Hospital, Rochester, New York
Laparoscopic Myotomy and Fundoplication for Achalasia

James D. Luketich, MD
Henry T. Bahnson Professor Cardiothoracic Surgery, University of Pittsburgh; Chair, The Heart, Lung and Esophageal Surgery Institute, University of Pittsburgh Medical Center Presbyterian; Chief, Division of Thoracic and Foregut Surgery, University of Pittsburgh Medical Center, Pittsburgh, Pennsylvania
Minimally Invasive Esophagectomy

James E. Lynch, MD
General Surgery Resident, Department of Surgery, University of Kentucky College of Medicine, Lexington, Kentucky
Transhiatal Esophagectomy; Resection of Benign Esophageal Tumors

Mitchell J. Magee, MD
Director, Thoracic Surgical Oncology; Chief, Cardiothoracic Surgery; Director, Minimally Invasive Surgical Institute for Lung Esophagus, Medical City Dallas Hospital, Dallas, Texas
Surgical Management of Empyema

Douglas J. Mathisen, MD
Chief, General Thoracic Surgery and Program Director, Department of Thoracic Surgery, Massachusetts General Hospital, Harvard Medical School, Boston, Massachusetts
Tracheal Resection and Reconstruction

Robert J. McKenna Jr, MD
Chief, Thoracic Surgery, Cedars Sinai Medical Center, Los Angeles, California
Right Upper Lobectomy

Daniel L. Miller, MD
Kamal A. Mansour Professor of Thoracic Surgery, Division of Cardiothoracic Surgery, Department of Surgery, Emory University School of Medicine; Co-Chair, Respiratory Center, Emory University Healthcare, Atlanta, Georgia
Extrapleural Pneumonectomy

Christopher R. Morse, MD
Instructor in Surgery, Division of Thoracic Surgery, Massachusetts General Hospital, Boston, Massachusetts
Resection of Solitary Pulmonary Nodule: Open and Video-Assisted Thoracoscopic Surgery

Jacob E. Perry, MD
General Surgery Resident, Department of Surgery, University of Kentucky College of Medicine, Lexington, Kentucky
Pectus Excavatum: Minimally Invasive Nuss Procedure

Jonathan P. Pearl, MD
Department of Surgery, National Naval Medical Center, Bethesda, Maryland
Endoscopic Treatment for Gastroesophageal Reflux

Brian L. Pettiford, MD
Clinical Assistant Professor, Heart, Lung and Esophageal Surgery Institute, University of Pittsburgh Medical Center, Shadyside Medical Center, Pittsburgh, Pennsylvania
Anatomic Segmentectomy

Jeffrey L. Ponsky, MD
Oliver H. Payne Professor and Chairman, Department of Surgery, Case Western Reserve University School of Medicine, Cleveland, Ohio
Endoscopic Treatment for Gastroesophageal Reflux

Joe B. Putnam, MD
Chairman, Ingram Professor of Cancer Research, Professor of Biomedical Informatics, Department of Thoracic Surgery, Vanderbilt University; Chairman, Department of Thoracic Surgery, Vanderbilt University Medical Center, Nashville, Tennessee
Esophageal Diverticulum Excision and Repair

John Scott Roth, MD
Associate Professor of Surgery, Division of General Surgery, University of Kentucky College of Medicine; Chief, Gastrointestinal Surgery and Director, Minimally Invasive Surgery, Department of Surgery, University of Kentucky Medical Center, Lexington, Kentucky
Transthoracic Antireflux Surgery Procedures; Laparoscopic Collis Gastroplasty and Fundoplication

Valerie Rusch, MD
Chief, Thoracic Service, Department of Surgery, Miner Family Chair in Intrathoracic Cancers, Memorial Sloan-Kettering Cancer Center, New York, New York
Carinal Resections

Adham R. Saad, MD
Research Fellow, Division of Cardiothoracic Surgery, Department of Surgery, University of Texas Health Science Center at San Antonio, San Antonio, Texas
Esophageal Reconstruction

Joshua R. Sonett, MD
Chief, General Thoracic Surgery; Surgical Director, Lung Transplant Program, New York-Presbyterian Hospital/Columbia University Medical Center; Professor of Clinical Surgery, Columbia University College of Physicians and Surgeons, New York, New York
Surgical Management of Empyema

Victor F. Trastek, MD, MBA
Chief Executive Officer and Professor of Surgery, General Thoracic Surgery, Mayo Clinic College of Medicine, Phoenix, Arizona
Sternal-Splitting Approaches to Thymectomy for Myasthenia Gravis and Resection of Thymoma

Thomas J. Watson, MD
Associate Professor of Surgery, Division of Thoracic and Foregut Surgery, University of Rochester School of Medicine and Dentistry; Chief of Thoracic Surgery, Strong Memorial Hospital, Rochester, New York
Laparoscopic Myotomy and Fundoplication for Achalasia

Liu Wei, MD
Associate Director, Department of Thoracic Surgery, First Teaching Hospital of Jilin University, Changchun, China
Diaphragmatic Eventration and Paralysis

Joseph J. Wizoreck, MD
The Heart, Lung and Esophageal Surgery Institute, University of Pittsburgh Medical Center, Presbyterian University Hospital, Pittsburgh, Pennsylvania
Minimally Invasive Esophagectomy

Cameron D. Wright, MD
Associate Professor of Surgery, Division of Thoracic Surgery, Massachusetts General Hospital, Boston, Massachusetts
Resection of Solitary Pulmonary Nodule: Open and Video-Assisted Thoracoscopic Surgery

Bedrettin Yıldızeli, MD
Associate Professor, Department of Thoracic Surgery, Marmara University School of Medicine, Istanbul, Turkey
Bronchial and Pulmonary Arterial Sleeve Resection

Anthony P. C. Yim, MD
Honorary Clinical Professor, Department of Surgery, The Chinese University of Hong Kong, China
Video-Assisted Thoracic Surgery for Major Pulmonary Resection

Lei Yu, MD
Assistant Professor, Department of Thoracic Surgery, Beijing Tongren Hospital, Capital Medical University, Beijing City, China
Thoracoscopic Sympathectomy

Joseph B. Zwischenberger, MD
Johnston-Wright Professor and Chair, Department of Surgery; Professor of Pediatrics, Diagnostic Radiology, and Pediatrics; Directo University of Kentucky Transplant Center, University of Kentucky College of Medicine, Lexington, Kentucky
Giant Bullous Emphysema; Lung Volume Reduction Surgery: Open Technique; Lung Volume Reduction Surgery: Thoracoscopic; Transhiatal Esophagectomy; Techniques of Esophageal Preservation for High-Grade Barrett Esophagus; Transthoracic Antireflux Surgery Procedures; Resection of Benign Esophageal Tumors

译者前言

“一图胜千言”，正像这本图谱的编者说的那样，一部精美的手术图谱可以帮助年轻医师在尽可能短的时间内正确掌握规范的手术操作技巧，包括解剖要点、手术体位、切口位置、手术步骤等，然而更重要的是这部图谱还强化了围手术期管理的概念，在每个术式都涵盖了术前准备、术后管理以及操作要点和注意事项。这些无不凝聚了每位编者的学识、经验、体会，甚至教训。

Joseph B. Zwischenberger 教授是美国著名的胸外科专家，在胸外科和呼吸支持方面造诣颇深，曾负责外科巨著 *Sabiston Textbook of Surgery* 第 17 版中胸外科部分的主要编写，还担任很多国际专业学会的职务。他与众多美国胸外科专家共同编写了这部《胸外科手术技术图谱》，其中不乏像 Thomas A. D’Amico 教授、Malcolm M. DeCamp 教授、Jean Deslauriers 教授、James D. Luketich 教授、Robert J. McKenna Jr 教授、Anthony P.C. Yim 教授等我们熟知的国际著名胸外科大家，因此应该说这部图谱代表了当今世界上胸外科手术技术的最高水准。既有常规手术，也有例如胸腔镜、机器人手术等近年才开展的新术式。全书言简意赅、通俗易懂、重点突出、插图精美，可满足不同层次胸外科医师的临床工作需要。

有鉴于此，我们翻译了此书。目的是为国内广大胸外科医师，特别是青年医师提供一部优秀的参考书。我们试图尽最大努力做到译著的极致——“信、达、雅”，但由于我们翻译能力、临床经验的限制，术中难免存在谬误和不足，恳请业内同行理解和不吝赐教。当然，原著中也存在一些小的错误，我们在翻译过程中也予以了更正。

我要感谢我的团队，在短短半年的时间里，他们除了日常非常繁忙的临床医疗工作外，利用业余时间高质量地完成了本书的翻译工作。但我相信，通过此书的翻译，他们不但在专业技术上有了较大的提升，而且在专业英语上也会有更大的收获。

最后，感谢北京大学医学出版社对我的信任和非常专业的帮助。

李辉

首都医科大学附属北京朝阳医院

2011 年 11 月 30 日

原著序言

"一图胜千言"。

——佚名

这部图谱为外科医生、外科住院医生和医学生在术前学习手术操作程序，做好术前准备而专门编写。随着科学技术和医药领域的发展，新术式不断出现，传统术式不断变化和更新。本书结合所有作者们的长期临床实践经验，将迄今最先进的手术操作程序通过逐一步骤的手术插图展示出来，其中也包括术前准备和术后管理以及手术操作要点和注意事项。这些宝贵的经验和总结是建立在广泛的外科实践基础之上的。外科手术是一门手工艺术，它融汇了外科医生的知识与智慧、勇敢与果断以及手术技术和技巧，最终使患者从手术中获益。而取得这种成功的关键是完美的手术操作技术。手术的速度取决于术前是否计划周密，是否投入足够的时间去井然有序和按部就班地完成每一个手术步骤。外科医生必须致力于在手术的第一时间将手术做对和做好，手术台上没有第二次机会，失去了就永远无法弥补。为了您的患者，请在术前仔细阅读和研究这部图谱。

"业余者追求成功一次，专业者追求永不失败。"

——佚名

Courtney M. Townsend Jr, MD
B. Mark Evers, MD

原著前言

医学是惟一不断破坏自己生存空间的职业。

——James Bryce, 1914

当代外科与20年前相比发生了翻天覆地的变化。科学技术和手术技巧的新进展使外科医生可以通过微小切口完成大型手术，既减轻了患者的痛苦，也缩短了住院时间。即便如此，手术过程还是常伴随紧迫感，因为外科医生手中掌握着患者生存的机会和希望。可以说，外科手术既是一门科学，又是一门艺术。一个成功的外科医生应该两者兼备，这就要求外科医生不但要能精准地运用大量精细的外科手术工具和器械，还要与时俱进，学习最前沿的医学科学和技术的发展成果。

这部手术技术图谱由当今美国最优秀的一批胸外科医生共同编写，包含了胸外科临床实践中最常见的手术操作程序和手术技巧。尽管本书的一些内容可能与其他医疗中心外科医生的做法有所不同，但本书所描述的内容是作者们临床实践的结果，是久经考验并被证明切实有效的。我和其他作者提供的手术照片是我们经验的体现。在此我们希望通过一个成功术式的完整描述和指导，帮助你建立属于你自己的成功有效的手术技巧。

Joseph B. Zwischenberger, MD

目　录

I　胸部恶性病变

II　胸部良性病变

III 食管恶性病变

IV 食管良性病变

I

胸部恶性病变

第1章

电视胸腔镜纵隔淋巴结清扫术

S. Scott Balderson，Thomas A.D'Amico 著

胡 滨 译

纵隔淋巴结的评估是各期非小细胞肺癌（NSCLC）切除术的整体组成部分之一[1]。纵隔淋巴结清扫术（MLND）比较纵隔 淋巴结取样是否具有优势还存在着争议[2]，这个问题美国外科医师学会肿瘤组的 Z0030 研究可能会给出答案。然而毫无疑问，对于临床上没有明显的淋巴结转移的患者行纵隔淋巴结清扫术可以提高分期的准确性，使用辅助疗法，可提高生存率。

一、外科解剖

- 纵隔淋巴结清扫站数完全取决于对解剖的深刻理解和细致的手术技术。
- 图 1-1 显示了肺癌纵隔淋巴结站最新分期图[4,5]。
- 纵隔可细分为以下的主要分区：右侧气管旁区（图 1-2），左侧或右侧隆突下区（图 1-3）和左侧主动脉区（图 1-4）。切开纵隔胸膜后，即可看到下面的淋巴结。

二、术前准备

- 大多数临床分期为Ⅰ期和部分临床分期为Ⅱ期的 NSCLC 患者是胸腔镜肺叶切除术的适应证，包括胸腔镜 MLND，而其效果与常规开胸手术相当[6-9]。既往有胸部手术史不是胸腔镜肺叶切除加 MLND 的禁忌证。
- 临床 IB 期、Ⅱ期和Ⅲ期等患者需要在行外科切除和 MLND 之前先行颈部纵隔镜纵隔淋巴结活检术[1]。

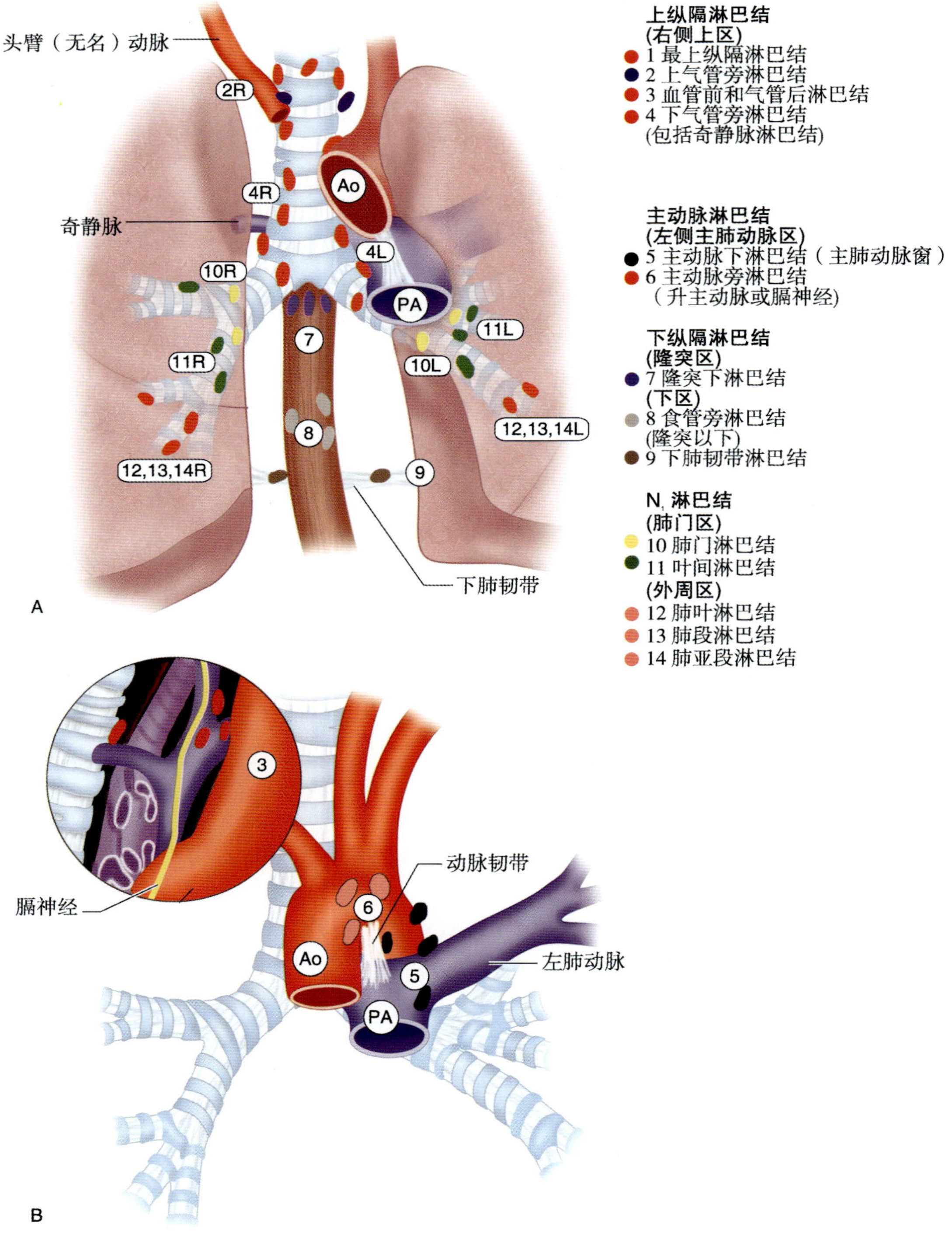
头臂（无名）动脉
2R
Ao
4R
奇静脉
4L
10R
PA
7
11L
11R
10L
12,13,14L
8
12,13,14R
9
下肺韧带
A
上纵隔淋巴结
(右侧上区)
1 最上纵隔淋巴结
2 上气管旁淋巴结
3 血管前和气管后淋巴结
4 下气管旁淋巴结
(包括奇静脉淋巴结)
主动脉淋巴结
(左侧主肺动脉区)
5 主动脉下淋巴结（主肺动脉窗）
6 主动脉旁淋巴结
（升主动脉或膈神经）
下纵隔淋巴结
(隆突区)
7 隆突下淋巴结
(下区)
8 食管旁淋巴结
(隆突以下)
9 下肺韧带淋巴结
N1 淋巴结
(肺门区)
10 肺门淋巴结
11 叶间淋巴结
(外周区)
12 肺叶淋巴结
13 肺段淋巴结
14 肺亚段淋巴结
3
动脉韧带
膈神经
6
Ao
5
左肺动脉
PA
B

图1-1

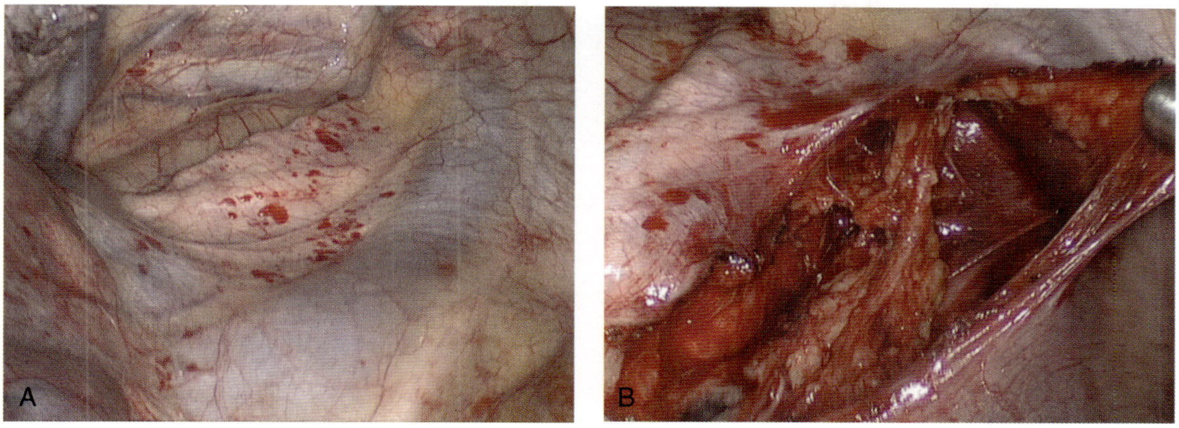

图1-2

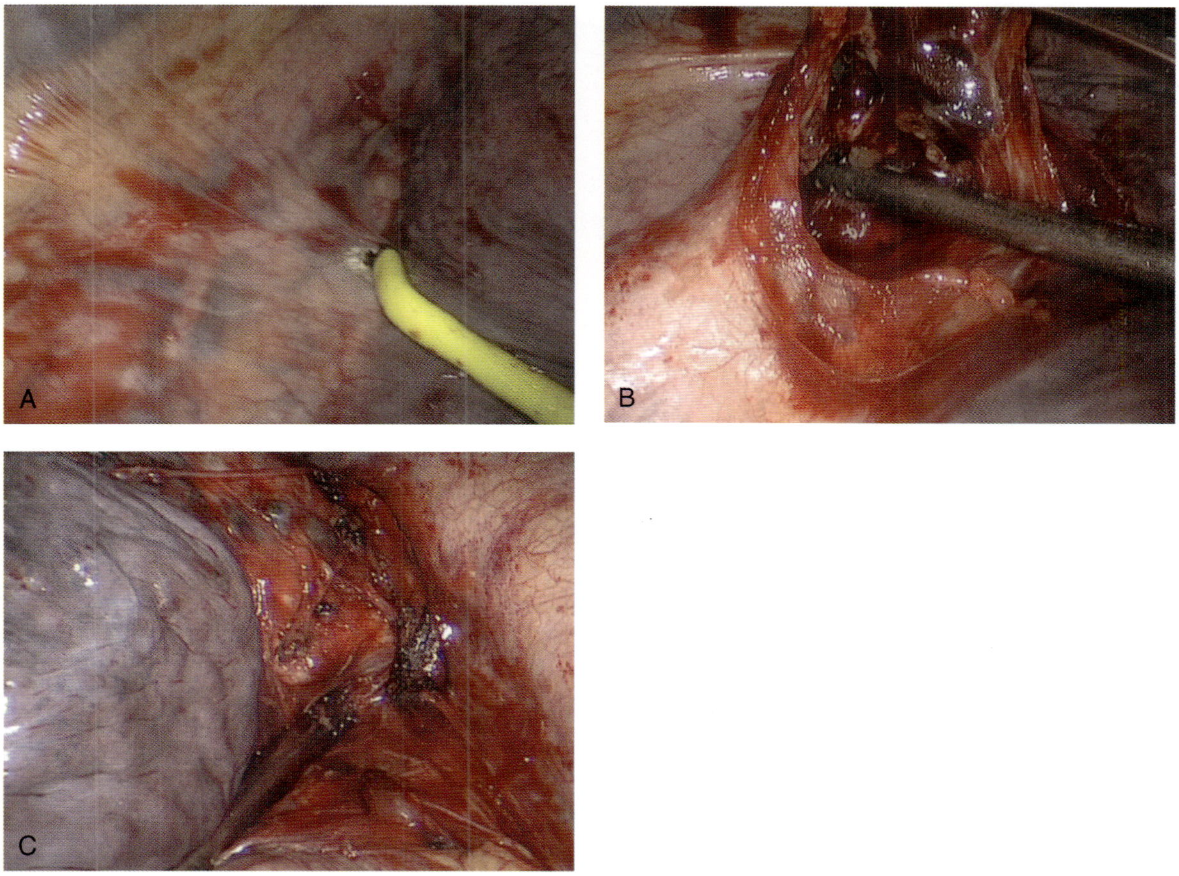

图1-3

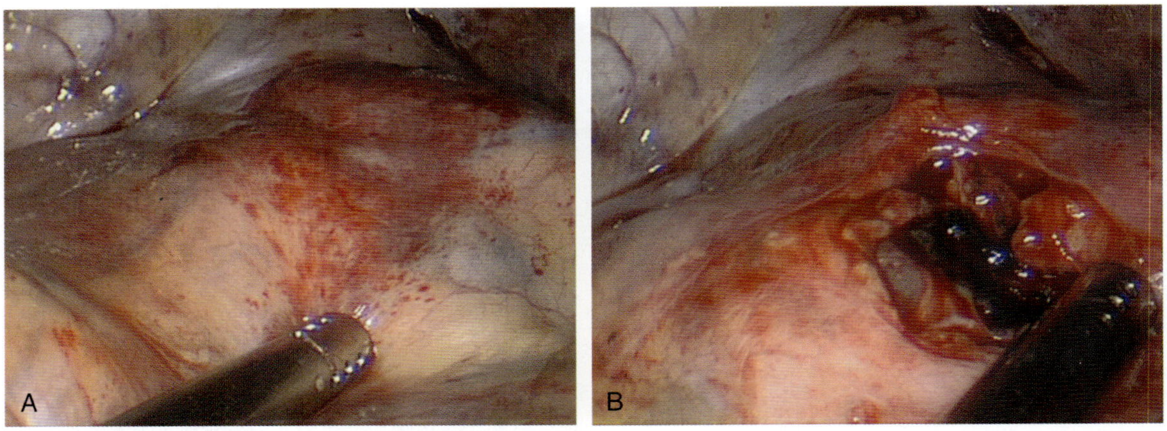

图1-4

三、手术步骤

- 患者取侧卧位单侧肺通气，可以使用各种胸腔镜器械进行胸腔镜探查。
- 纵隔淋巴结清扫可以根据术者的习惯在肺叶切除完成之前或之后进行。然而，在肺门血管解剖前行淋巴结清扫可以使手术操作更容易[10]。
- 淋巴结清扫可以使用钝性和锐性分离相结合的技术，使用镊子或电凝、双极电刀、超声刀等止血。

1. 右侧气管旁淋巴结的切除

- 右侧气管旁切除的淋巴结（2R 组和 4R 组）通常应包括奇静脉淋巴结（10 组），用切割缝合器结扎奇静脉后更便于清扫。
- 切除的范围应包括上腔静脉（前），气管（后）和心包（内侧）。头侧清除到头臂干水平，尾侧应包括肺门（图 1-5）的所有淋巴结。同时应注意避免损伤喉返神经。

2. 右侧隆突下淋巴结的切除

- 下肺叶切除术后（包括结扎下肺静脉）隆突下淋巴结更容易清扫，但在下肺静脉完整情况下行淋巴结清扫也是可行的。
- 切除的范围包括食管（后），右侧支气管（前），心包和左侧支气管（内侧）。头侧清除到隆突水平时应注意避免损伤气管的膜部（图 1-6）。

3. 主动脉弓旁淋巴结的切除

- 主动脉弓旁淋巴结包括主肺动脉窗淋巴结（5 组）和主动脉旁淋巴结（6 组）。切除的范围包括降主动脉（后）、膈神经（前）、左肺动脉（内侧）。

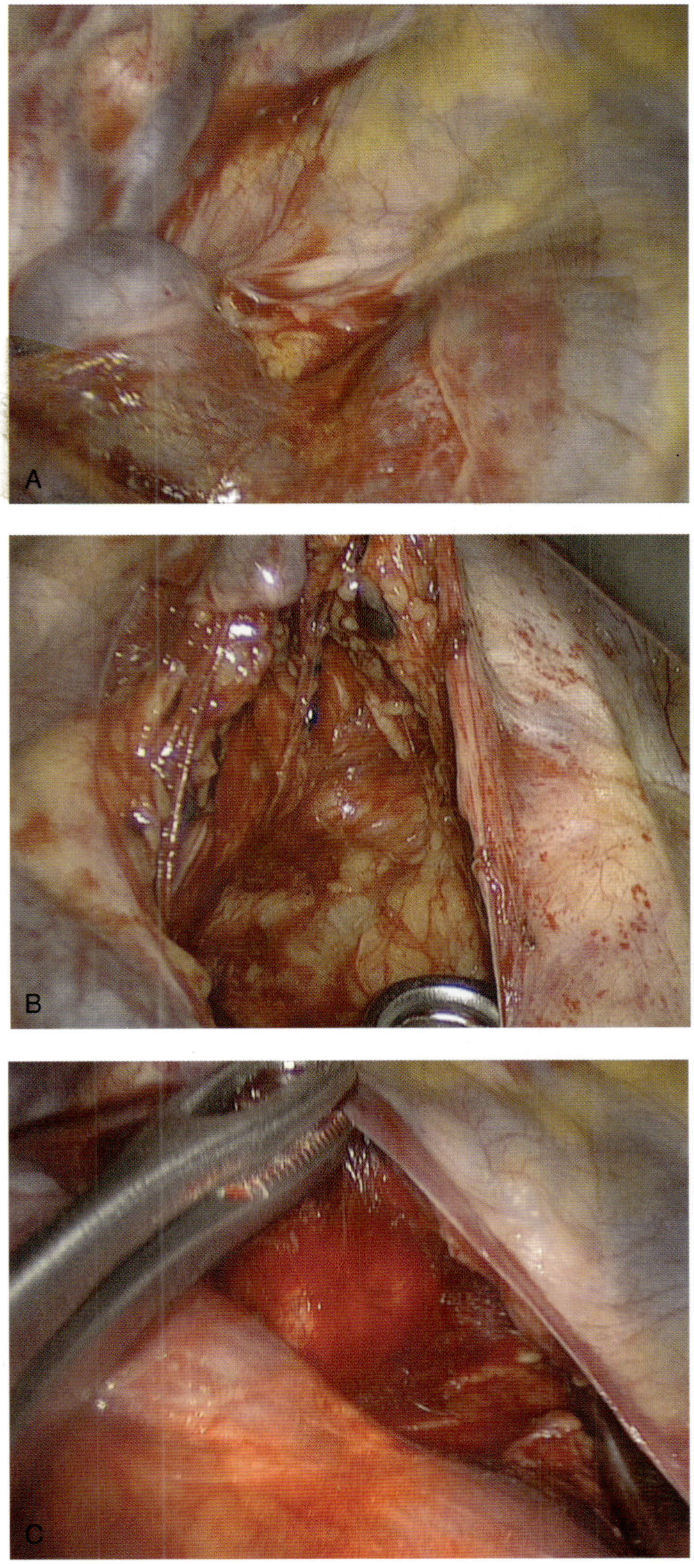

图1-5

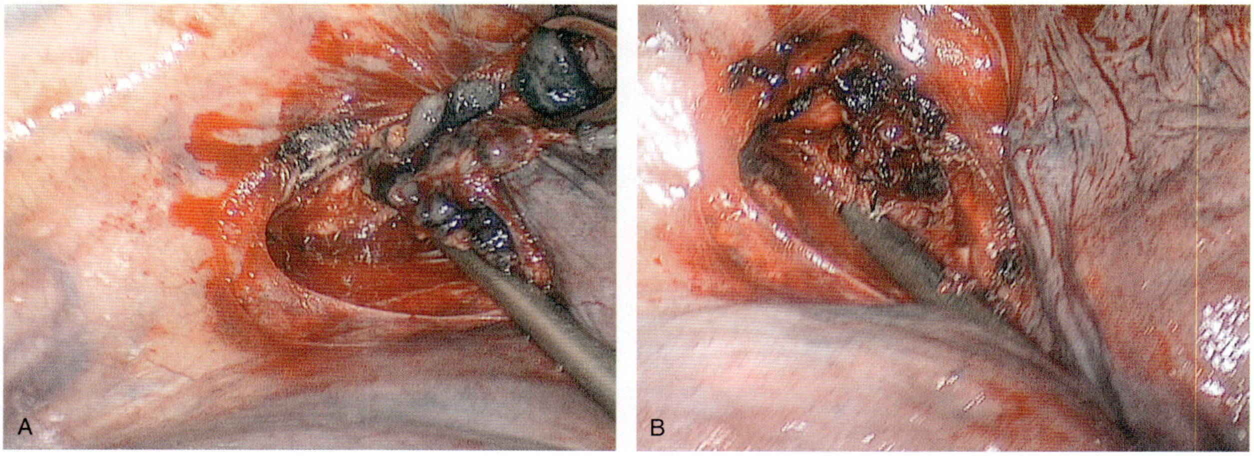

图1-6

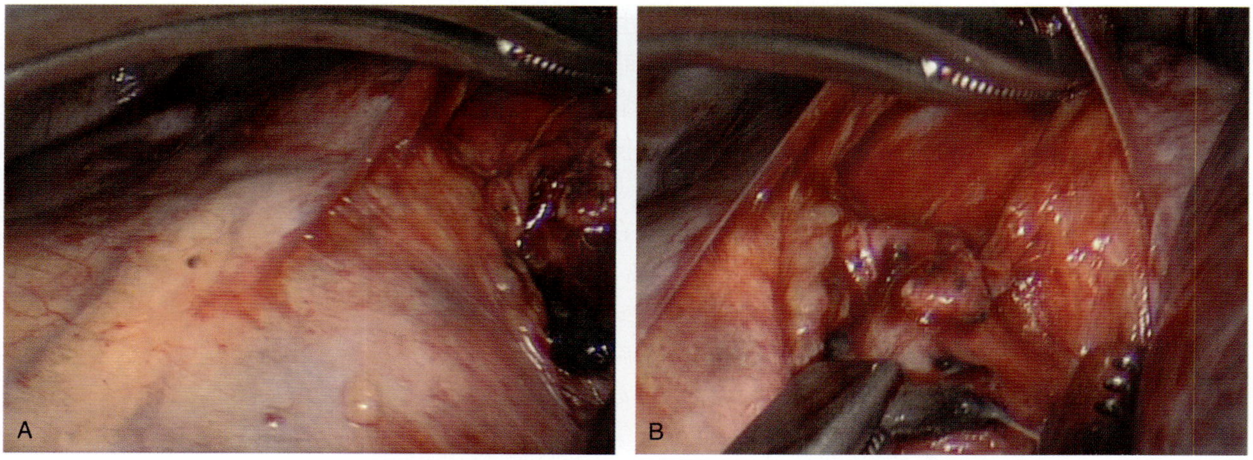

图1-7

- 头端清扫到主动脉弓水平，应避免损伤左侧喉返神经（图 1-7）。电视辅助胸腔镜（VATS）能放大视野以便于清扫。

4. 左侧隆突下淋巴结的切除

- 左侧隆突下淋巴结的切除是最困难的区域。下肺叶切除术后（包括结扎下肺静脉）左侧隆突下淋巴结更容易清扫；但不切断下肺静脉也是可行的。切除的范围包括主动脉（后）、左支气管（前）、心包和右支气管（内侧）。头侧清扫到隆突的水平，应注意避免损伤气管的膜部（图 1-8）。
- 淋巴结清扫完成后，在放置胸管和关胸前应仔细止血。多数情况下放置单管（24 ~ 28 F）即可。

四、术后管理

- 术后应监测胸管的引流量，当无气体溢出和少量淡黄色引流液时即可以拔除引流管。既往引流量≤ 150ml/d 才能拔除引流管或现在的标准是＜ 300ml/d 就可以拔除引流管。
- 术后乳糜胸较少见，胸腔渗出液的甘油三酯水平≥ 110ml/dl 或苏丹染色阳性可以确诊。非手术治疗通常可以成功，不经常使用胸导管结扎术。

五、操作要点和注意事项

- 淋巴结清扫最主要的并发症包括膈神经或喉返神经损伤，气管支气管或食管损伤，乳糜胸比较罕见 [11]。VATS 提高了重要结构的可视性，可以降低并发症的发生率。
- 降低潮气量（250ml）可以扩大胸腔的空间从而使胸腔镜肺叶切除术更易于操作。在淋巴结清扫时增加潮气量可以使纵隔淋巴结更容易显露，尤其是隆突区。
- 长而弯的胸腔镜器械允许通过前切口同时使用数个腔镜器械而又不相互影响。
- 电刀或超声刀可能有利于清扫，但必须意识到其可能造成的副损伤。
- 沿头臂干清扫右侧气管旁淋巴结时，注意右侧喉返神经可能比预期的更靠近淋巴结。
- 清扫隆突下淋巴结时应将淋巴结周围游离，支气管动脉分支往往从淋巴结顶部进入。清扫淋巴结时应结扎动脉分支，也可以使用钛夹或电刀。
- 清扫隆突下淋巴结时，向肺门处牵引肺叶旋转可使淋巴结切除更方便。
- 主动脉旁淋巴结的界限是最模糊的，因为前纵隔有相当多的脂肪组织。在清扫 5 组、6 组淋巴结时应注意膈神经（前缘）。
- 清扫隆突下淋巴结的另一个选择，特别是在左上肺叶切除术时，纵隔镜切除 7 组淋巴结时可以采取经颈扩大的纵隔淋巴结切除术 [12] 或电视辅助纵隔镜淋巴结清扫术 [13]。
- 最近证实诱导治疗（新辅助治疗）后行胸腔镜肺叶切除术和 MLND 是安全和有效的 [14]。在这些患者中，经胸腔镜手术的纵隔淋巴结评估再分期是有效的策略 [15]。

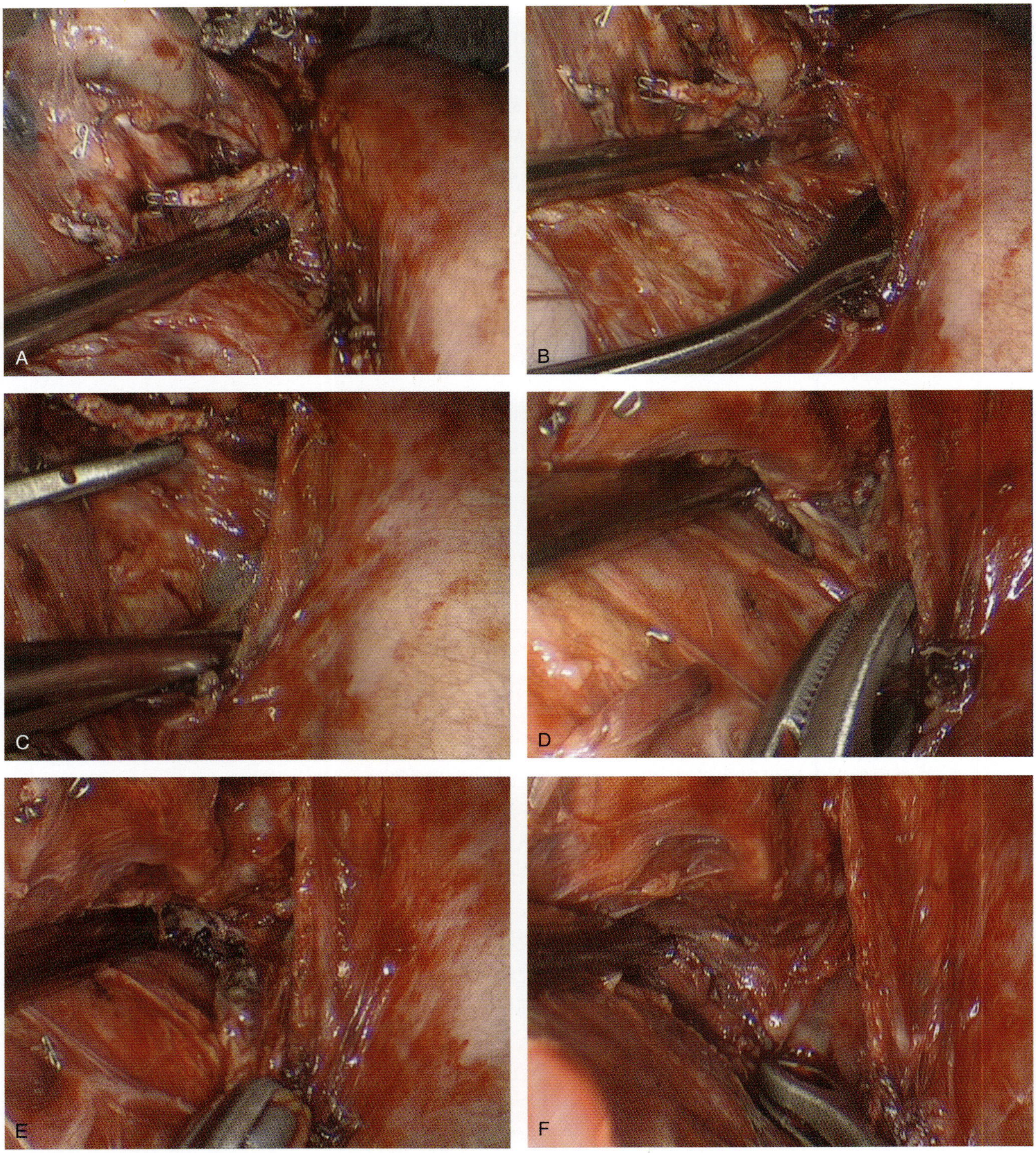

图1-8

参考文献

1. Ettinger DS, Akerly W, Bepler G, et al. National Comprehensive Cancer Network （NCCN）. Non-small cell lung cancer clinical practice guidelines in oncology. J Natl Compr Canc Netw 2008; 6:228-269.
2. Whitson BA, Groth SS, Maddaus MA. Surgical assessment and intraoperative management of mediastinal lymph nodes in non-small cell lung cancer. Ann Thorac Surg 2007; 84: 1059-1065.
3. Allen MS, Darling GE, Pechet TT, et al. Morbidity and mortality of major pulmonary resections in patients with early-stage lung cancer:Initial results of the randomized, prospective ACOSOG Z0030 trial. Ann Thorac Surg 2006; 81: 1013-1019.
4. Mountain CF, Dresler CM. Regional lymph node classifi cation for lung cancer staging. Chest 1997; 111: 1718-1723.
5. Rusch VW, Crowley J, Giroux DJ, et al. The IASLC lung cancer staging project: Proposals for the revision of the N descriptors in the forthcoming seventh edition of the TNM classifi cation for lung cancer. J Thorac Oncol 2007; 2: 603-612.
6. Onaitis MW, Petersen PR, Balderson SS, et al. Thoracoscopic lobectomy is a safe and versatile procedure: Experience with 500 consecutive patients. Ann Surg 2006; 244: 420-425.
7. McKenna RJ, Houck W, Fuller CB. Video-assisted thoracic surgery lobectomy: Experience with 1,100 cases. Ann Thorac Surg 2006; 81: 421-426.
8. Sugi K, Kaneda Y, Esato K. Video-assisted thoracoscopic lobectomy achieves a satisfactory long-term prognosis in patients with clinical stage IA lung cancer. World J Surg 2000; 24: 27-31.
9. Watanabe A, Koyanagi T, Ohsawa H, et al. Systematic node dissection by VATS is not inferior to that through an open thoracotomy:A comparative clinicopathologic retrospective study. Surgery 2005; 138: 510-517.
10. Burfeind WR, D'Amico TA. Thoracoscopic lobectomy. Operative Techniques in Thoracic and Cardiovascular Surgery. 2004; 9:98-114.
11. D ' Amico TA. Complications of mediastinal surgery. In Little AG, ed. Complications in Cardiothoracic Surgery. Elmsford, NY: Blackwell;2004.
12. Kuzdzal J, Zielinski M, Papla B, et al. The transcervical extended mediastinal lymphadenectomy versus cervical mediastinoscopy in non-small cell lung cancer staging. Eur J Cardiothorac Surg 2007; 31: 88-94.
13. Leschber G, Holinka G, Linder A. Video-assisted mediastinoscopic lymphadenectomy （VAMLA） -a method for systematic mediastinal lymph node dissection. Eur J Cardiothorac Surg 2003; 24: 192-195.
14. Petersen RP, Pham DK, Toloza EM, et al. Thoracoscopic lobectomy: A safe and effective strategy for patients receiving induction therapy for non-small cell lung cancer. Ann Thorac Surg 2006; 82: 214-219.
15. Jaklitsch MT, Gu L, Harpole DH, et al. Prospective phase II trial of pre-resection thoracoscopic （VATS） restaging following neoadjuvant therapy for IIIA（N2） non-small cell lung cancer （NSCLC）: Results of CALGB 39803. Proc Am Soc Clin Oncol 2005; 24 [abstract 7065].

第 2 章

孤立肺结节切除术：开放和电视胸腔镜手术

Christopher R. Morse，Cameron D. Wright 著

傅毅立 译

定义和病因学

- 孤立性肺结节（SPN）
  - 孤立性肺结节没有标准的定义。根据结节大小定义的标准有很多版本，但通常认为直径小于 3 cm 的病灶可称为 SPN。其他定义标准包括计算机断层成像（CT）的一些特征，如结节的密度、无空洞结构和支气管通气征。
  - 必须没有合并其他的影像学表现，例如，淋巴结病及其他小结节。
  - 孤立性肺结节是否位于肺实质内，以及位于外周还是中心，对手术术式的选择有决定性意义。
- 孤立性肺结节的病因有很多
  - 肺恶性结节约占孤立性肺结节的 70% ~ 80%。
    - 非小细胞肺癌。
    - 小细胞肺癌（少见）。
      - 其他部位恶性肿瘤肺转移灶（例如，肉瘤、结肠癌、乳腺癌、肾细胞癌等）均可表现为 SPN，但此种情况时往往为多个结节。
    - 肺类癌。
  - 感染性病灶。
    - 感染性肉芽肿（例如，组织胞浆菌病、球孢子菌病、芽生菌病、曲霉病等）。
    - 分枝杆菌。
    - 卡氏肺孢子菌病（免疫功能低下）。
  - 良性
    - 错构瘤。
    - 脂肪瘤、平滑肌瘤。
    - 无钙化淋巴结。

一、外科解剖

◆ 肺实质内孤立性肺结节的定位是手术切除的关键。
  ▲ 外周型结节可以选择楔形切除（图 2-1）。但切缘要围绕结节并保证完整切除结节。
  ▲ 中央型结节可能需要解剖性肺叶切除或肺段切除术（图 2-2）。

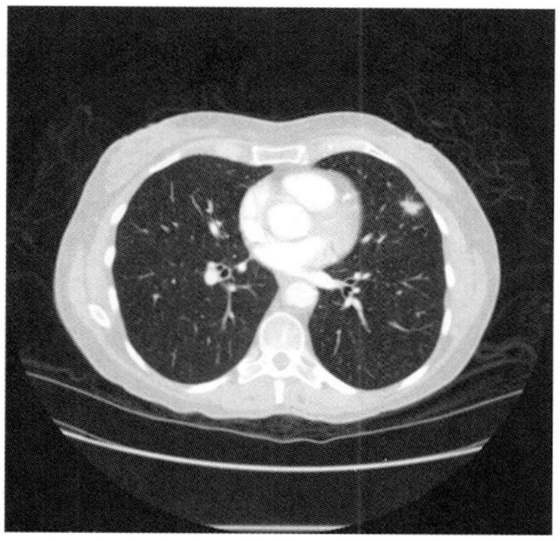

图2-1

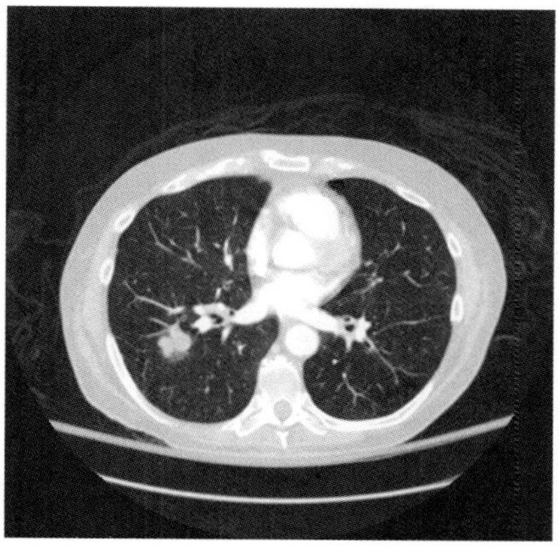

图2-2

二、术前准备

◆ 一些规范化的术前管理方法是可以借鉴的，在此我们推荐马萨诸塞州总医院的临床路径图（图 2-3）。
  ▲ 如果可提供全部影像学资料的话，应将最新的影像资料与先前的进行比较。
    ● 评估结节的增长或特征变化。对于增大者应考虑手术切除。
    ● 如果没有以前的影像学资料可用，第一选择是 CT，并且进行一个彻底的临床评价，通常包括恶性肿瘤史以及当前和既往吸烟史。
    ● 正电子发射断层扫描（PET）在评价直径大于 1 cm 的孤立性肺结节中发挥重要作用，其对恶性肿瘤的诊断有较高的灵敏度，但其特异性较低。
◆ 术前病变定位［电视胸腔镜手术（VATS）］
  ▲ 在 VATS 手术过程中肺内结节可能很难看到或触及。
  ▲ 术前导引可以有多种形式，通常在术前放置。
    ● CT 引导下放置线钩。
    ● 放置金属微弹簧圈。
    ● 电磁导航支气管镜。
    ● 经皮注射亚甲蓝。
    ● 术中超声引导。
    ● 经胸注射核素示踪剂用于术中定位。
    ● 术中实时 CT 成像。

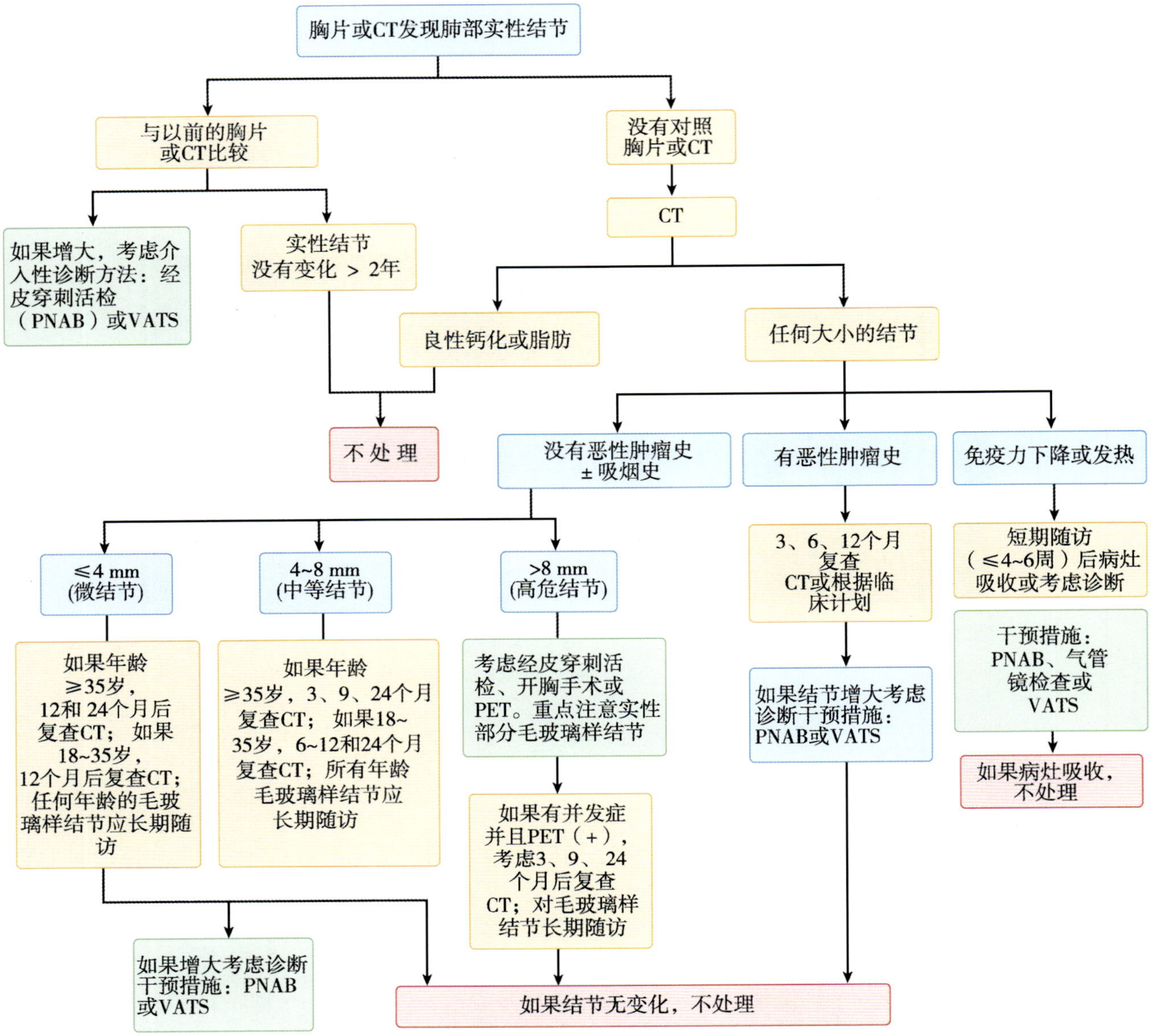

图2-3

三、手术步骤

- ◆ VATS 切除孤立性肺结节
  - ▲ VATS 手术行双腔气管插管，单肺通气是必要的。
    - ● 在特殊情况下可以采用胸腔内注入二氧化碳（CO_2）加速和促进肺的塌陷。但应注意 CO_2 的压力应低于 6mmHg，以减低对血流动力学的影响。
  - ▲ 患者取侧卧位。
  - ▲ VATS 手术大多数情况下不需专用器械，使用标准的开放手术器械即可以完成肺部手术，例如肺钳和 Duval 钳。

▲通常选用 5 mm 或 10 mm 的 30° 胸腔镜，其优点在于其可以增加胸腔内可视范围，但外科医生需要在临床实践中熟悉其定向特点。

◆ VATS 手术切除周围性肺结节，胸腔镜穿刺器的位置是标准化的，即围绕病变的三角形位置（图 2-4）。

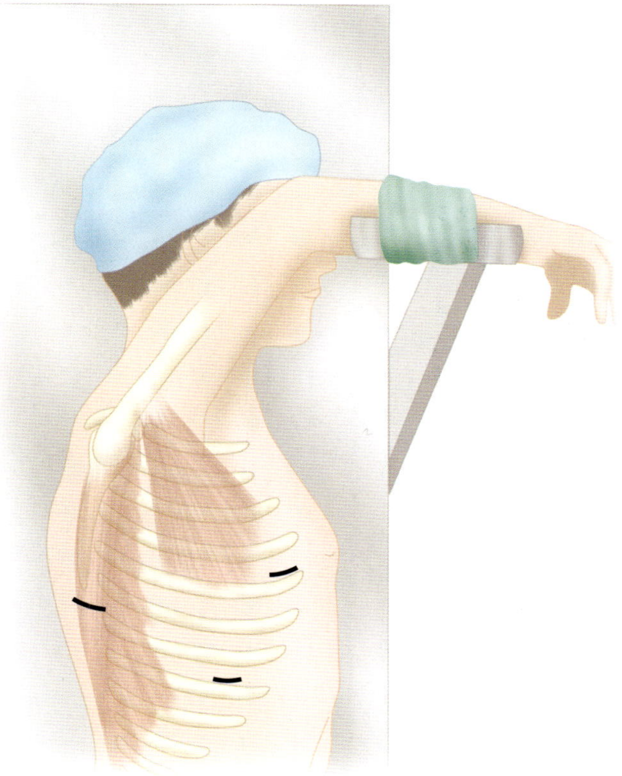

图2-4

▲切口的位置根据病变的部位略有不同，可高可低。

▲首先确定胸腔镜观察孔（切口长约 1 ～ 2 cm），通常位于腋中线第 8 或第 9 肋间。

▲使用硬或软穿刺套管，保证胸腔镜易于进出胸腔和镜头清洁。

▲如果考虑将会使用 CO_2 气体，应选择密闭式穿刺器维持胸腔内密封，比如腹腔镜手术常用的穿刺器。

●另外两个切口的选择，应注意选择在病变周围，并与第一个切口形成三角形关系：

■前侧的切口（长约 1 ～ 2cm）通常选择在锁骨中线第 5 肋间。此切口通常必须足够大并且不放置胸腔镜套管，以便手指可以对病灶进行触诊。触诊往往对一个胸膜下孤立性肺结节的定位起着至关重要的作用。

■后侧的切口（长约 1 ～ 2cm）一般被放置在腋中线第 5 或第 6 肋间。也可以同标准后外侧开胸手术一样选择在肩胛骨下方。

◆ 临床上常倾向于前侧切口是因为考虑到后方的肋间隙较窄。

▲孤立性肺结节定位是 VATS 手术中的关键点和难点。现在介绍几种肺内病灶定位方法：

●通过胸腔镜寻找胸膜下结节。通常情况下孤立性肺结节处的胸膜会出现“胸膜皱褶”。

●通过 CT 成像技术进行解剖学定位。

- 手指对病灶的触诊也是重要的方法。可以将手指通过其中一个操作孔，并通过另一个操作孔应用卵园钳协助触诊（图 2-5）。
- 病变的术前定位（如前所述）。

▲在确定孤立性肺结节位置后，使用内镜切割缝合器进行楔形切除术。通常选用钉高 4.8mm（用于厚组织）或 3.6mm 的切割缝合器完成手术。

- 楔形切除后用卵圆钳将其由操作孔取出（图 2-6）。操作应小心轻柔，切勿挤压结节，避免影响病理学检查结果。
- 切割缝合器可由任一切口进入，以便完成手术。

▲楔形切除术也可以使用电刀来完成，应用电烧灼将病变切除之后，肺实质创面应用内镜下缝

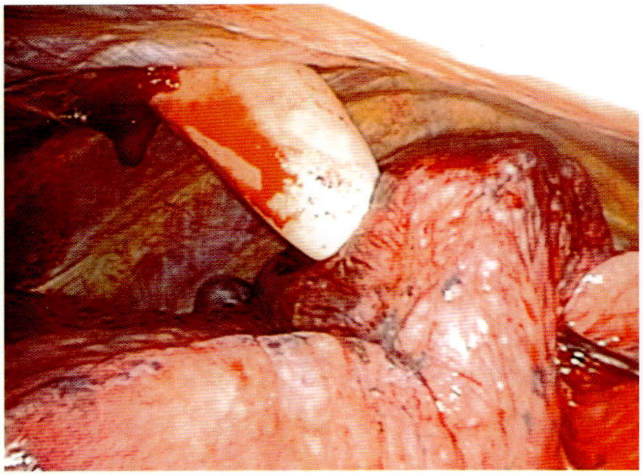

图2-5

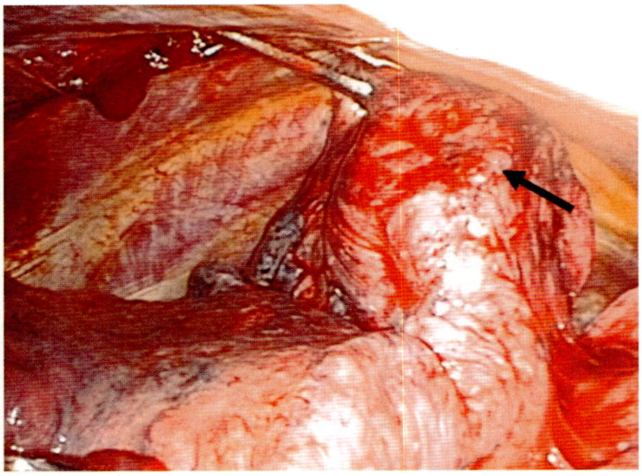

图2-6

合技术予以关闭。

▲腔内手术切除的病变取出时最好应用取物袋来完成，避免对穿刺孔的潜在污染。

▲手术结束时应放置单根胸腔闭式引流管。

◆ 开胸切除孤立性肺结节的手术有多种不同方式，包括标准后外侧切口手术或综合使用多种技术都是可以的。

▲双腔气管插管并单肺通气是最常使用的方法，不过并没有要求在开胸手术中强制使用。

▲手术全过程中患者侧卧位，这与胸腔镜手术时相同。

▲可以使用标准后外侧切口（保留胸肌）（图 2-7）。

- 在进行小切口手术时，常可以将胸腔镜由腋中线第 8 肋间隙放入胸腔，可以改善胸腔内的可视性及照明。
- 开胸手术中可以直接触诊肺结节，适合于 VATS 手术不易发现或难以定位的肺内结节。

▲前外侧开胸手术适用于某些孤立性肺结节（图 2-8）。

- 一个切口在腋窝前方沿选定的肋间隙走行。
- 背阔肌可以向后牵拉且不需切断。
- 前锯肌可以沿肌纤维的方向牵开。
  - ■必须注意不要损伤胸长神经。
  - ■沿肋骨上缘打开肋间肌。

◆ 使用小的胸部撑开器可增加显露空间。另外，应用拉钩可以牵开软组织，而不撑开肋骨。

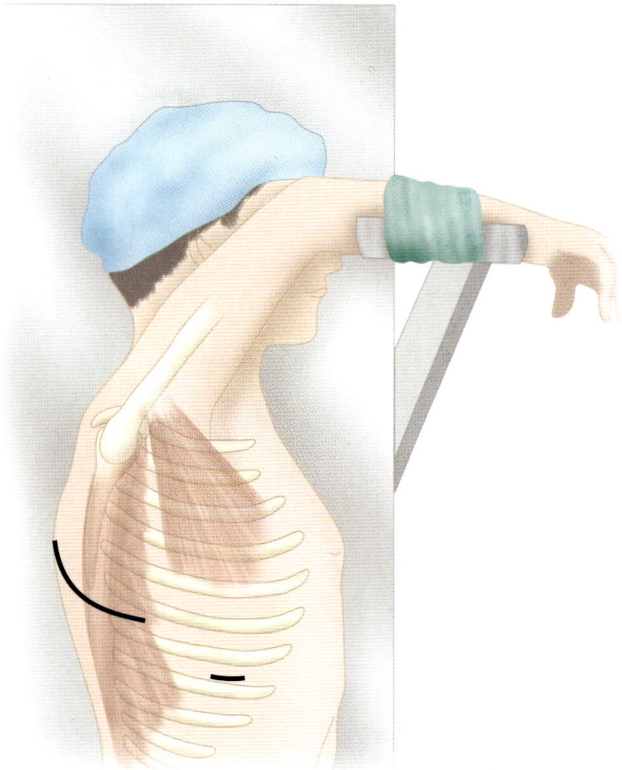

图2-7

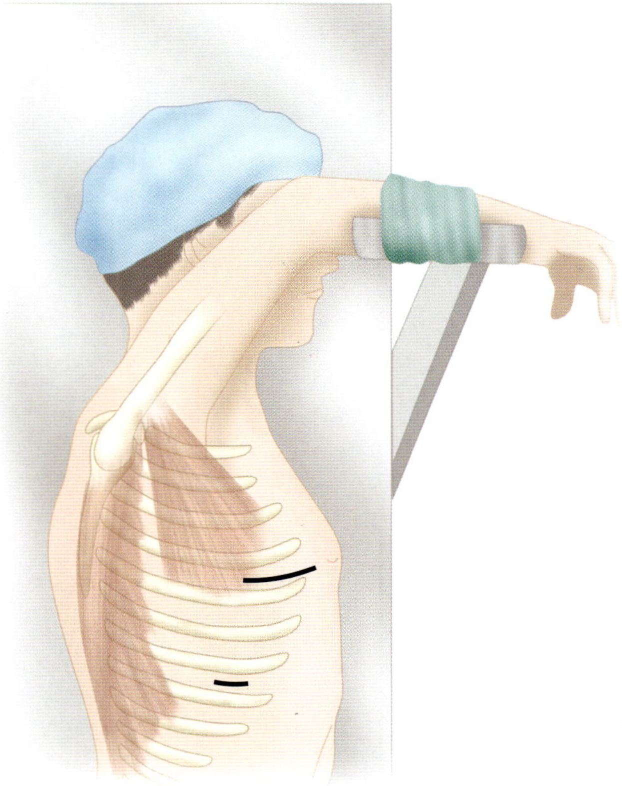

图2-8

- ▲ 楔形切除可以使用内镜切割缝合器来完成。
  - ● 内镜切割缝合器可以通过胸腔镜观察孔进入，也可以经小切口进入。
- ▲ 切除术后肺实质创面可以电刀烧灼和缝线关闭。
- ▲ 手术结束后放置胸腔闭式引流。

四、操作要点和注意事项

- ◆ 在胸腔镜下对肺实质深部结节实行定位可能是比较困难的。可采用术前定位技术。
- ◆ 肺实质深部结节可能需要进行解剖性切除。
  - ▲ 肺段切除术。
  - ▲ 肺叶切除术。
  - ▲ 以上两种术式均可以在胸腔镜辅助下完成。

推荐阅读

Gould MK, Maclean CC, Kuschner WG, et al. Accuracy of positron emission tomography for diagnosis of pulmonary nodules and mass lesions: A meta-analysis. JAMA 2001; 285: 914-924.

International Early Lung Cancer Action Program Investigators, Henschke CI, Yankelevitz DF, et al. Survival of patients with stage I lung cancer detected on CT screening. N Engl J Med 2006; 355: 1763-1771.

第 3 章

右肺上叶切除术

Robert J. McKenna Jr 著

傅毅立　译

一、外科解剖

- 右肺上叶（RUL）的解剖通常是比较固定的，因此右上肺叶切除术的方法与传统方法是一致的。右肺上叶静脉位于最前方，静脉后面是右肺上叶支气管，肺动脉位于右肺上叶支气管上下两侧。

二、术前准备

- 通常情况下肺癌是肺叶切除术的最常见适应证。右肺上叶是肺癌的高发区域。仅在美国每年新增肺癌患者约 20 万例，对于男性和女性肺癌都是最常见的癌症杀手。
- 对于肺癌来讲，相对于肺叶切除术而言，局部楔形切除术及肺段切除术其复发增加了 3 ～ 5 倍且治愈率下降了 20%。由此我们建议进行标准的解剖性肺叶切除，即分别游离并处理肺动脉、静脉、支气管并进行淋巴结清扫。
- 术前检查通常包括胸部 CT 和 PET。如果患者分期较晚或出现转移性症状应进行脑部影像学检查。肺功能测试是必要的检查。一般情况下，预测术后第一秒用力呼气量（FEV_1）绝对值应大于 800 ml 或超过预测值的 40%。如果患者肺功能处于临界状态，随后可以进行定量肺灌注扫描以确定需要切除区域的肺功能，如果此区域为无功能区，仍可进行肺叶切除术。
- 当患者肺癌分期不是 IA 期（T_1N_0）或存在同时性多原发肺癌时，应进行纵隔镜检查，对纵隔各站的淋巴结进行活检。如果结果为阴性则应继续进行肺叶切除术。
- 电视辅助胸腔镜手术（VATS）前需要进行双腔气管插管并给予单肺通气。患者取侧卧位并轻度后倾。将手术床于髂前上棘水平向下折叠，由此可以移开髋关节并打开肋间隙。除了一般的全身麻醉外还应给予胸第 4 ～ 9 肋间神经注射长效阻滞麻醉。

三、手术步骤

1. 操作全过程

◆ 胸腔镜肺叶切除手术操作顺序如下：清扫第 10 组淋巴结，处理右肺上叶静脉及水平裂，结扎肺动脉尖前支及后升支，离断右上叶支气管，最后分离斜裂。手术切口是一个通用的标准切口，位于右上肺静脉起始部水平。

2. 切口

◆ 如图 3-1 选用四个切口。
◆ 通常第一个切口选在锁骨中线第 6 肋间。此切口可以打开一个向后的通道，以便手术器械尖部朝向肺斜裂方向，而不是向下直对心包。
◆ 通过腋后线第 8 肋间切口放置 5 mm 穿刺套管作为胸腔镜观察孔。
◆ 第三个切口是一个通用切口，对于上叶手术，此切口一般选在背阔肌边缘起始，向前延伸约为 4cm。通过将肺向后方牵拉而出现的胸膜腔间隙来选择肋间进入，使切口正对右肺上叶静脉。
◆ 第四个切口位于肩胛骨下角与脊柱连线中点下方三横指。

3. 切除第 10 组淋巴结

◆ 第 10 组淋巴结的切除有助于肺叶切除术时血管的解剖和游离。
◆ 第 10 组淋巴结位于上腔静脉、奇静脉和上肺门之间（图 3-2）。
◆ 第 10 组淋巴结的完全切除是指将三角形区域内包括第 10 组淋巴结在内的所有组织切除，显露右主支气管、右上叶动脉前干和上腔静脉。

4. 切断右肺上叶静脉

◆ 右肺上叶静脉与右肺中叶静脉是共同发出的。
◆ 右肺上叶静脉游离从静脉分叉起始部进行。
◆ 肺动脉位于肺静脉正后方。
◆ 应用直角钳从静脉和动脉之间穿过（图 3-3）。
◆ 应用一个内镜血管切割缝合器经第四个切口进入并切断右肺上叶静脉（图 3-4）。

5. 处理水平裂

◆ 通常至少肺的外侧表面的肺裂是完整的，这有助于确定内镜切割缝合器的放置位置。
◆ 第一个切割缝合器的钉砧应指向右肺上叶静脉与右肺中叶静脉的交界处（图 3-5）。钉仓放在

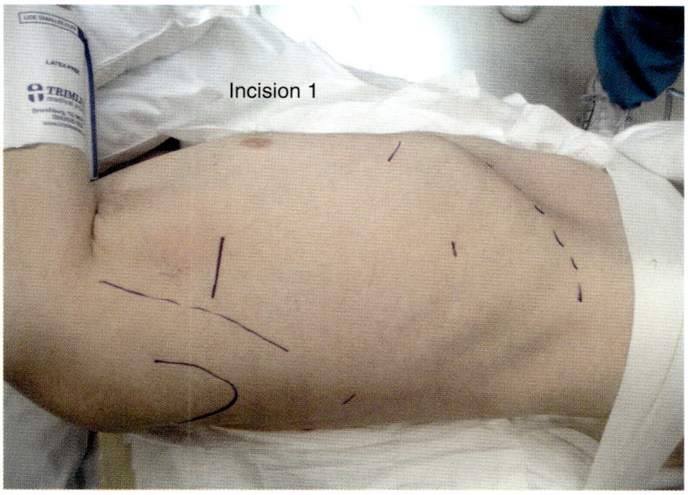

图3-1

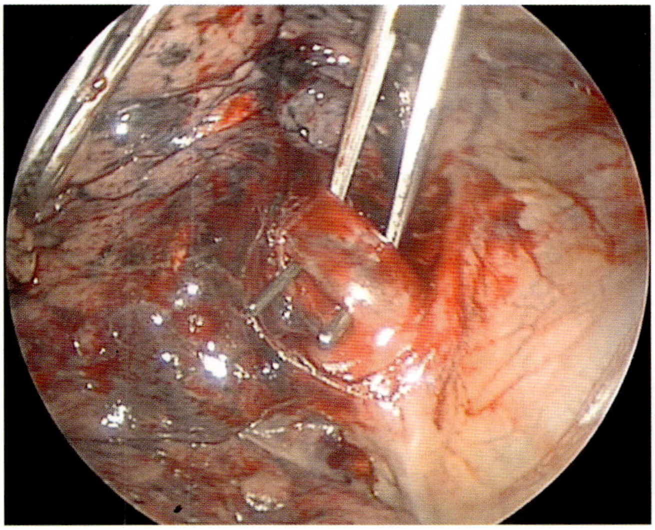

图3-2

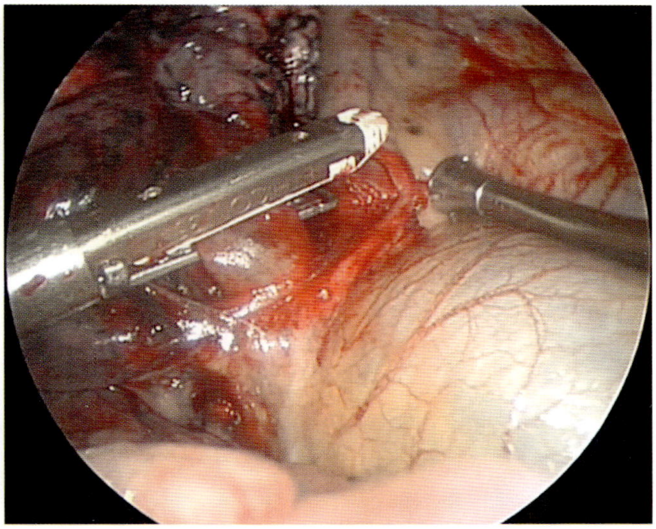

图3-3

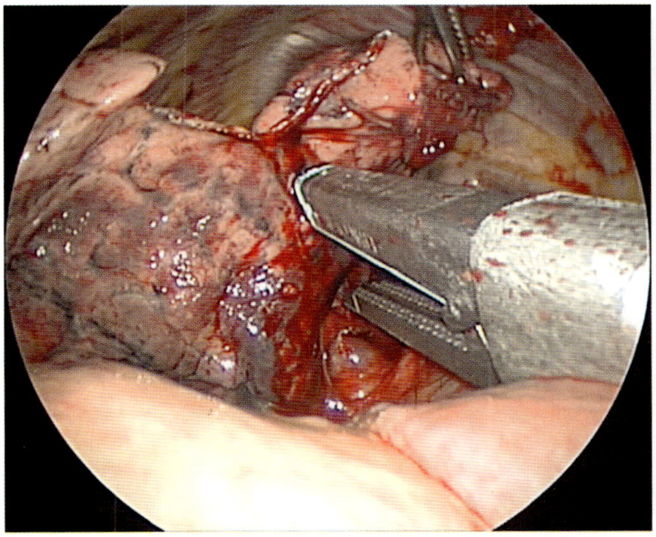

图3-4

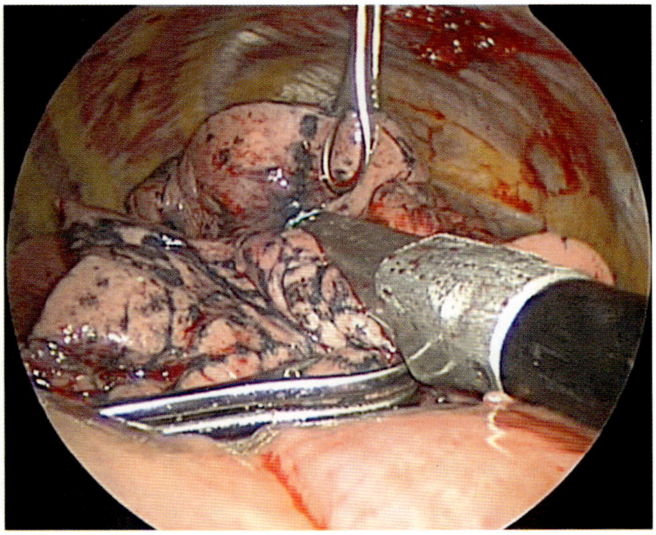

图3-5

水平裂上，如果叶裂不完整则指向叶裂。下一个缝合器钉砧应放在肺动脉表面。
- 应用卵圆钳牵拉肺实质进入钉高为 4.8mm 的内镜切割缝合器钉仓内（图 3-6）。
- 重复数次直到打开肺裂。

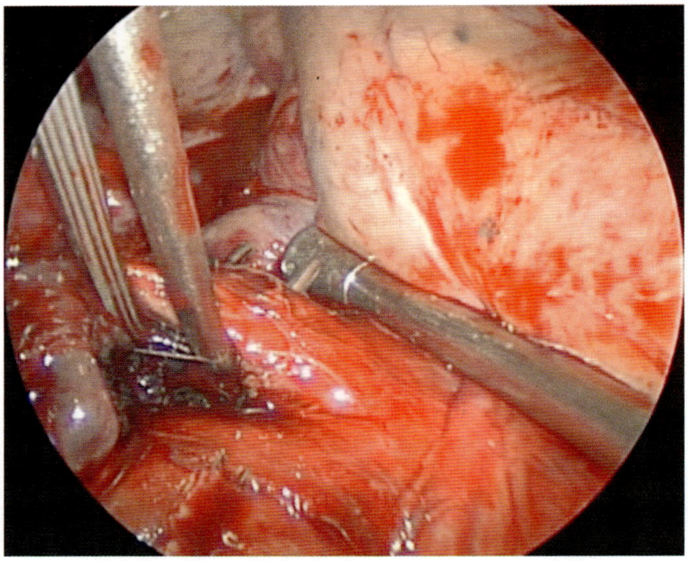

图3-6

6. 切断右肺上叶动脉前干

- 此时，显露肺动脉前干并准备切断。
- 将右肺上叶动脉前干和右肺动脉主干之间的淋巴结切除。
- 将直角钳从肺动脉前干和右肺动脉主干之间穿过（图 3-7）。
- 将切割缝合器由第四个切口或第一个切口进入并切断肺动脉前干（图 3-8）。

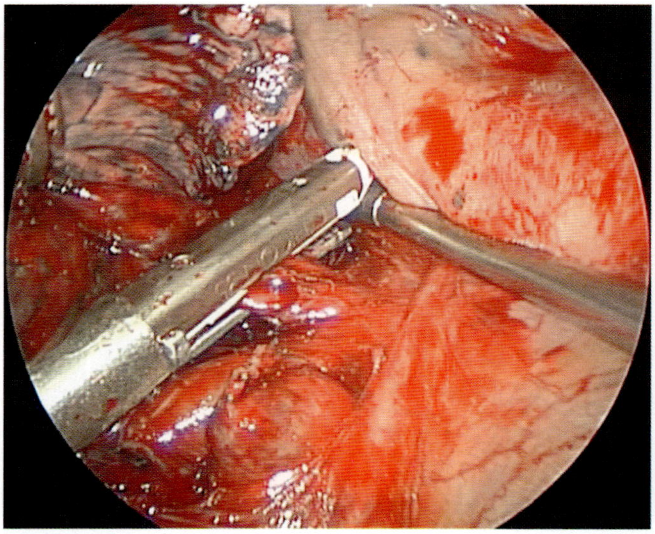

图3-7

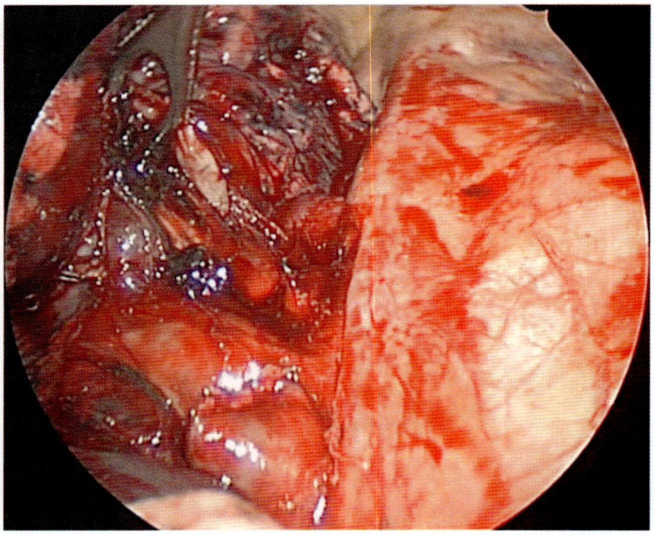

图3-8

7. 切断右肺上叶动脉后升支

- ◆ 沿右肺上叶支气管表面将右肺上叶游离开（图 3-9）。
- ◆ 右肺上叶动脉后升支位于右肺上叶支气管后方。
- ◆ 应用剪刀将右肺上叶支气管与右肺上叶动脉后升支游离开（图 3-10）。
- ◆ 将右肺上叶动脉后升支游离至根部并切断（图 3-11）。

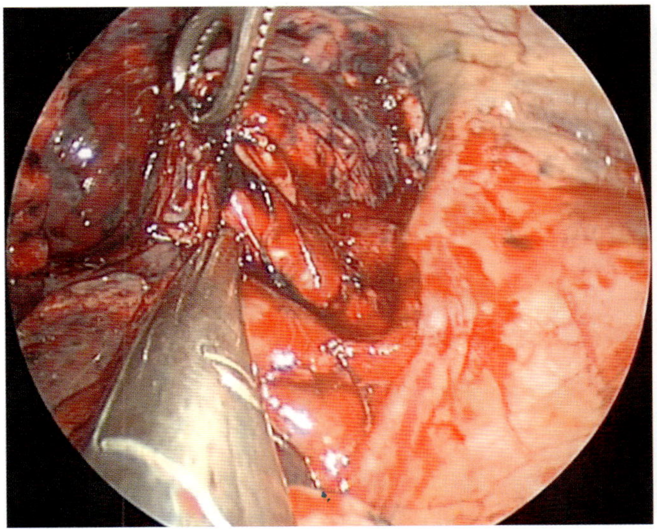

图3-9

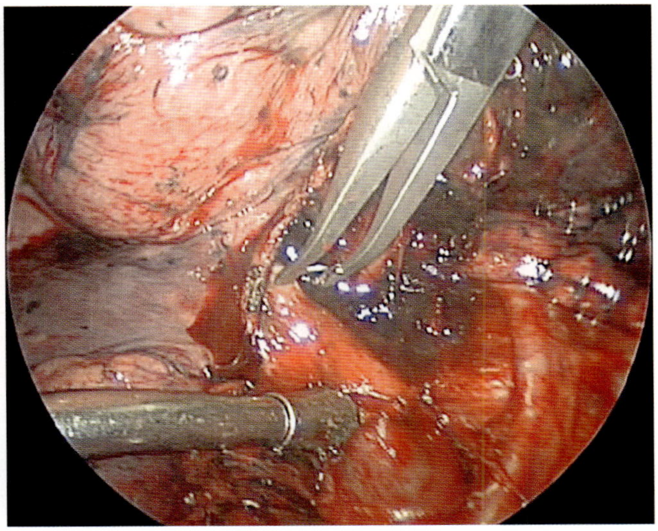

图3-10

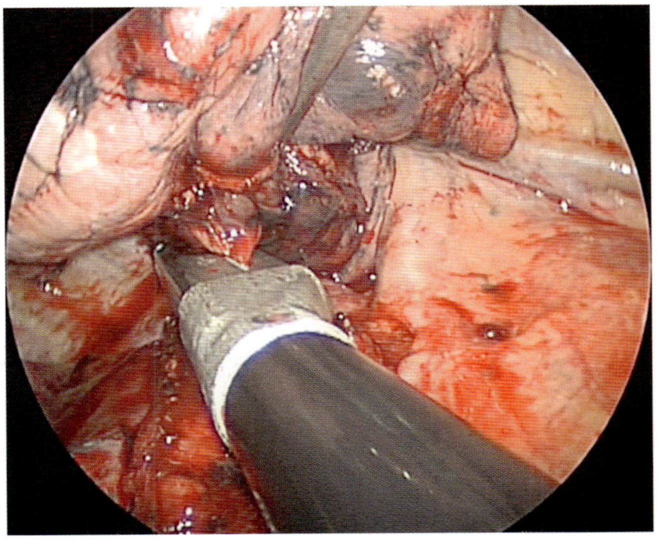

图3-11

8. 切断右肺上叶支气管

◆ 应用剪刀充分游离右肺上叶支气管与右肺上叶动脉后升支中间隙，并由第一个切口放入钉高为 4.8 mm 的直线切割缝合器将右肺上叶支气管切断（图 3-12）。

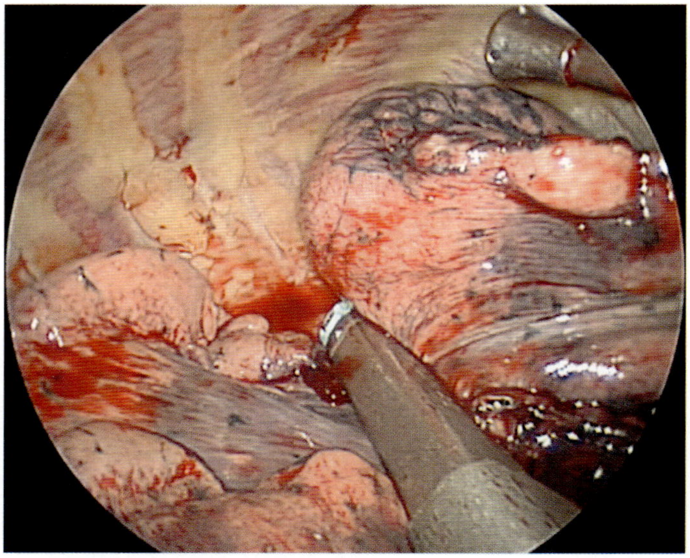

图3-12

9. 完全打开斜裂

◆ 经第一个切口，置入钉高为 4.8mm 内镜用切割缝合器将斜裂完全打开（图 3-13）。

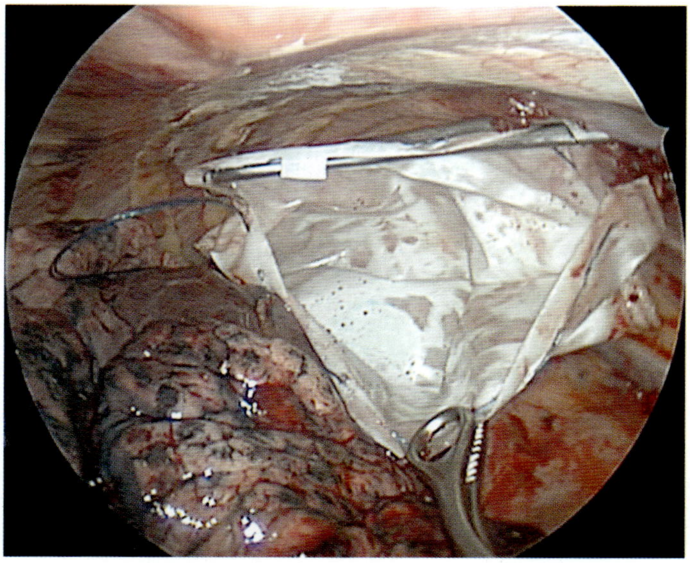

图3-13

10. 取出肺叶

◆ 为减少切口肿瘤复发的机会，应将已切除的右肺上叶放入标本袋中从切口取出（图 3-14）。

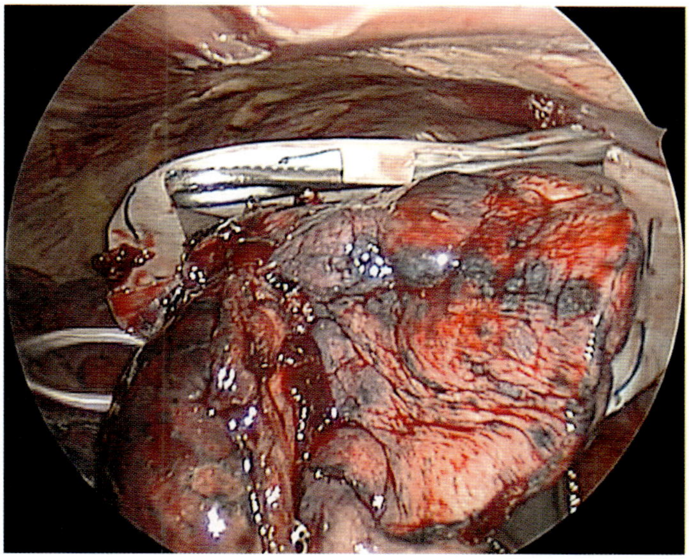

图3-14

四、术后管理

◆ 通常接受 VATS 肺叶切除术的病人不需要进入重症监护病房。
◆ 通常镇痛主要依靠术中肋间神经阻滞麻醉来完成，术后可口服酒石酸二氢可待因和对乙酰氨基酚片剂（维柯丁）和皮下注射盐酸二氢吗啡酮。偶尔也可应用镇痛泵。
◆ 胸腔闭式引流通常采用水封瓶，尽量不用负压吸引，后者可使漏气时间延长。
◆ 早期下床活动和深部排痰是手术后平稳恢复的关键。
◆ 近年来在我们的患者中，46% 是在术后第 1 或第 2 天出院。

五、操作要点和注意事项

◆ 整个手术过程从前方到后方，这样可以减少对肺牵拉。
◆ 后方的游离是不必要的。
◆ 完整切除术第 10 组淋巴结可以显露右主支气管、上腔静脉和右肺上叶动脉前干。在解剖过程中右肺上叶动脉前干上方及后方应充分游离，这有助于横断肺动脉前干。

推荐阅读

Alam N, Flores RM. Video-assisted thoracic surgery（VATS）lobectomy: The evidence base. ISLS 2007; 1 （3）: 368-374.

Gharagozloo F, Tempesta B, Margolis M, Alexander EP. Video-assisted thoracic surgery lobectomy for stage I lung cancer. Ann Thorac Surg 2003; 76 （4）: 1009-1014.

Flores RM, Alam N. Video-assisted thoracic surgery lobectomy （VATS）, open thoracotomy, and the robot for lung cancer. Ann Thorac Surg 2008; 85: S710-S715.

Houck WV, Fuller CB, McKenna RJ Jr. Video-assisted thoracic surgery upper lobe trisegmentectomy for early stage left apical lung cancer. Ann Thorac Surg 2004; 78 （5）: 1858-1860.

McKenna RJ Jr. Complications and learning curves for video-assisted thoracic surgery lobectomy. Thorac Surg Clin 2008; 18 （3）: 275-280.

McKenna RJ Jr, Houck W, Fuller CB. Video-assisted thoracic surgery lobectomy: Experience with 1,100 cases. Ann Thorac Surg 2006; 91 （2）: 421-425; discussion 425-426.

Ohtsuka T, Nomori H, Horio H, et al. Is major pulmonary resection by video-assisted thoracic surgery an adequate procedure in clinical stage I lung cancer? Chest 2004; 125 （5）: 1742-1746.

Walker WS, Codispoto M, Soon SY, et al. Long-term outcomes following VATS lobectomy for non-small cell bronchogenic carcinoma. Eur J Cardiothorac Surg 2003; 23 （3）: 397-402.

第 4 章

电视胸腔镜肺切除术

Michael Kuan Yew Hsin, Anthony P. C. Yim 著

傅毅立 译

电视胸腔镜手术（VATS）用于治疗肺癌的最早报道是 20 世纪 90 年代初。最近的研究显示，VATS 肺切除术可以降低围术期并发症的发生率和死亡率，并且在 I 期非小细胞肺癌（NSCLC）患者预后良好。

一、外科解剖

- 熟悉胸部解剖知识是 VATS 手术的关键。解剖性肺切除术需要游离肺门，分离并结扎支气管、肺动脉和肺静脉。肺切除术的目的是完整切除肺内肿瘤并将与肿瘤相关的纵隔淋巴结完整切除。

二、术前准备

- 所有准备接受 VATS 肺切除术的患者术前均应进行胸部 CT、纤维支气管镜和肺功能检查。如术前胸部 CT 扫描发现纵隔淋巴结肿大（直径＞ 1cm）的证据，应进行纵隔镜检查。PET 只在必要时进行。临床分期为 I 或 II 期患者适合 VATS 肺切除术。但肿瘤直径＞ 4 cm 或支气管镜检查发现支气管内受侵的患者将被排除在外。
- 标准电视胸腔镜手术系统包括胸腔镜、光源和摄像机。显示屏应置于手术台前患者头端的两侧。通过电线和电缆将胸腔镜的图像以一种标准模式传送以降低杂波。
- 通常胸腔镜视频组件被放置一个专用的吊塔上，从上到下依次为显示器、摄像处理单元、光源、超级 VHS 录像系统和彩色打印机。第二个视频监视器放置在手术台另一侧。
- 在 VATS 肺切除术中，我们使用了 10 mm 的 30° 胸腔镜。除了内镜用切割缝合器外，我们尽量减少使用特殊的内镜手术器械，常规开胸手术器械能够满足手术需要而无需改进。常规仪器的优势在于轻便、易于使用、被外科医生所熟悉、可以通用且价格便宜。更为突出的是这些器械通过触及组织可以获得触觉反馈。
- VATS 肺切除术时，患者需要全身麻醉和双腔气管插管以便实现术侧选择性单肺通气。如果双腔气管插管失败，可以选用单腔气管内导管阻塞一侧支气管。如果仍不能成功，外科医生最

好的做法是应用纤维支气管镜排除气管内异常情况。

三、手术步骤

1. 患者体位

- 患者侧卧位，与传统后外侧切口的手术相同，因为外科医生应时刻做好准备将微创手术转换为开放手术。患者身体两侧应用适当支撑或用皮带固定。手术床在骨盆水平进行折叠，使手术侧肋间隙进一步打开以便更好地完成手术。
- 通常术者站在患者前面，扶镜的助手和刷手护士站在患者背侧。

2. VATS 手术切口选择的策略

- 我们标准的 VATS 手术选择三切口方式，一个位置较低的切口用于放置胸腔镜，一个前侧切口和一个后侧切口用于放入手术器械。前侧的切口通常改良为小开胸切口。
- 一般来讲，通常在腋中线第 6 或第 7 肋间做一个切口用于放置胸腔镜。这通常是我们建立的第一个切口，所以是一种“盲穿”的方式，因此要特别注意避免损伤肺实质，尤其是那些可能存在胸膜腔粘连的患者，建议必要时可将手指伸入钝性游离胸膜腔粘连。
- 胸腔镜通过穿刺器进入胸腔时要注意保持镜头的清洁。一旦胸腔镜进入胸膜腔就可以进行胸腔情况的评估，对那些已知或可疑的恶性病变，要特别注意观察胸膜结节，这可能是胸膜转移的表现。
- 前、后两切口是在胸腔镜可视的情况下打开的。切口位置的精确定位取决于病变位置，此外还应考虑到通过胸腔镜观察到的肺裂位置，以及是否存在胸膜粘连。
- 经典的切口选择策略如下：第二个切口的选择应仔细观察胸腔解剖并避开胸腔粘连区域。前面的切口通常选在腋前线第 5 肋间，长约 2cm。后侧的切口应考虑选在肩胛下角下方 1 ~ 2 个肋间。
- 作为一般性原则，两个切口之间应有足够的距离以避免器械之间相互影响。手术器械的操作方向应与胸腔镜摄像方向一致以避免“镜像”操作带来的不便。
- 我们经常在进行一些特殊的 VATS 肺切除术时，切除前侧切口的部分肋骨。这在二次手术、肿瘤直径大于 3cm 或需要进行两指触诊等情况下获得满意的效果。
- 皮肤切口长约 5cm。切口向下打开至肋骨水平，然后打开肋骨外筋膜并切除此段肋骨（图 4-1）。应用软组织牵引器，撑开肋骨切除区域周边软组织（不撑开肋骨），使肋间宽达到 5cm，以便可以进行准确的双指触诊和取出大型手术标本。在闭合手术切口时没有必要将两侧肋骨牵合拢。
- 我们通过一例 VATS 右全肺切除术举例说明 VATS 手术的原则。

3. 右全肺切除术

游离上肺静脉

- 打开下肺韧带便于游离右肺。应用卵圆钳由后侧切口进入并夹紧右下肺边缘向上牵拉。应用一个硬质吸引器头通过前侧切口进入并向下压低膈肌，然后应用长电刀切开下肺韧带（图 4-2），而后应用“花生米”钳向上钝性游离（图 4-3）。

- 将右肺复位后，用卵圆钳夹住右肺中叶下缘，并向后牵拉以显露肺门结构。
- 应用钝性和锐性游离方法显露右肺上叶静脉，用“花生米”钳游离上肺静脉上下缘。使用直角夹钳经上肺静脉的后面穿过并套丝线牵引（图 4-4）。肺静脉后空间用直角钳夹住“花生米”充分游离。
- 将胸腔镜由下方的切口中取出，再由前侧切口置入，应用内镜血管切割缝合器通过观察切口放入。轻提丝线，使血管切割缝合器由静脉后方穿过（图 4-5）。要确定缝合器尖端紧贴肺静脉后方通过，必要时可以应用“花生米”钳或直角钳将多余的组织结构推出，然后切断上肺静脉。

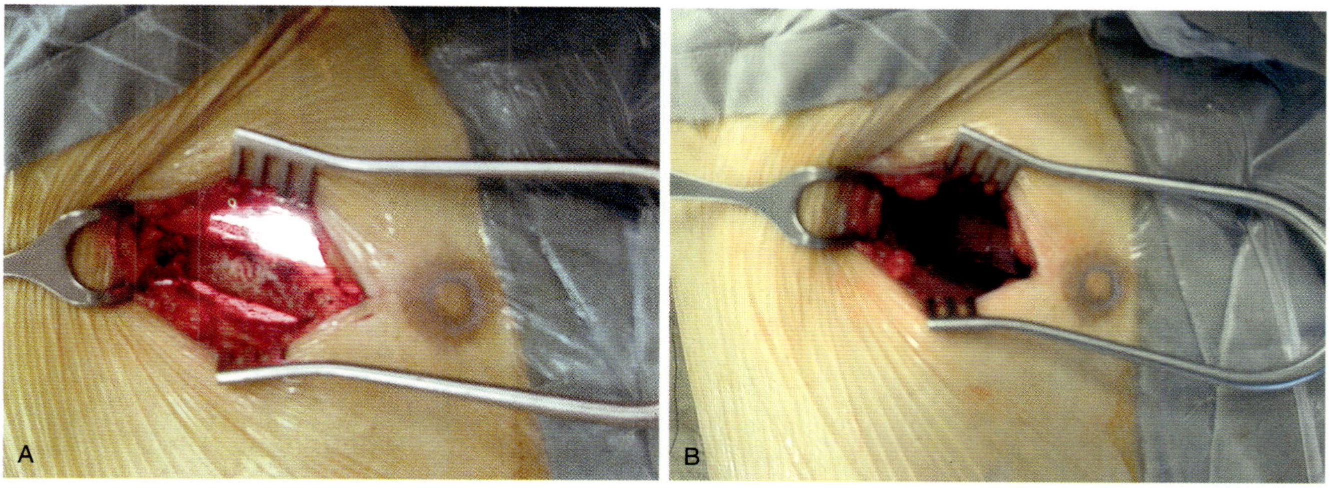

图4-1

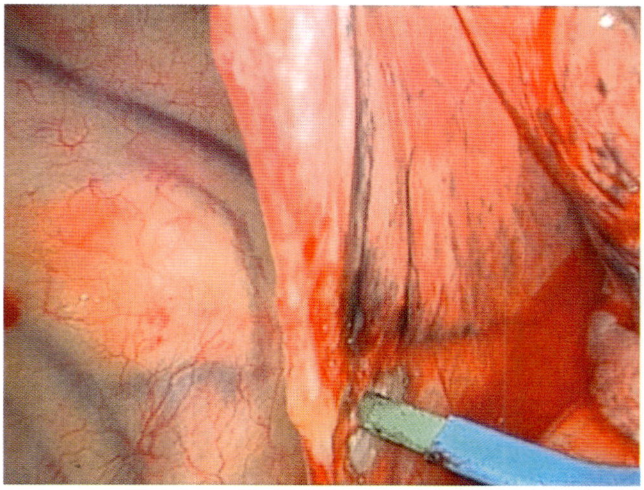

图4-2

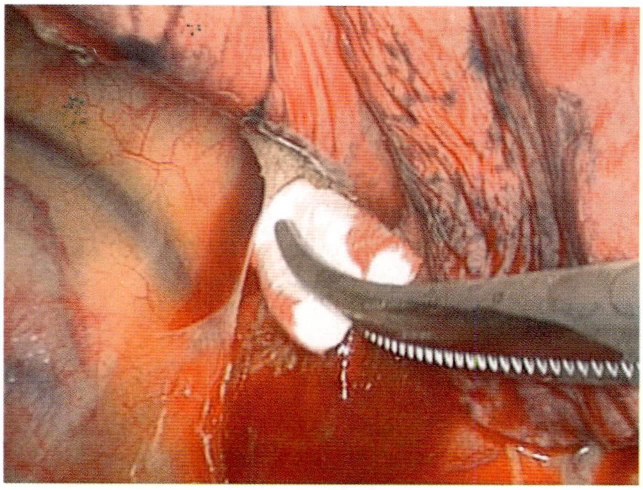

图4-3

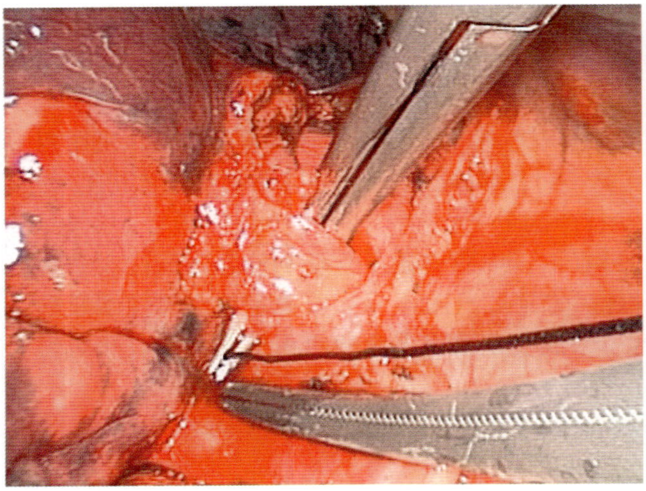

图4-4

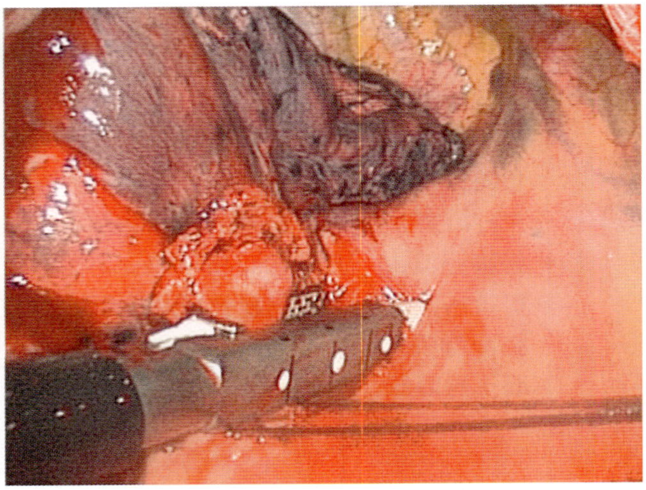

图4-5

处理右肺动脉

◆ 胸腔镜再次放回到下方的切口内。继续应用卵圆钳经后侧切口以相同方法牵拉肺叶，锐性及钝性分离以显露右肺动脉。可以应用“花生米”钳钝性分离右肺动脉上、下缘（图4-6）。
◆ 将直角钳从右肺动脉后面穿过并将套丝线牵出（图4-7）。右肺动脉后方用一个直角“花生米”钳充分游离。
◆ 胸腔镜移至前侧切口内，然后将内镜血管切割缝合器通过下口放入。将牵引丝线轻轻提紧，将血管闭合器从被提起的右肺动脉后方穿过，用“花生米”钳推开肺动脉后方任何可能妨碍血管切割缝合器通过的组织（图4-8）。确认右肺动脉全部进入到缝合器范围内后可以击发缝合器切断右肺动脉。
◆ 偶然情况下，有可能右肺动脉前干过早分支，此时应该使用相同的方法将其切断。

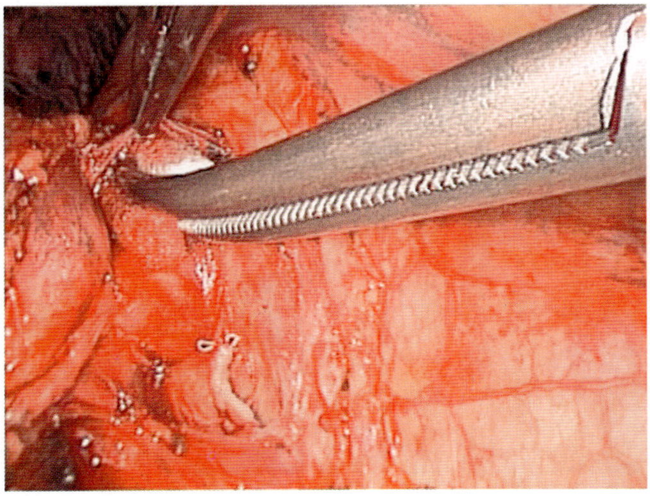

图4-6

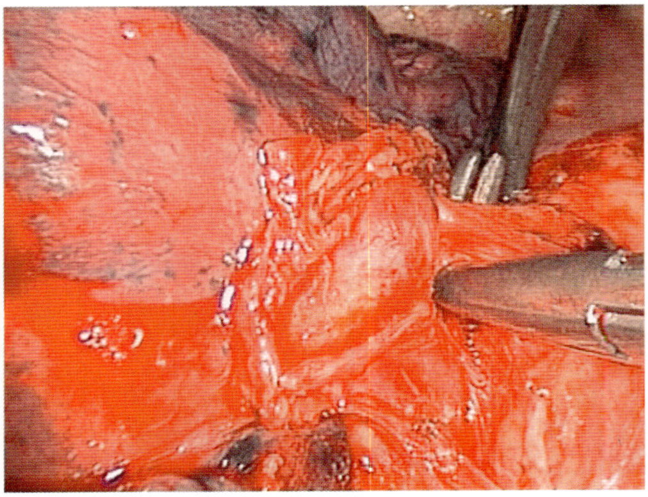

图4-7

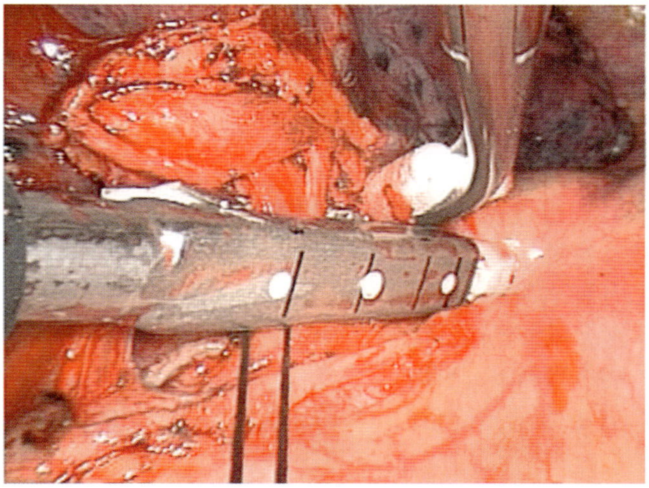

图4-8

右主支气管的处理

- ◆ 胸腔镜再次放回到下方切口。使用锐性及钝性方法充分游离并清除右肺动脉残端周围的纤维组织。由此可以显露右上叶支气管，进一步向近端即可以看到右主支气管。
- ◆ 使用硬质吸引器头或“花生米”钳钝性分离以确定右主支气管下缘。用直角钳打开右主支气管平面，然后从右主支气管后方通过并套丝线牵出（图 4-9）。右主支气管后面的空间应用直角“花生米”钳进一步充分游离。
- ◆ 从前侧切口插入内镜切割缝合器，并用牵引线向对侧牵拉右主支气管，将其完整夹闭在缝合器内（图 4-10）。击发缝合器并切断右主支气管。

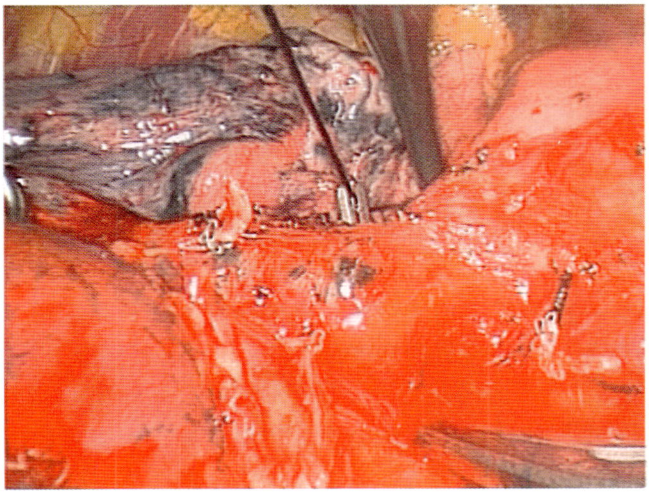

图4-9

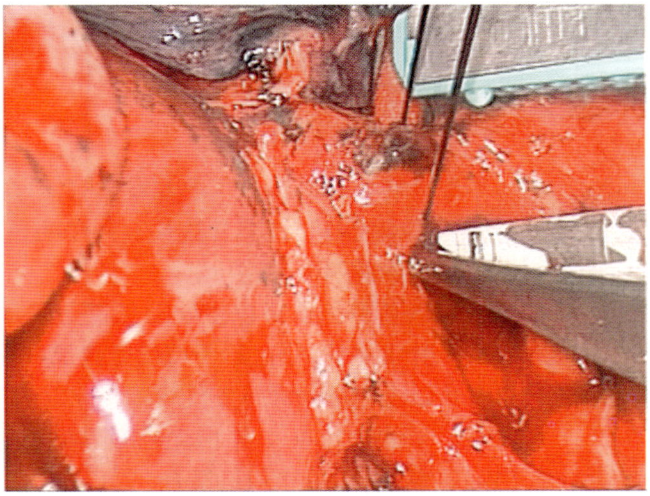

图4-10

处理下肺静脉

- 使用卵圆钳由后侧切口进入夹住右肺下叶下缘，向上牵拉，此时下肺静脉被拉紧。应用直角钳从下肺静脉后方穿过并套丝线牵出，用直角“花生米”钳充分游离下肺静脉后方空间（图4-11）。
- 内镜血管切割缝合器通过前侧切口进入，应用牵引丝线协助其通过下肺静脉后方，一旦确认下肺静脉完整地进入到缝合器开口内后可以击发缝合器以切断右肺动脉（图 4-12）。
- 此时可以安全切断任何右肺肺门的粘连组织使右肺完全游离。将肺切除标本装入袋中从前侧切口取出。常规清理纵隔淋巴结。
- 充分止血，并给予肋间局部浸润麻醉。
- 胸腔用温水冲洗，气道给予持续压力（25cmH_2O）观察支气管残端有无气体逸出。直视下插入 28F 胸腔引流管。
- 应用可吸收缝合线逐层关闭胸腔。

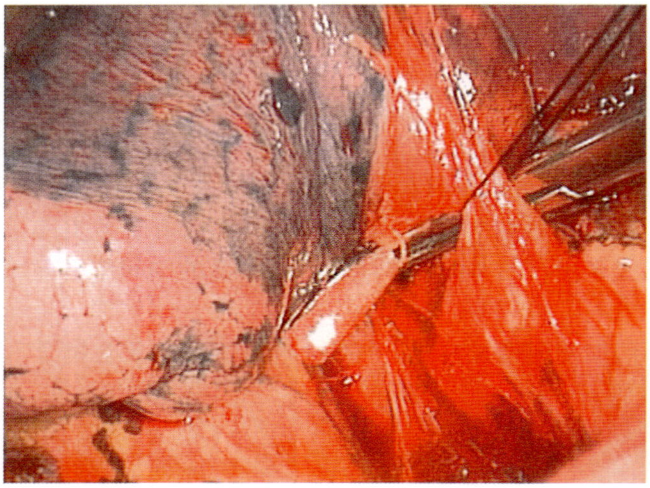

图4-11

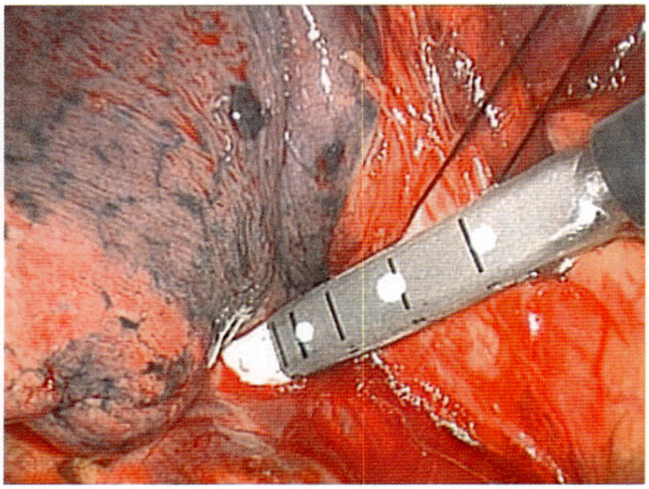

图4-12

四、术后管理

- 术毕患者转为仰卧位，在手术室拔除气管插管。
- 将胸腔引流管与引流瓶相连接，并作明显的标记“不吸引”。到恢复室给予胸片检查。术后第一天拔除胸腔引流管。
- 给予患者适量的镇痛以便鼓励患者完成每小时一次的呼吸功能锻炼。胸部物理治疗和早期活动是十分重要的。通过给予持续低流量鼻导管吸氧以保持血氧饱和度在94%以上。必要情况下，患者可以进行床边纤维支气管镜治疗以清理气道。
- 每日给予胸片检查，当手术侧残腔液平面高于支气管残端，临床上患者仍然良好，患者可以出院观察，2 周后行门诊复查。

五、操作要点和注意事项

- 尽管关于 VATS 全肺切除术安全性与有效性仍有争议，但应用于早期肺癌患者已经取得了良好的疗效。
- 尽管这项技术尚未获得广泛的接受，有越来越多的证据表明，VATS 手术可能有助于更好地保护人体免疫功能。
- 常规肺切除手术引起的外科创伤（非胸腔镜）被认为是手术在一定程度上诱导某种程度的免疫抑制，更进一步其可促进肿瘤的生长和复发。
- 目前在治疗有多个合并症的老龄患者时，VATS 手术可能会促进早期活动和身体功能的恢复。

推荐阅读

Roviaro G, Varoli F, Vergani C, et al. Minimal access cardiothoracic surgery. In Yim APC, Hazelrigg SR, Izzat MB, et al, eds. Anatomic Lung Resection. Philadelphia: WB Saunders; 2000: 107-115.

Shigemura N, Hsin MK, Yim AP. Segmental rib resection for diffi cult cases of video-assisted thoracic surgery. J Thorac Cardiovasc Surg 2006; 132: 701-702.

Yim AP, Liu HP. Thoracoscopic major lung resection-indications, technique, and early results: Experience from two centers in Asia. Surg Laparosc Endosc 1997; 7: 241-244.

第 5 章

机器人辅助肺叶切除术

Kemp H. Kernstine 著

傅毅立 译

一、外科解剖

◆ 全面了解纵隔、肺门和肺叶的解剖及其变化是必要的（图 5-1）。

◆ 图 5-1 显示纵隔的结构和肺门和肺叶之间的关系。

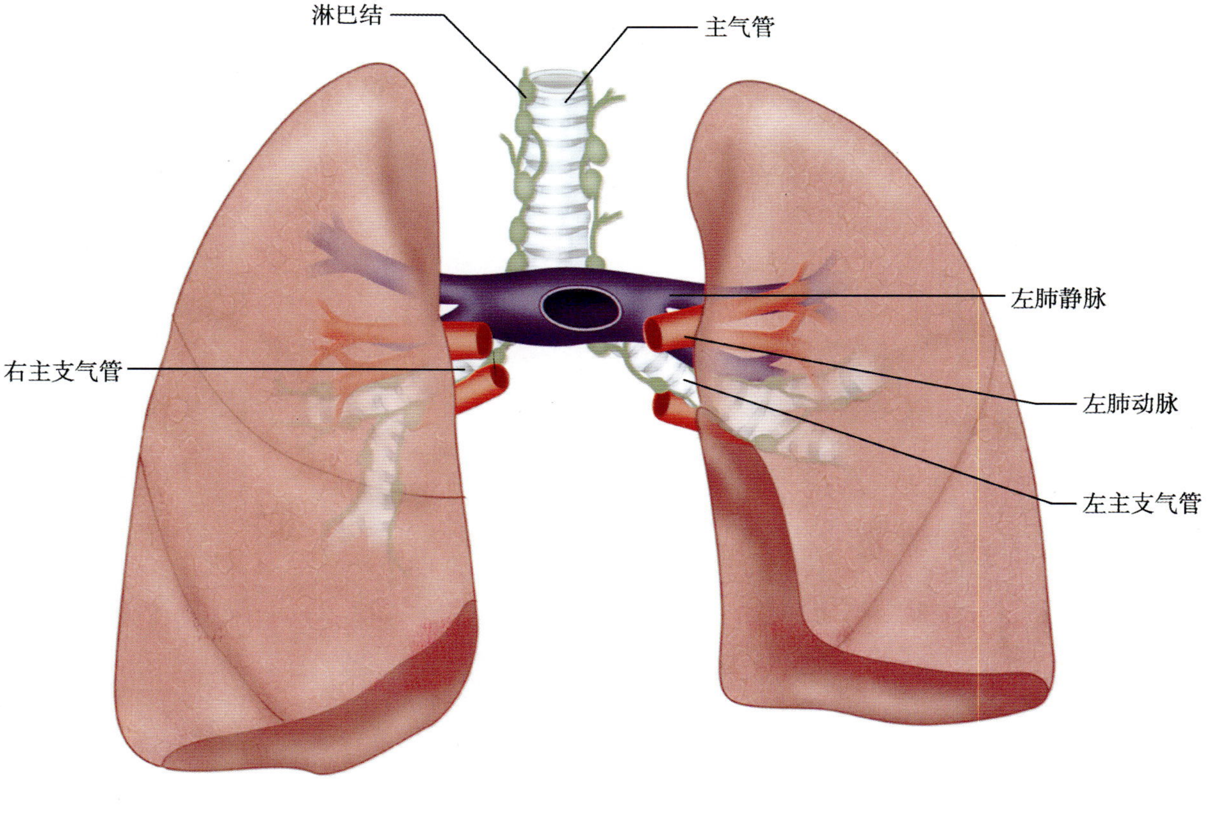

图5-1

二、术前准备

- 肺叶切除术是原发性肺癌最常用的治疗方法。在可供选择的治疗方法中，它能提供最好的治愈率。这些患者的平均年龄为 70 岁，他们往往还有多种合并症存在，潜在影响术后死亡率、并发症的发生率、住院时间以及恢复情况。
- 肺癌患者行肺叶切除术可降低局部复发率并且提高生存率。解剖性肺切除显示了良好的生存优势。解剖性肺切除应包括肺叶切除或复合肺叶切除，同时应清扫同侧肺门以及至少 2 ～ 4 组纵隔淋巴结，淋巴结数不少于 11 ～ 16 枚，对侧纵隔淋巴结也应包括在内。
- 开胸肺叶切除术被认为是经典的治疗方法，而 VATS 肺叶切除术不但可以达到相同的切除标准，还在减少疼痛、减少并发症、缩短住院时间以及全身功能状态恢复等方面比开胸术手术有明显优势，此外也能提供相似的治愈率。计算机辅助技术或机器人可以提供比 VATS 肺叶切除术更好的手段，其可以进行广泛的淋巴结清扫，疼痛更少并减少中转开胸率。
- 应进行层厚为 2 ～ 5mm 的胸部 CT，范围应从下颌角到肝下部，由此我们可以得到更多的信息，包括原发肿瘤、其他正常肺组织、肺内其他病变、肺门和纵隔淋巴结状况、潜在的肝和肾上腺转移以及其他分期信息。
- FDG-PET 可以提供更多关于原发肿瘤、纵隔情况以及胸部以外潜在转移的信息。
- 肺功能检查，包括肺活量和弥散功能，提供有关肺切除后余肺储备功能信息。
- 对于肺储备有限的患者，如果第一秒用力呼气量（FEV_1）或一氧化碳弥散量（DLCO）小于正常预计值的 40%，定量肺通气 / 灌注扫描和运动肺功能检查可能有助于对肺切除术后肺储备功能的评估。
- 术前应该对全身合并症进行全面的评估，特别是心脏、肾和神经系统的风险，如果有任何异常发现，都应该获得相关专业必要的协助。

三、手术步骤

1. 患者体位（图 5-2）

- 仰卧位，为建立单肺通气给予患者双腔气管插管或单腔气管阻塞管插管。
- 手术床上放置可充气支撑垫，患者取侧卧位，上臂悬吊在靠近额头的手术台上方固定架上，下方的手臂在腋窝下加放软垫。
- 患者体位固定后，旋转倾斜手术台。上、中叶手术时手术床向后旋转 15° ～ 30°，下叶手术时手术床向前旋转 15° ～ 30°。手术台在位于髋部水平向下折叠使胸部暴露更加充分便于机械臂及摄像系统移动。此种体位可以使手术中的少量出血集中在胸膜腔下部以确保手术野清洁，并且提供了最好的手术入路。

2. 胸腔穿刺器的放置（图 5-3）

- 使用记号笔沿肩胛下角前方画出 4 ～ 5cm 的弧线，其中心距肩胛下角约 2 ～ 3cm，以此作为解剖标记线。

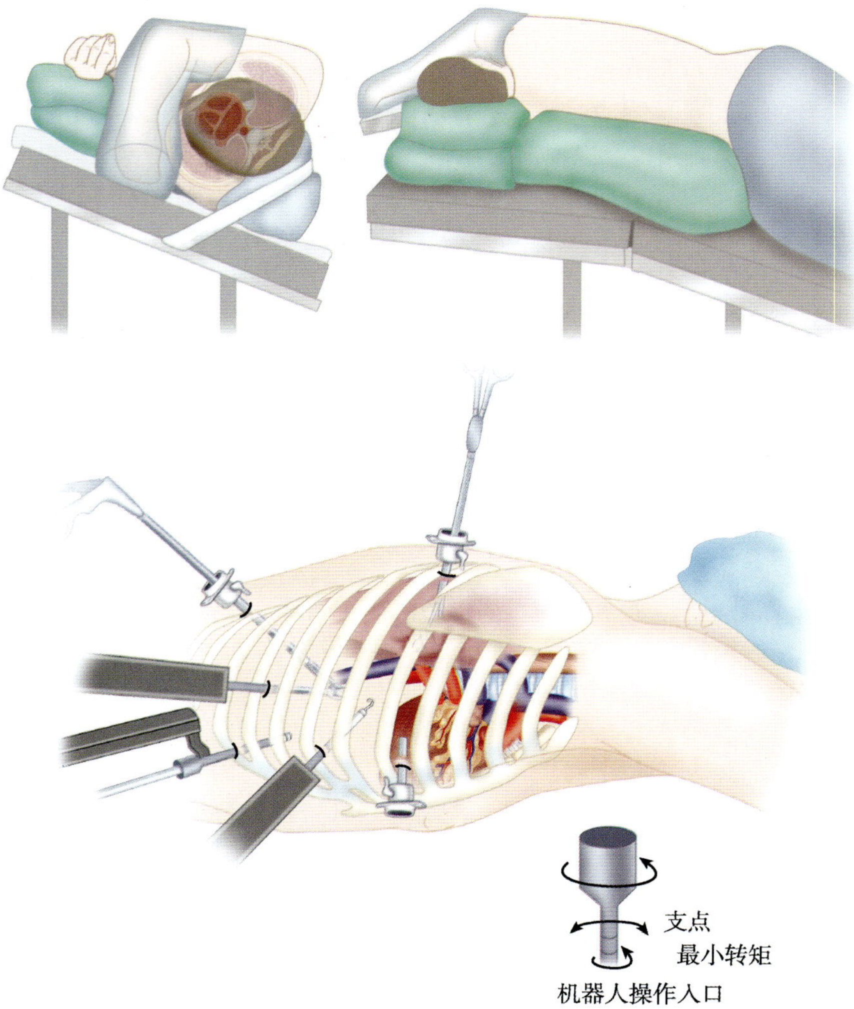

图5-2

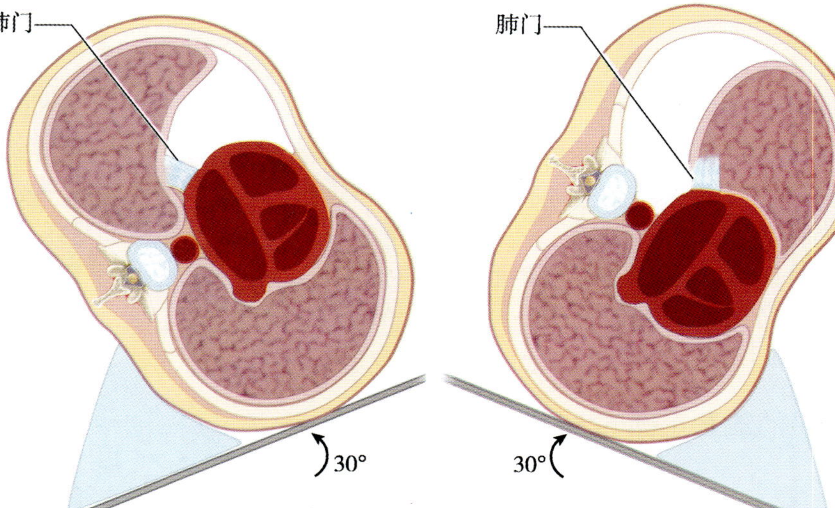

图5-3

- 然后将 6 个穿刺点位置标记到患者的胸部，在上或下肺叶手术时位置有所不同。
- 对于上、中叶的手术，胸腔镜放置在肋缘外侧第 7 ～ 8 肋间。以该切口为基点向左右两侧另取两个机器人操作臂切口，此三切口为三角形关系，左右两操作臂切口与摄像头切口相距约 10cm，两个操作臂切口分别放入 8mm 穿刺器并注意避免手术器械碰撞。在背侧另建两切口，后上切口位于第 4 肋间纵行棘突肌外侧缘，后下切口位于同一平行线第 10 肋间外侧靠近纵行棘突肌。最后一个切口位于胸壁前侧，位于锁骨中线或锁骨外 1/3 线第 4 肋间。
- 对于下叶手术，胸腔镜穿刺口选在第 9 肋间纵行棘突肌外侧 6 ～ 8cm。同样，以该切口为基点向左右两侧另取两个操作臂切口，此三切口站为三角形关系，左右两操作臂切口与摄像头切口相距约 10cm，左侧机器臂也可在纵行棘突肌旁稍向内侧，右侧臂可以在第 7 或第 8 肋间肋缘旁。前后两侧上方的切口与上叶手术相同，前侧下方切口位于第 6 或第 7 肋间肋缘旁外侧 3 ～ 4cm。
- 胸部手术区域常规消毒并铺无菌巾。
- 无论上叶或下叶手术，第一个切口通常选在前下方。建立一个小的皮肤切口，然后，用扁桃体钳游离进入胸腔，应注意进入胸膜腔前给予手术侧单肺通气。放入一个 10 ～ 12mm 胸腔穿刺器和胸腔镜，其余的切口将在胸腔镜直视下完成。操作过程中注意尽量减少损伤肋间神经及血管。确定进入胸腔内后缓慢注入 CO_2 气体，增加穿刺成功率和可视空间，避免损伤引发出血。
- 胸腔内放置两个 10~12mm 穿刺器并引导两个 8mm 机器人操作臂进入胸腔，注意胸腔穿刺器朝向肺门方向，这样可使操作臂发挥最大的功能。
- 机器人操作平台被移动到指定位置。对于肺上叶或中叶手术，机器人放在患者后方并在颈、肩部以上倾斜，使操作平台与胸腔镜观察孔以及靶标方向一致。对于下叶切除，操作平台在患者头部前方倾斜，使其对准胸腔镜观察孔和靶标。相对于手术台而言机器人操作平台的定位是很重要的，其可优化机械臂和手术器械的功能。当机器人操作臂和手术器械准确朝向操作平台时是他们功能最佳的时候，这是得到确认的，而且当胸腔镜操作臂与视频端口连接后，胸腔镜操作臂的第一个关节点应距机器人操作平台 10~12cm 以内。
- 胸腔镜操作臂连接到胸腔镜摄像镜杆上，握持按钮是用来控制 0° 镜的位置及活动范围，用以直视下确定其他操作臂位置。
- 机器人的左、右操作臂连接，通过“设置联合”按钮与控制台相连接，操作臂可以尽可能抬起和横向运动，以便在游离过程中发挥最大功能。
- 通过左操作臂使用 ProGrasp, 右臂使用超声刀。使用控制按钮，操作臂所携带的手术器械可直接推到指定位置，进入到可视范围内进行手术。在整个过程中，手术器械的顶端始终在可视范围内，这样是防止其损伤周围组织或脏器。

3. 游离（图 5-4）

- 对于右上叶，将一个肺叶钳通过后上方切口进入胸腔，抓紧肺实质边缘向后外侧牵拉以显露上肺静脉，在膈神经外侧打开纵隔胸膜，可以显露全部肺门及周围组织，包括其下方的奇静脉。
- 辨认上肺静脉与中叶静脉，游离上肺静脉周围及肺门邻近的组织，用一根 10 ～ 12cm 长粗丝线通过上叶静脉后方并用操作臂所持手术器械牵拉。然后，经后下方切口放入内镜血管切割缝合器在紧邻中叶静脉分叉处切断上叶静脉，并注意保护中叶静脉。当上叶静脉切断并移开后，进一步游离肺门处肺动脉主干周围组织，可以显露肺动脉上叶分支。所有的周围组织可以整块或分次切除以达到肺动脉的完全显露。用丝线将每一动脉分支分别牵拉起来并予以切断。

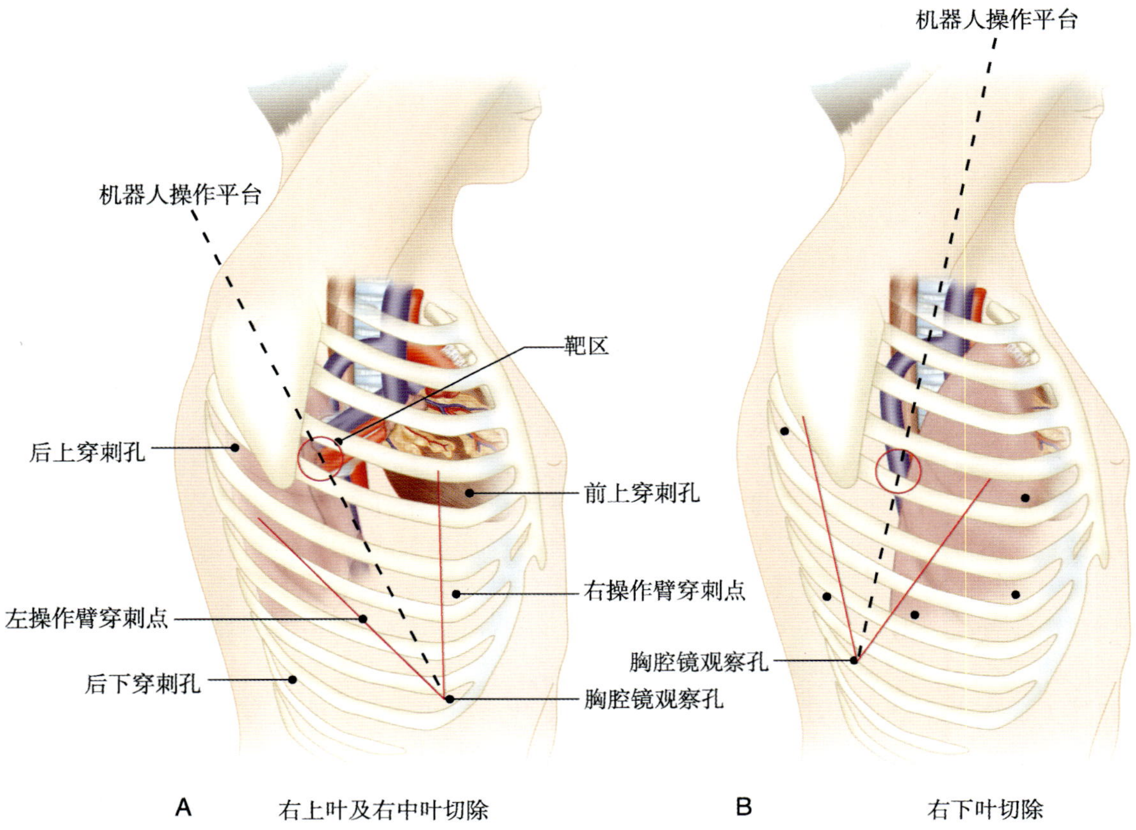

图5-4

- ◆ 血管内镜切割缝合器通常经后下方切口进入。彻底清理右主支气管和右上叶支气管周围的组织，仔细游离右上叶支气管并套粗丝线。用钉高 3.5 ～ 4.8mm 内镜切割缝合器在紧邻右主支气管处夹闭右上叶支气管并切断。击发前瞩麻醉师膨肺或进行支气管镜检查以确保夹闭的是上叶支气管。
- ◆ 在某些情况下，肺门支气管分叉处粘连紧密可能是由于重度炎症或肿大的淋巴结，常规的支气管解剖是十分困难的。对于这些病例，经后肺门入路解剖可能有一定帮助，即通过将右肺上叶向前牵拉，暴露后纵隔，将纵隔胸膜切除，可以显露右主支气管起始部。
- ◆ 支气管切断后，将邻近的淋巴结完整游离并切除，可进一步显露肺水平裂。通过后上或前切口，将水平裂完全打开。然后用生理盐水灌入右侧胸腔，将支气管残端浸泡其中并给于通气。如果出现气泡，应用机械操作臂携带针持进行修补，必要时可用邻近血管周围组织包埋支气管残端。进一步将纵隔气管旁及纵隆突下淋巴结进行完全清扫。应用病理袋将肺叶标本装好经前侧切口取出。为了防止术后右肺中叶扭转，可以将中叶边缘与右肺下叶相邻部缝合 1 ～ 2 针。
- ◆ 对于右中肺叶切除术，用肺叶钳将右肺中叶向外侧牵拉以显露右肺中叶静脉，如前所述完整游离右肺中叶静脉并切断，然后进一步将肺门淋巴组织和邻近组织完整清除，显露右肺中叶动脉分支和从中间段支气管分出的右中叶支气管。分别打开右肺斜裂及水平裂，其余部分操作过程与上叶手术相同。
- ◆ 对于左上肺叶切除术，手术方法与前述基本相同。通常情况下，我们要注意清扫主肺动脉窗淋巴结，以及前纵隔和膈神经后各组淋巴结及其周围组织。

▲在此完成之后，可以显露左上肺叶 1 ～ 2 个肺动脉分支，充分游离后予以切除。与右肺上叶方法相同，血管切割缝合器由后下方切口进入。

▲左上叶肺动脉分支切断后，可以更好地显露上肺静脉并套粗丝牵引，然后切断左上肺静脉。清扫肺门邻近淋巴组织包括左主支气管和上、下叶分叉处各组淋巴结以显露左主支气管和上、下叶支气管分叉处。游离左上叶支气管，紧邻其后是左肺动脉。继续游离支气管分叉周围组织。

▲左上叶支气管充分游离使其远离主肺动脉并套粗丝线牵引，从后下方切口放入钉高 3.5 ～ 4.8mm 内镜切割缝合器将左上叶支气管切断。应用肺叶钳将左上叶支气管残端或周边邻近组织提起，可以显露出了 2 ～ 4 支左上肺动脉分支。然后，通过后下方切口放入内镜切割缝合器将其一次性切断或逐支切断。用内镜切割缝合器将肺裂打开。其余部分手术过程，与右上肺叶切除术相同。

◆ 左、右下肺叶切除术与上述手术方法类似。由于需要观察后肋膈角，所以胸腔镜应选择更低的位置进入胸腔，两个机械操作臂放置位置也相应向下外侧，以便发挥最大功能。如前面所述，机器人的操作平台应放在患者前上方并处于倾斜状态。

▲应用肺叶钳通过前上或后上切口进入，在肺叶下方靠近下肺韧带根部夹住肺实质。提起下叶并从下肺韧带根部向肺门方向打开下肺韧带，清扫周围淋巴结包括心包和食管旁淋巴结。完整游离并清扫相邻淋巴结后可显露下肺静脉和邻近的支气管。

▲经前下切口置入内镜切割缝合器切断下肺静脉。然后找到支气管和肺动脉之间的平面。对于左下肺叶切除，一旦辨认出位于上、下叶支气管分叉处的下肺动脉分支，就很容易游离下叶支气管。

▲使用切割缝合器切断右下肺叶支气管时，如果下叶背段及基底段支气管之间没有足够的角度的话，可能造成右肺中叶开口狭窄。在这种情况下，要密切关注右肺中叶开口位置，可分别切断下叶背段及基底段支气管。然后，应用内镜血管切割缝合器将下肺动脉切断。手术其余部分与其他肺叶切除术相同。

4. 关闭胸腔

◆ 应用病理袋将手术标本由前侧切口取出，机器人手术器械可以撤出，并将机器人操作平台移开。

◆ 必要时，可适当延长前侧切口以便于取出标本袋。可以用电刀切开肋间壁胸膜，前上胸壁的肋骨活动度较大，更容易将标本袋取出。

◆ 一旦标本从胸腔内取出，应观察标本并将各组淋巴结从中切除下来，而标本应由病理医师进行标记。然后取支气管残端组织送往快速冰冻进行病理学检查。

◆ 在此期间，应用长活检针从 T_2 至 T_{10} 注入布比卡因和肾上腺素以阻滞肋间神经。

◆ 通常我们使用下方切口放入一根 19F 引流管并将其一直放到胸顶，然后在直视下膨肺。

◆ 最后应用可吸收缝线关闭手术切口并覆盖一次性敷料。

四、术后管理

◆ 多数患者可在术后几个小时下床活动。

◆ 由于老年患者在经过双腔气管内插管及全身麻醉后常出现误吸，建议术后第 1 天早晨开始饮食。

◆ 住院期间输液量控制在＜ 1500ml/d。
◆ 住院期间患者接受遥测监测。
◆ 最大限度地减少麻醉用药和鼓励应用对乙酰氨基酚和非甾体解热镇痛药物。
◆ 当引流量≤ 400ml/d 且没有气体逸出时可以拔除胸腔引流管。如果应用小口径可弯曲胸腔引流管（Blake drain）持续有气体漏出应将其连接在胸腔闭式引流系统上。

五、操作要点和注意事项

◆ 使用机器人手术可以达到与普通手术相似或更好的水平。
◆ 术前仔细的规划手术切口布局可以显著减少手术时间。
◆ 这种技术更适用于外周病灶或直径小于 3 ～ 4cm 的病变。切除较大病灶或位于中央区域的病变要求术者具备更丰富的经验。
◆ 内镜用病理袋应该很坚固。

参考文献

1. Ludwig MS, Goodman M, Miller DL, et al. Postoperative survival and the number of lymph nodes sampled during resection of nodenegative non-small cell lung cancer. Chest 2005; 128: 1545-1550.
2. Robinson LA, Ruckdeschel JC, Wagner H Jr, et al. Treatment of non-small cell lung cancer — stage IIIA: ACCP evidence-based clinical practice guidelines （2nd edition）. Chest 2007; 132: 243S-265S.
3. Ou SH, Zell JA. Prognostic signifi cance of the number of lymph nodes removed at lobectomy in stage IA non-small cell lung cancer. J Thorac Oncol 2008; 3: 880-886.
4. Manser R, Wright G, Hart D, et al. Surgery for early stage non-small cell lung cancer. Cochrane Database Syst Rev 2005:CD004699.
5. Balderson SS, D ’ Amico T. Thoracoscopic lobectomy for the management of non-small cell lung cancer. Curr Oncol Rep 2008; 10: 283-286.
6. Swanson SJ, Herndon JE 2nd, D ’ Amico TA, et al. Video-assisted thoracic surgery lobectomy: Report of CALGB 39802 — a prospective, multi-institution feasibility study. J Clin Oncol 2007; 25: 4993-4997.
7. Cheng D, Downey R, Kernstine K, et al. Video-assisted thoracic surgery in lung cancer resection, a meta-analysis and systematic review of controlled trials. Innovations 2007; 2: 261-292.
8. Park BJ, Flores RM, Rusch VW. Robotic assistance for video-assisted thoracic surgical lobectomy: Technique and initial results. J Thorac Cardiovasc Surg 2006; 131: 54-59.
9. Gharagozloo F, Margolis M, Tempesta B. Robot-assisted thoracoscopic lobectomy for early-stage lung cancer. Ann Thorac Surg 2008; 85: 1880-1885; discussion 1885-1886.
10. Anderson CA, Falabella A, Lau CS, et al. Robotic-assisted lung resection for malignant disease. Innovations 2007; 2: 254-258.

第 6 章

解剖性肺段切除术

Brian L. Pettiford，Rodney J. Landreneau 著

李　彤　译

胸部高分辨计算机断层扫描（computed tomography, CT）的广泛应用，使肺部的恶性小结节更易于辨认。而根据人口年龄段的特点，即使是直径较小的周围型肺癌，高龄患者也常有心肺合并症。以往肺部分切除仅用于治疗肺部炎症和感染的患者，比如支气管扩张症和结核。但现在肺部分切除术已经重新开始用于治疗心肺功能差的原发性肺癌患者。肺叶部分切除还可以用于治疗孤立的转移灶比如肉瘤或结肠癌的肺转移。

解剖性肺段切除术的定义是：切除由一个段支气管及血管束分布的一部分独立的肺实质。解剖性肺段切除术被推荐作为原发性肺癌的一种治疗方法，这是基于一项持续 12 年总共 125 例解剖性肺段切除术的研究，其 5 年生存率达到了 56%。这一结果引起了解剖性肺段切除术在肺癌治疗中应用的争议。被广泛接受的关于早期肺癌治疗方法的观点来自肺癌研究小组（Lung Cancer Study Group），他们报道肺叶部分切除有较高的局部复发率。Landreneau 等 2 年后再次报道了相似结果。尽管肺叶切除比肺叶部分切除更广泛地被接受，但解剖性肺段切除越来越普遍，这是由于日本大力推进的 CT 普查项目和美国 CT 的广泛应用可以发现肺部微小病变的结果。目前已有一些报道认为解剖性肺段切除术的 5 年生存率和局部复发率与肺叶切除术相近。

一、外科解剖

- 解剖性肺段切除术需要术者对段支气管及血管的三维结构关系有全面的了解。在右上肺叶切除中，肺静脉在肺门前方分成段静脉；右肺上叶支气管及其段分支组成肺门的上后部。肺段支气管常紧邻相应的肺段动脉并位于其后方。背段动脉位于中叶动脉对侧，在左侧位于舌叶动脉对侧。下肺静脉分支进入基底段和背段。施行下叶的肺段切除术时术者应当了解这些分支，否则如果切断了下肺静脉主干则无法进行解剖性肺段切除术。
- 左肺上叶血管解剖的变异在所有肺叶中是最多的，包括直径大小和数目的变化。尽管左肺上叶的肺段动脉分支是肺门的最上部结构，但当上叶静脉切断后就很容易显需左上肺主动脉分支。舌叶的动脉可以是一支较大的血管，但更常见的是两支中等大小的血管。淋巴结常位于两个段的交界处，小心地切除淋巴结之后，常可以看到肺段动脉和支气管的交汇处。

二、术前准备

- 解剖性肺段切除术的术前准备与肺叶切除相同。
- 胸部高分辨 CT 可以确定病变的大小、位置以及切除的可能性。胸部 CT 和 PET 可以用来确定是否需要施行纵隔镜来进行术前病理分期。
- 肺功能检查结果异常的患者可能需要进一步进行通气灌注扫描或运动试验。运动超声心动图检查可以了解患者是否有明显的心脏缺血或心室功能不全。

三、手术步骤

- 术前应施行纤维支气管镜了解支气管内有无异常，并确定双腔气管插管或阻塞支气管的位置。患者体位为侧卧位，准备进行腋下直切口开胸和胸腔镜手术。
- 根据拟切除病变的部位决定开胸切口的位置。上、中叶病变可以经保留肌肉的腋下直切口进胸，起点为腋窝中点腋毛下缘（图 6-1，A 线），向下沿腋中线走行。沿肋骨长轴分开覆盖在第 3 肋骨表面的前锯肌纤维，游离胸小肌侧缘并牵开，骨膜下切除第 3 肋，从后外侧撑开第 4 肋，从第 3 肋的肋床进入胸腔。
- 肺下叶病变经腋后线切口进胸，起点位于腋窝下方大约 3 ～ 4cm，紧邻背阔肌中缘前方（见

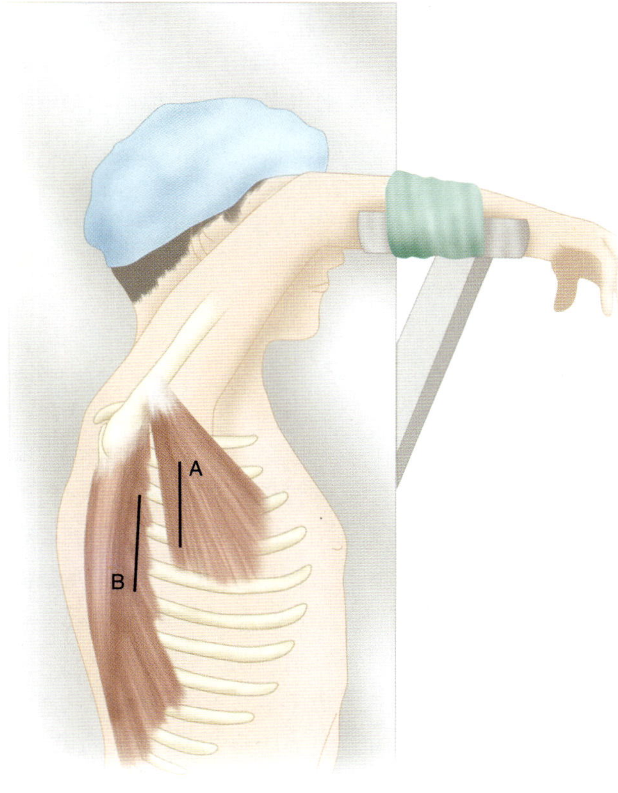

图6-1

图 6-1，B 线）。将背阔肌向后游离，显露出前锯肌内缘旁的无血管脂肪区，在切口下缘沿放射状方向分开前锯肌，经第 4 肋间进胸。也可以经横向切口进胸。

- 胸腔镜手术进入胸腔需要三个孔再加一个操作口（图 6-2）。观察孔（B）应当位于腋中线第 6 或 7 肋间；后面的孔（D）应当在腋后线第 4 肋间，内镜切割缝合器可以从这个孔放入以避免血管分支的过度扭转；在腋中线第 2 肋间做一个垂直孔（C）；在腋前线第 4 肋间做一个 3 ~ 4cm 的操作口（A）。垂直孔或操作口可以扩大为腋下垂直开胸切口或横切口。为了更好地显露，可以切除部分肋骨。在腋后线第 6 肋间切开一个附加的操作孔可以使内镜切割缝合器更易于使用。
- 除了背段切除以外，应当首先切开肺门前方。如果肺裂不全，建议使用内镜切割缝合器取代电烧和钝性分离肺裂，从而减少术中出血和术后漏气。支气管和血管游离后可以套入丝线牵拉，这样更易于内镜切割缝合器的使用，放入切割缝合器后再将丝线抽出。
- 右肺上叶尖、后段可以单独或一同切除。尖段静脉在肺门前方游离，随后显露右上肺动脉分支。尖段动脉从动脉干上分出，随后分出的是前段动脉。尖段支气管可以从肺门后方解剖游离（图 6-3）。
- 在水平裂和斜裂交汇处解剖叶间肺动脉干即可显露后段动脉。另一个可选择的方法是从肺门后方游离后段支气管，其前方就是（后）段动脉。肺段间的肺实质可以用钉高 3.5mm 的 45 ～ 60mm 的内镜切割缝合器切断。切断肺实质时可以用将要切除部位的支气管分支作为指示参考标志（图 6-4）。
- 右肺上叶前段切除可能是肺段切除术中最具有技术挑战性的一种。前段静脉在肺门前方分出，游离时应注意不要损伤尖段动脉和动脉干（图 6-5）。

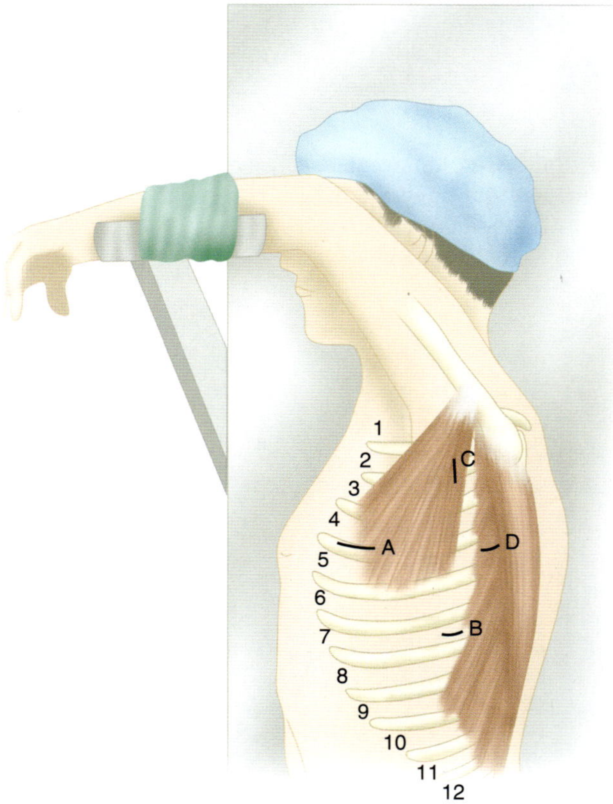

图6-2

◆ 前段支气管紧邻前段动脉后方，在切断动脉后即可游离切断（图 6-6）。切断肺实质前要先切断水平裂，因为大约 90% 的个体水平裂不全。游离右肺下叶背段要先显露肺叶间的动脉干，并且完全切开斜裂的后部。背段动脉位于上叶后段动脉的对侧（图 6-6）。背段动脉可以在两侧结扎后切断或使用内镜切割缝合器切断。背段支气管位于动脉后方。切断支气管后，肺实质可以用内镜切割缝合器切断，这样可以减少漏气，缩短引流时间。使用这一方法后，并未发现由于肺形状改变而产生残腔的问题。此前关于肺段切除术的报道提倡在切断肺实质时应用被称为“断指”的方法，但我们并未尝试过游离肺段间静脉。背段支气管也可以从肺门后方切断，随后即可在其前方暴露相应动脉。从后方切断支气管时如果解剖不准确会损伤动脉。

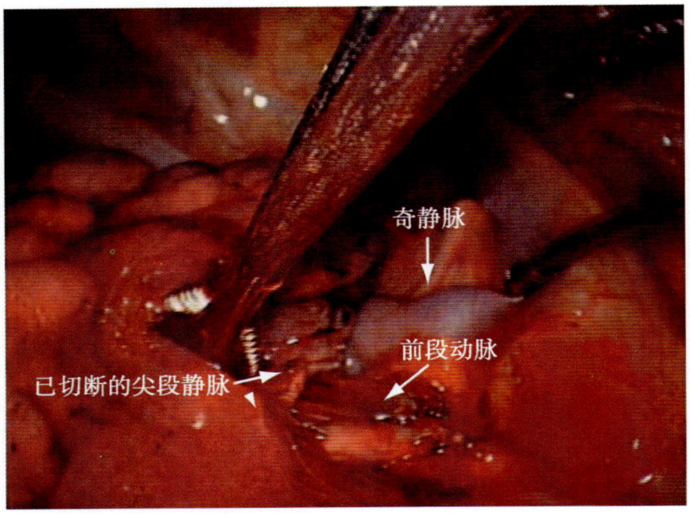

图6-3

（From Pettiford BL, Schuchert MJ, Santos R, Landreneau RJ.Role of sublobar resection [segmentectomy and wedge resection] in the surgical management of non-small cell lung cancer.Thorac Surg Clin 2007;17:175-190, with permission.）

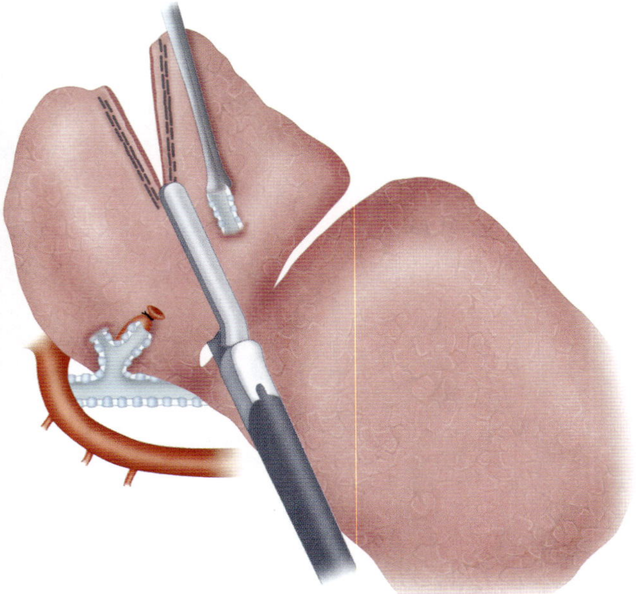

图6-4

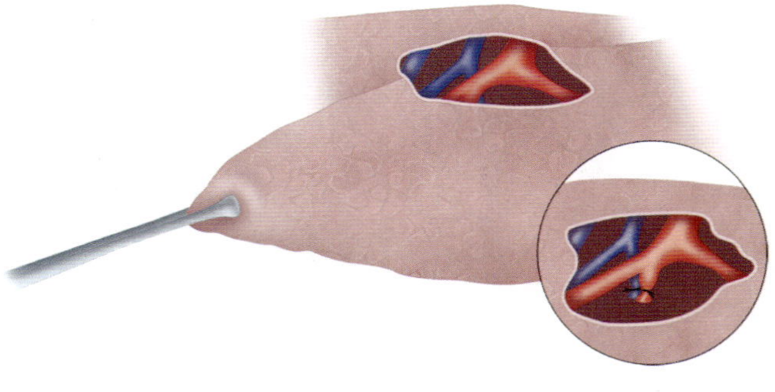

图6-5

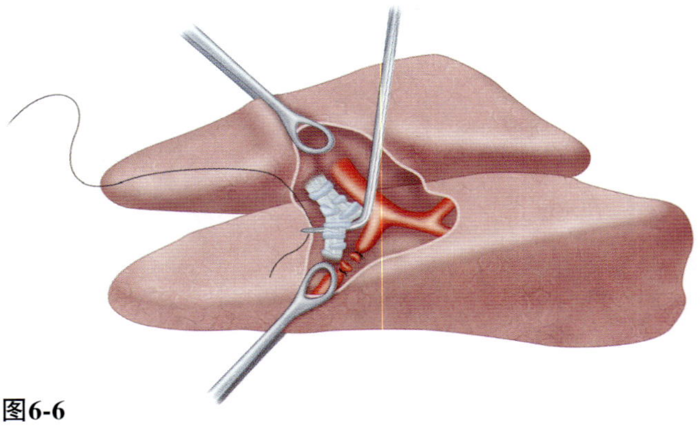

图6-6

◆ 左上肺叶顶区的切除从肺门前方引流顶区的上肺静脉开始（图 6-7）。舌叶分支应当保留。静脉切断后即可显露其下方的动脉。最先看到并可以切断的是前段动脉（图 6-8）。切开肺门上方的组织后较易于显露和结扎尖段和后段动脉（图 6-9）。完全切断上肺动脉各分支后即可显露左上叶支气管，它位于叶间动脉的内侧。顶区和舌叶支气管分支如图（图 6-10）。顶区支气管可以用钉高 3.5mm 的 45mm 内镜切割缝合器切断（图 6-11）。

◆ 如果肺裂完全，解剖舌叶动脉时可以从肺叶间动脉干开始。切开肺裂内侧可以暴露舌叶和基底段动脉的分叉处（图 6-12）。牵拉左上肺叶前部，可以很容易地游离和切断舌叶动脉。将肺叶间动脉干轻轻向后牵拉，可以暴露舌叶支气管。清除舌叶支气管与上叶其他支气管分支间的淋巴结可以更好地暴露舌叶支气管。

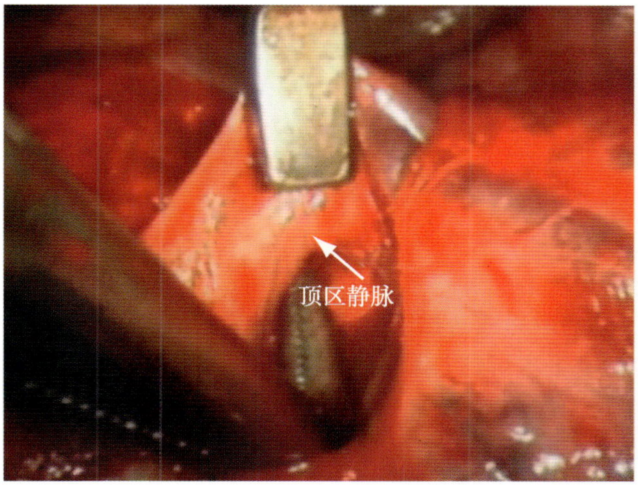

图6-7

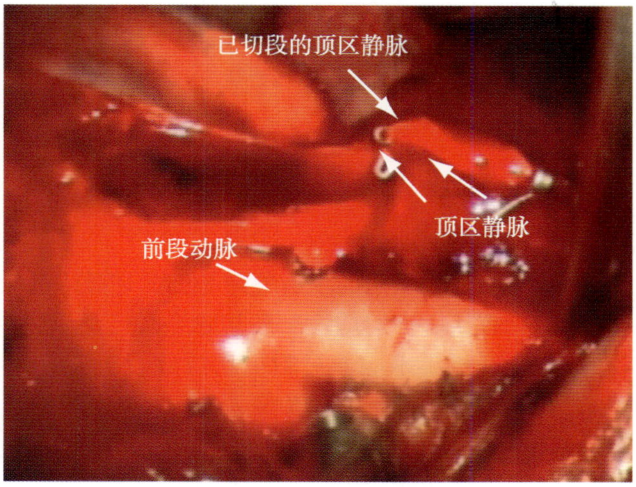

图6-8

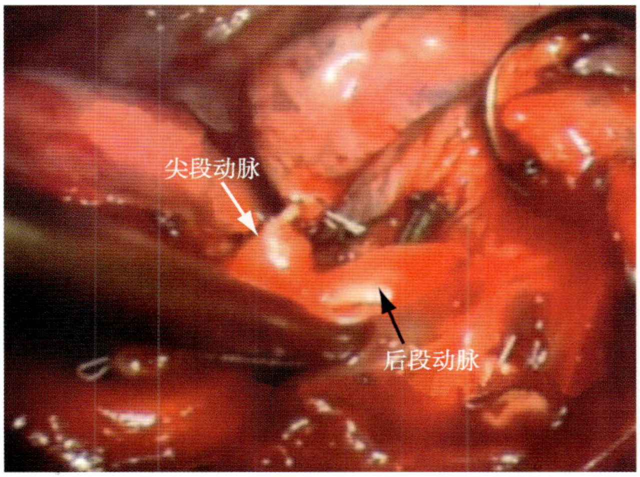

图6-9

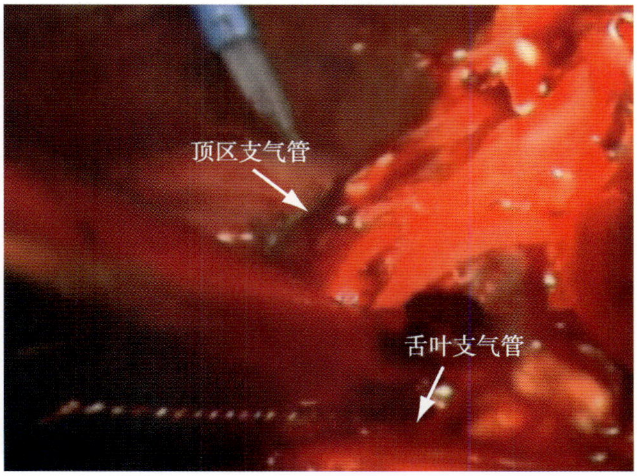

图6-10

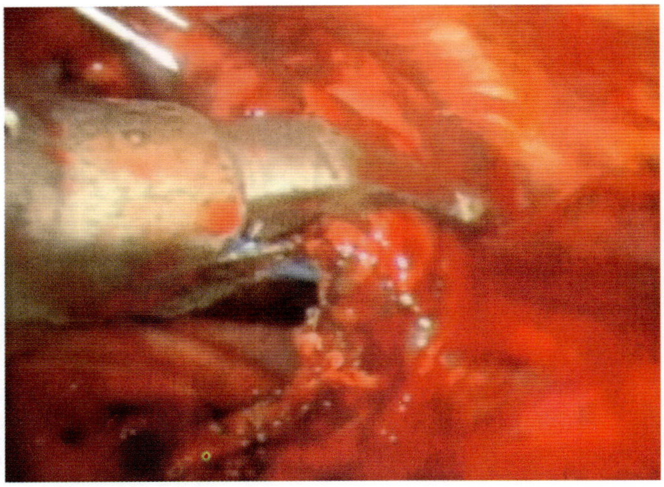

图6-11

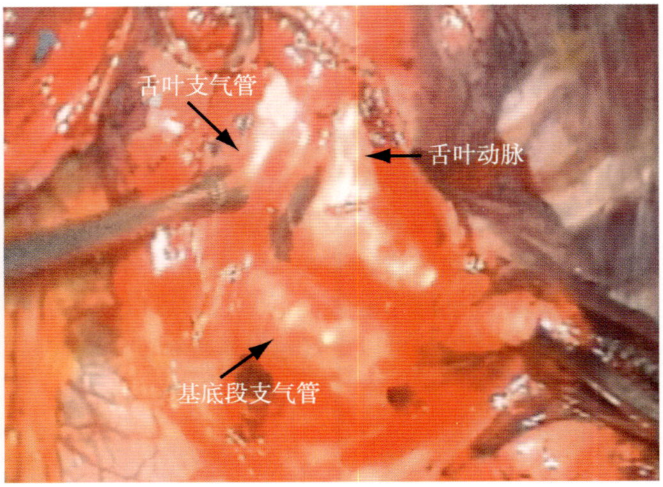

图6-12

四、术后管理

◆ 肺段切除术的术后处理与肺叶切除术后大致相同。
◆ 有适应证时应在肺段切除完成后做纵隔淋巴结的取样或清扫。一般来说，应放置胸腔引流管，开胸手术应通过附加切口放置引流管，胸腔镜手术可通过观察孔放置。当有拔管适应证时，可在手术室或监护室 / 观察室为患者拔除气管插管。
◆ 术后第 1 天应将患者安排在术后观察室。应常规进行心电监测、桡动脉压监测，以及继续进行体积描记术。当患者合并慢性阻塞性肺疾病（COPD）并有支气管痉挛的风险时，易发生室上性心律失常，此时常用钙通道阻断剂和胺碘酮治疗。既往有 β 受体阻滞剂治疗史的患者可以继续使用 β 受体阻滞剂。疼痛的控制包括导管肋间神经阻滞和患者自控的镇痛。静脉给药的非类固醇药物，比如酮咯酸氨丁三醇（酮咯酸），首先用于严重疼痛的年轻患者或对麻醉药不耐受的患者。我们将酮咯酸的使用限制在 48 小时。当静脉使用非类固醇药物时，同时给予 H_2 受体阻断剂并密切监测肾功能。当 24 小时引流液小于 150ml 且没有气体漏出时，拔除胸导管。在医院留观 3 ～ 5 天。通常患者在伤口检查与平片检查后随访 3 周。切除术后 3 周进行胸部 CT 检查。

五、操作要点和注意事项

◆ 经腋下直切口进胸时，通过正确的角度可以从两个肋间进入胸腔以扩大显露范围。如果需要做肺叶切除扩大显露范围，还可以在上叶切除时切除部分第 3 肋，下叶切除时切除部分第 4 肋。
◆ 在胸腔镜肺段切除时，如果患者病态性肥胖，由于胸内空间相应狭小，放置镜头的孔的位置不应低于第 6 肋间，否则视野较差。
◆ 首先切开水平裂易于显露前段的支气管和血管。全部游离应从肺门前方进行。
◆ 在胸腔镜左上肺段切除过程中，解剖肺门上部组织可以使内镜切割缝合器易于切断尖段和后段动脉。

- 在左上肺顶区部分切除以及舌叶切除过程中，向头侧牵拉可以使相应动脉和支气管更好显露。
- 切除动脉周围和支气管周围淋巴结可以使内镜切割缝合器的应用更容易。
- 肺裂不全的患者应当沿着肺门前方进行解剖，从而可以避免解剖肺裂导致的迁延漏气。
- 少数患者的右上叶后段动脉从背段动脉分出，因此在背段切除时，切开斜裂后部可能损伤后段动脉。
- 切开肺门后方后，如果解剖后段或背段支气管不准确，可能导致相应动脉损伤，这些动脉紧邻相应支气管前方。
- 游离前段支气管时很容易导致后段静脉穿孔损伤，分离时应紧贴支气管壁以降低这一风险。静脉损伤后如果出血控制不好则需要后段或整个肺叶切除。
- 应当分清尖段和前段动脉，从而在尖段切除时避免损伤前段分支。
- 应通过操作孔小心控制内镜切割缝合器以避免导致肺动脉及其分支的刺穿和撕裂。为避免这些损伤，可以将内镜切割缝合器伸入到超过目标区域，打开，再夹闭目标支气管或动脉。
- 在胸腔镜切除术中，推荐使用“绝缘”的高频电刀。如果使用“裸露”的电刀会导致邻近结构的热损伤。

推荐阅读

Birdas TJ, Koehler RP, Colonias A, et al. Sublobar resection with brachytherapy versus lobectomy for stage Ib non-small cell lung cancer. Ann Thorac Surg 2006; 81: 434-438.

Ginsberg RJ, Burbinstein LV, for the Lung Cancer Study Group. Randomized trial of lobectomy vs. limited resection for TINO non-small cell lung cancer. Ann Thorac Surg 1995; 60: 615-623.

Harada H, Okada M, Sakamoto T, et al. Functional advantage after radical segmentectomy versus lobectomy for lung cancer. Ann Thorac Surg 2005; 80: 2041-2045.

Jensik RJ, Faber LP, Milloy FJ, Monson DO. Segmental resection for a lung cancer: A fi fteen year experience. J Thorac Cardiovasc Surg 1973; 66: 563-572.

Landreneau RJ, Sugarbaker DJ, Mack MJ, et al. Wedge resection versus lobectomy for stage I （T1NOMO） non-small cell lung cancer. J Thorac Cardiovasc Surg 1997; 113: 691-700.

Okada M, Yoshikawa K, Hatta T, Tsubota N. Is segmentectomy with lymph node assessment an alternative to lobectomy for non-small cell lung cancer of 2 cm or smaller? Ann Thorac Surg 2001; 71: 956-961.

Pettiford BL, Schuchert MJ, Santos R, Landreneau RJ. Role of sublobar resection （segmentectomy and wedge resection） in the surgical management of non-small cell lung cancer. Thorac Surg Clin 2007; 17: 175-190.

Schuchert MJ, Pettiford BL, Keeley S, et al. Anatomic segmentectomy in the treatment of stage I non-small cell lung cancer （NSCLC）. Ann Thorac Surg 2007; 84: 926-932; discussion 932-933.

Yoshikawa K, Tsubota N, Kodama K, et al. Prospective study of extended segmentectomy for small lung tumors: The fi nal report. Ann Thorac Surg 2002; 73: 1055-1059.

第 7 章

隆突切除术

David J. Finley，Valerie Rusch 著

李 彤 译

一、外科解剖

◆ 气管的血液供应是节段性的，因此环形游离的范围应当减少到最小，从而降低吻合口狭窄和裂开的风险（图 7-1）。

◆ 详细了解周围的重要结构对于隆突切除是必要的（图 7-2）。上腔静脉、迷走神经、奇静脉、食管和头臂干（也称无名动脉）都邻近气管右侧。在左侧，喉返神经和主动脉弓是位于切除范围内的两个最重要的结构。

二、术前准备

◆ 必须了解患者心肺功能。应当作完整的肺功能检测，并尽可能行同位素通气灌注扫描，从而确定患者是否能耐受这一手术以及可能进行的肺切除。对于可能出现并发症的高龄患者，应当获取心脏影像学结果［超声心动图、甲氧基异丁基异睛和铊负荷试验，锝 99m 甲氧基异丁基异睛（MIBI）显像或负荷超声心动图］。

◆ 应当进行胸部 CT（如果可能，应作三维重建）以确定病变的范围，并且有助于决定切除的方式（隆突切除的同时包括或不包括肺切除）、气管切除的长度以及是否包括相邻的周围结构。

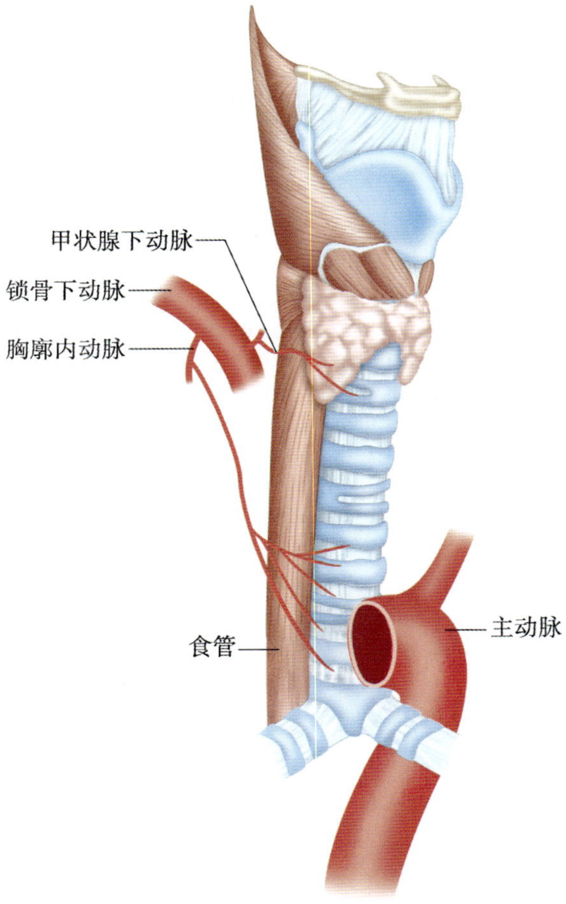

图 7-1

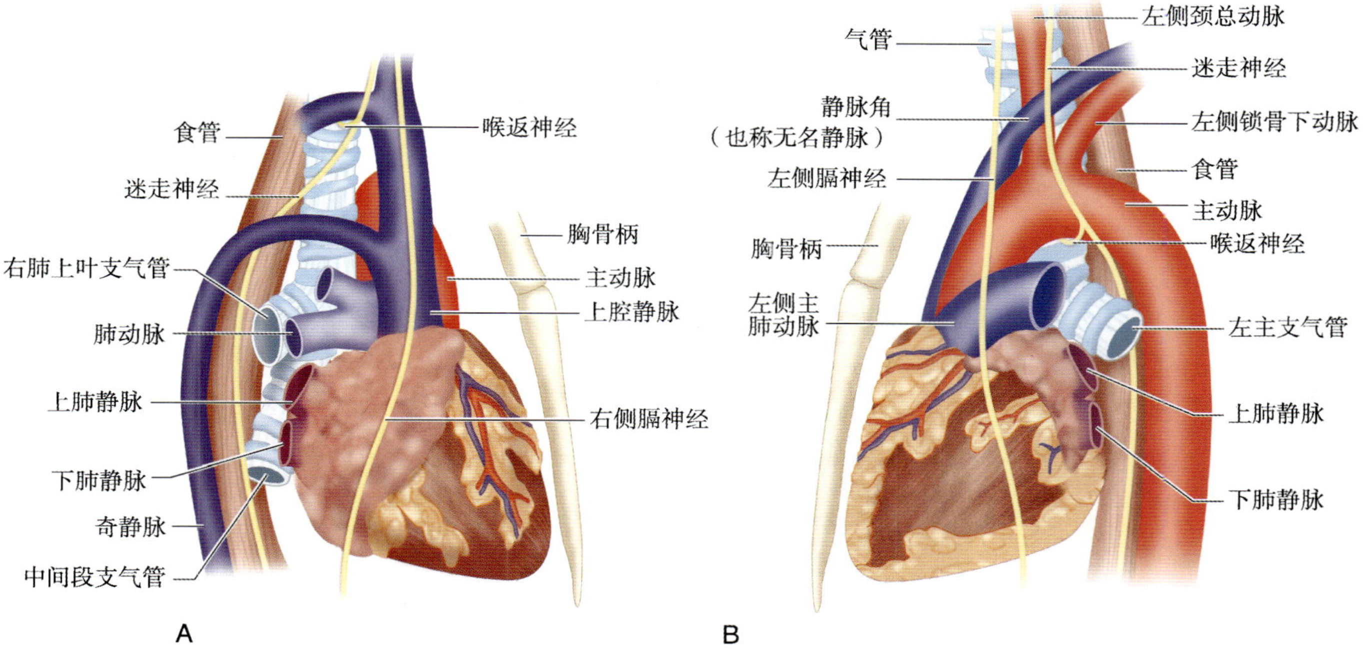

图 7-2

- PET 应当用于确定是否存在胸外转移性病变，如果存在，则患者不具有手术适应证。
- 硬膜外麻醉可以用于术后镇痛，从而减少术后肺部并发症。
- 外科医生和麻醉科医生应当共同讨论决定术中气道的管理。
- 大多数隆突切除术可以经右胸后外侧切口。如果要进行左侧肺切除，可经左胸后外侧切口。如果病变跨越中线，可以经蛤壳切口（横跨纵隔的双侧前开胸切口）开胸。局限的隆突切除可以经正中切口入路。
- 术前应当做气管镜检查以确定肿瘤的位置和范围。

三、手术步骤

1. 切口

- 根据手术切除类型的需要，可取左侧卧位、右侧卧位或仰卧位。
- 经标准的右后外侧切口开胸，保留前锯肌。经第 4 肋间进胸，可以显露远端气管和隆突。应当注意保护肋间肌，必要时可作为肌瓣保护吻合口。
- 实施左侧隆突 + 肺切除时经第 3 或第 4 肋间的蛤壳切口可以获得最好的显露。切口应当沿乳房下皱襞切开，上达第 4 肋间，横跨胸骨。

2. 气道管理

- 使用全长的气管内管（ET）进行单腔气管内插管。如果可能，应将管插入左侧主支气管，隔离右肺。
- 在横断左主支气管并向外撤出 ET 管后，使用消毒的麻醉管和小口径加固的 ET（即 6F 加固管）跨越手术区插入左主支气管，进行机械通气。
- 完整切除隆突组织；进行吻合口的缝合（但暂不打结），撤出跨越手术区的 ET 管，一旦完成吻合后，将 ET 管插回左主支气管远端。
- 另一个方法是使用高频喷射通气；使用 8F 吸管跨越手术区或通过撤出的 ET 管进行通气。这种方法由于喷射通气管的管径小，不影响显露，可降低切除和吻合的难度（图 7-3）。吻合完成后，ET 管可通过吻合口插入远端。

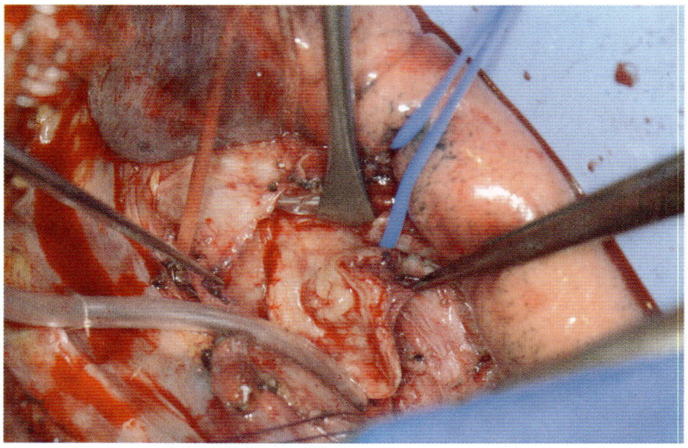

图 7-3

3. 单纯隆突切除

- 肿瘤侵犯气管、右主支气管和左主支气管的范围必须小于 1cm。
- 尽量减少气管侧面的游离范围。横断奇静脉，切开纵隔胸膜，平行分离气管前间隙，使近端气管游离。将肺向前方牵拉以利于显露（图 7-4）。清除隆突下淋巴结。仅在隆突水平需要环形游离，特别需要辨认和保护喉返神经。在气管两侧放置牵引线，在病变远端横断左主支气管。

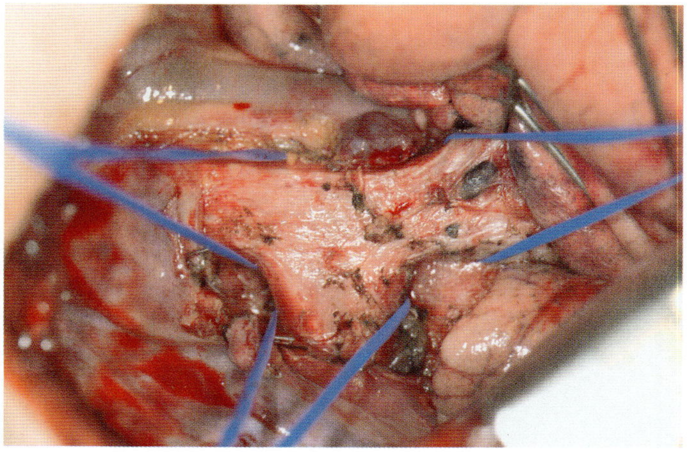

图 7-4

切缘应作冰冻病理检查。

◆ 由于存在张力，双筒式吻合常比较困难。使用 3-0 薇乔缝线或 PDS 缝线间断缝合，将缝线缝在左和右主支气管之间，穿过气管环，重建一个隆突。之后，将这种所谓“双筒”用 3-0 或 4-0 缝线间断缝在气管断端，在吻合口外面打结（图 7-5）。后壁的膜部可以用 4-0 的 PDS 连续缝合，此处组织较薄弱，应避免撕裂。在吻合口周围应当用带血管蒂的肋间肌或心包外脂肪瓣加固，将其缝合在吻合口周围多个点上，穿过气管壁部分厚度。

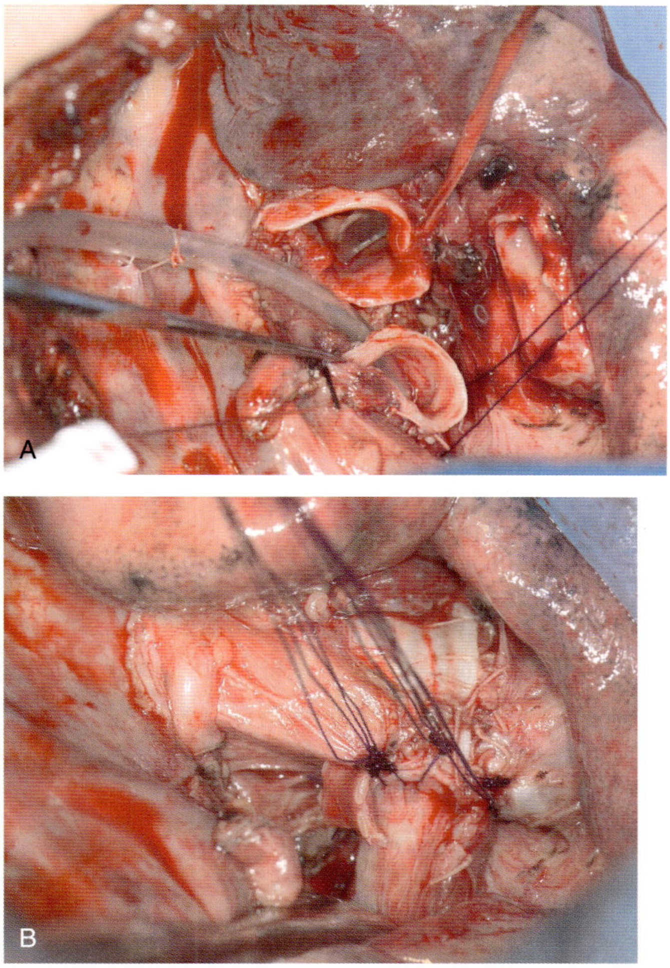

图 7-5

4. 扩大的隆突切除

◆ 这种切除方式适用于大多数隆突肿瘤。吻合口有两个通道，根据远端气管切除的长度不同而有差别。

◆ 当远端气管切除较少时，应作左侧端端吻合加右侧端侧吻合（图 7-6A）。首先完成左主支气管与气管的吻合，通常是采用 3-0 的 PDS 缝线分别固定在左主支气管和气管远端的左右两侧作为牵引线，距切缘一个软骨环。使用 3-0 或 4-0 的 PDS 缝线（根据气管口径的大小）进行间断缝合，从左侧壁开始，缝合的方向应使得线结打在管腔外。后方的膜部用 4-0 的 PDS 连续缝合。牵引线打结后，其余缝线应确认从左侧到前方，再到右侧的顺序。后方膜部缝线应在左侧端打结，在所有吻合口缝线打结后，最后将左侧（间断缝合的）缝线打结。打结时应当轻柔并拉紧。在距吻合口 1cm 的气管右侧壁切开一个椭圆形的切口，其位置应当完全在软骨环的范围内(不要切到膜部)。随后右主支气管要吻合在此处,吻合前可能需要进行肺门松解(切断下肺韧带，环形切开肺门周围心包；图 7-7)。使用 3-0 或 4-0 缝线进行，间断缝合，吻合方法同前。

◆ 当气管切除较多时，则需要行右主支气管与气管端端吻合以及左主支气管与右主支气管端侧吻合。肺门需要进行松解从而达到无张力的吻合。当确认跨越手术区的左肺通气后开始吻合，将右主支气管吻合于气管。在中间段支气管切一个椭圆形的口，宽度应达到支气管全径。切口的前后径应稍微小于左主支气管管径，切口应完全在软骨环范围内（图 7-6B）。

5. 隆突切除附加肺切除

◆ 某些位置的肿瘤需要在切除气管和支气管的同时切除部分肺实质，这种情况常见于右肺上叶肿瘤。由于左主支气管较长，因此左上叶肿瘤很少需要隆突切除。

◆ 手术经右后外侧切口进胸。但左侧的隆突肺切除应从左侧进胸。

◆ 对于隆突切除附加右肺上叶切除，应当同时进行肺门的切开和游离，并确认肺门无肿瘤侵犯。在肿瘤范围外显露气管和左主支气管。结扎并切断肺动脉和静脉。在右上叶支气管开口下方切断中间段支气管，确保有足够的距离。如果肿瘤侵犯中叶，保留下叶的可能性通常不大。切断气管和左主支气管，保留足够的边距。将气管和左主支气管进行端端吻合，同时进行左侧单肺通气。进行心包内肺门游离，然后将中间段支气管端侧吻合于左主支气管（图 7-6C）。应当用带血管蒂的组织片（肋间肌、心包外脂肪片、胸膜等）包绕两个吻合口。

◆ 隆突切除加右全肺切除相对简单，只需要一个端端吻合（见图 7-6D）。应当特别注意不要切除过多的气管和左主支气管。当左主支气管与气管吻合时，切除范围在 4cm 以内则不会有过大的张力。

◆ 虽然有主动脉弓阻挡，左侧的隆突附加肺切除术也可以经左侧开胸进行。游离主动脉，从主动脉下的迷走神经分支处小心解剖喉返神经，切断动脉韧带，气管分叉处可以获得适当的显露（图 7-8）。必须在处理肺门血管之前解剖隆突、远端气管、右主支气管以及气管前间隙以确定切除的可能性。牵引线应放置在气管和右主支气管切缘的远端。应首先切断右主支气管进行跨越手术区的右肺通气，然后分离肺门结构，横

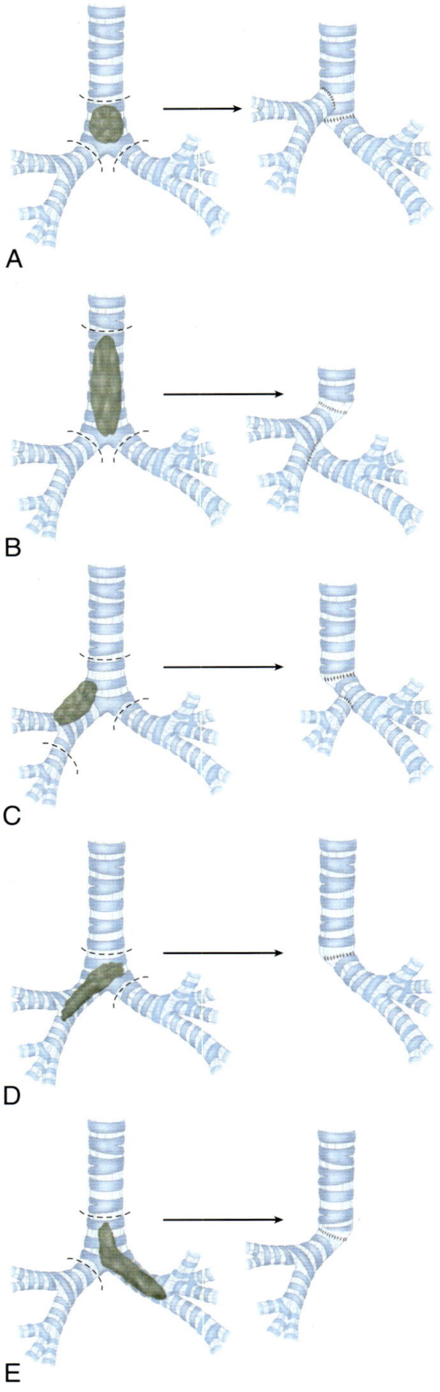

图 7-6

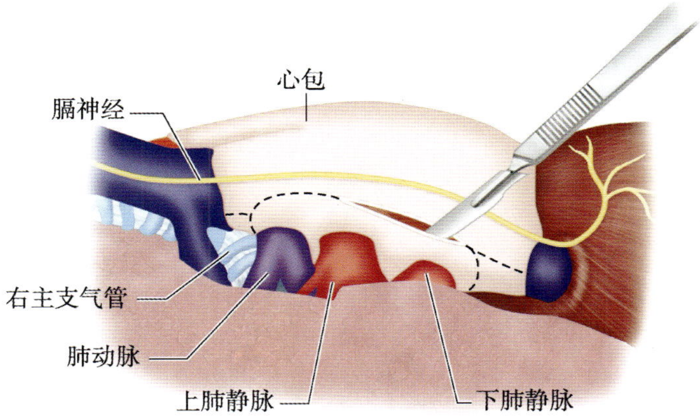

图 7-7

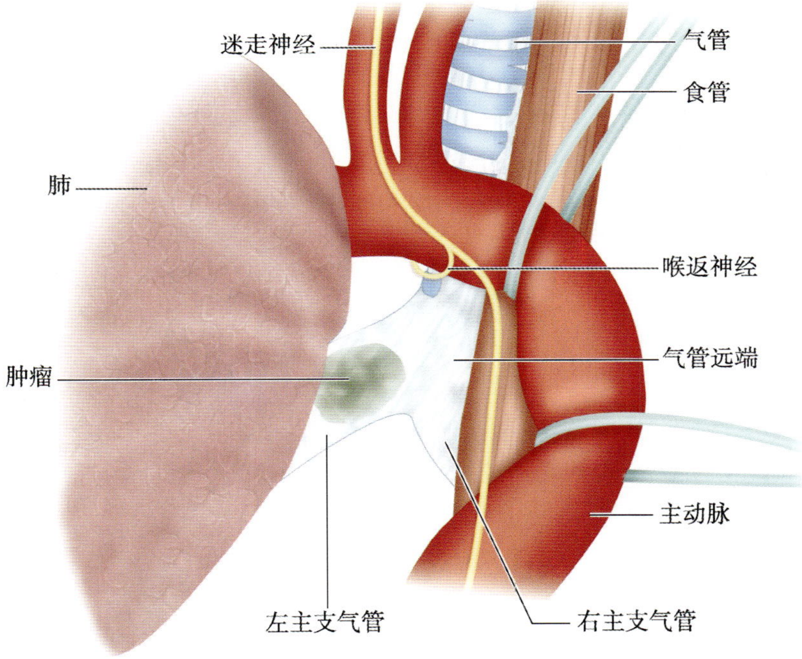

图 7-8

断气管。在留置吻合口缝线时需要间断牵开主动脉。一旦完成，即取出跨越手术区的通气管，将 ET 管伸入右主支气管，然后从牵引线开始将所有缝线打结（图 7-6E）。

6. 隆突切除用于治疗复发和狭窄

◆ 与标准的隆突切除大致相同，左侧隆突附加肺切除术后的复发应从右侧进胸，从而能进行右肺门松解并能更好地暴露远端气管。在解剖过程中，需要手动或机械通气配合对肺的轻柔的牵拉。在显露切除范围过程中，需要小心防止左肺动脉的损伤。吻合方法按标准方法进行。

◆ 在右侧隆突附加肺切除术后，可以通过右胸切口进胸，切除一段较短的气管。此时如果不游离左侧，则很难达到无张力的重新吻合。

四、术后管理

◆ 隆突切除术后所有患者都应行纤维支气管镜检查以评价吻合口的情况，并吸出气道内分泌物。

◆ 隆突切除术后可以并且有必要立即拔除气管插管，因为正压机械通气会给新鲜的吻合口过多的压力，并且对于插管的患者无法完成严格的肺部物理疗法。

◆ 如果气管插管无法拔除，此时 ET 管应当远离吻合口并且尽量减少气囊的充气。应当用纤维支气管镜检查气管插管的位置。如果可能，尽量使患者自主呼吸。一旦情况安全即可拔管。

◆ 术后有必要在重症监护室监护 24 ～ 48 小时，因为那里的医护人员具备更高的监护水平并且了解隆突切除术后的问题和相关并发症。雾化吸入以及加强的胸部物理疗法应当立即开始。气道如果出现问题则病情变化很快，必须立即进行评估和治疗，包括紧急插管。如果患者呼吸状态有变化（气促、啰音）并且不能自主清除分泌物，或 X 线片显示肺萎陷，应进行支气管镜检查。

◆ 当手术完成时，使用粗丝线固定使患者颈部轻度前屈，从而降低任何增加张力和吻合口撕裂的危险（图 7-9）。这根缝线应保留 5 ～ 7 天。

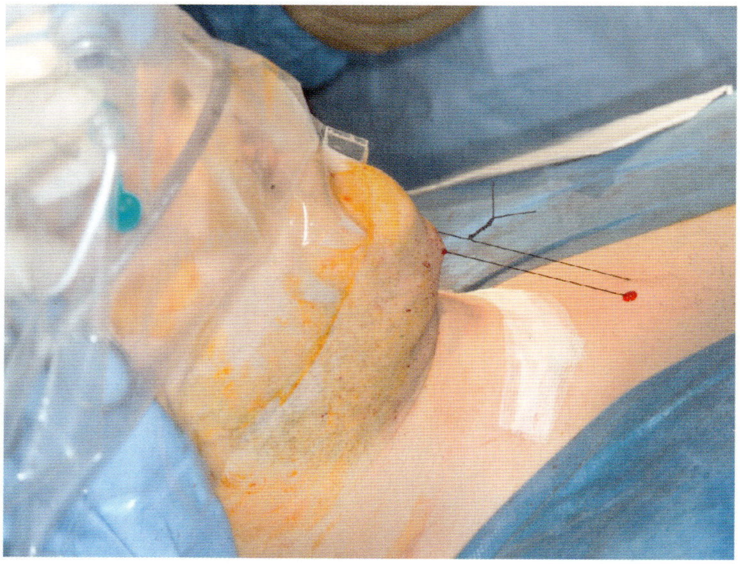

图 7-9

五、操作要点和注意事项

◆ 供应气管的血管是节段性的并且很纤细。手术解剖时应小心翼翼，游离的范围应尽量减小，这样可以减小吻合口缺血的危险，减少吻合口并发症，包括裂开和狭窄。

◆ 吻合口张力常导致威胁生命的并发症。切除后左主支气管与远端气管的距离不应超过 4cm。

肺门的松解、气管前间隙的游离以及颈部前屈固定都会有助于减少张力，但不能代替手术前和手术中对气管切除安全长度的正确判定。特别是对于腺样囊性癌，切缘阳性但无张力的吻合优于追求切缘阴性但出现并发症的病例。

- 积极的胸部物理疗法、早期下地活动，以及适当的镇痛都会减少术后肺部并发症，但这并非绝对。所以，对于咳嗽无力、不能排除分泌物，或呼吸状况有变化的患者尽早进行气管镜检查，从而降低再次气管插管和出现并发症的可能性。

致谢

作者感谢 Dr. Raja Flores 提供的术中照片。

推荐阅读

Dartevelle P, Macchiarini P. Carinal resection for bronchogenic cancer. Semin Thorac Cardiovasc Surg 1996; 8: 414-425.

de Perrot M, Fadel E, Mercier O, et al. Long-term results after carinal resection for carcinoma: Does the benefit warrant the risk? J Thorac Cardiovasc Surg 2006; 131: 81-89.

Macchiarini P, Altmayer M, Go T, et al. Technical innovations of carinal resection for non-small-cell lung cancer. Ann Thorac Surg 2006; 82: 1989-1997.

Mathisen DJ. Carinal reconstruction: Techniques and problems. Semin Thoracic Cardiovasc Surg 1996; 8: 403-413.

Mitchell JD, Mathisen DJ, Wright CD, et al. Clinical experience with carinal resection. J Thorac Cardiovasc Surg 1999; 117: 39-52.

Rea F, Marulli G, Schiavon M, et al. Tracheal sleeve pneumonectomy for non small cell lung cancer （NSCLC）: Short and long-term results in a single institution. Lung Cancer 2008; 61: 202-208.

Regnard J-F, Perrotin C, Giovannetti R, et al. Resection for tumors with carinal involvement: Technical aspects, results, and prognostic factors. Ann Thorac Surg 2005; 80: 1841-1846.

Roviaro G, Vergani C, Maciocco M, et al. Tracheal sleeve pneumonectomy: Long-term outcome. Lung Cancer 2006; 52: 105-110.

Yamamoto K, Miyamoto Y, Ohsumi A, et al. Results of surgical resection for tracheobronchial cancer involving the tracheal carina. Gen Thorac Cardiovasc Surg 2007; 55: 231-239.

Yamamoto K, Miyamoto Y, Ohsumi A, et al. Surgical results of carinal reconstruction: An alternative technique for tumors involving the tracheal carina. Ann Thoracic Surg 2007; 84: 216-220.

第8章

支气管与肺动脉袖状切除术

Philippe G. Dartevelle，Bedrettin Yıldızeli 著

李 彤 译

在为了治疗肺结核（TB）或支气管扩张而施行很多肺实质切除的年代，由于众所周知的全肺切除术后的并发症和呼吸功能的受限，外科医生开始对保留正常肺组织产生了兴趣。1947 年，Clement Price Thomas 爵士详细描述了肺叶袖状切除及其临床观察结果，其后这一方法得以传承和发展。1947 年进行的首例肺叶袖状切除术是一名患右肺上叶“支气管腺瘤”的皇家空军军校学生。患者术后可以继续执行飞行任务，而如果进行全肺切除术则不可能如此。1956 年，Allison 报道了第一例为支气管癌患者施行右肺上叶袖状切除术并且同时切除部分右肺动脉主干（PA）。1959 年，Johnston 和 Jones 已经完成了一组 98 例支气管肺癌患者的肺叶袖状切除术，手术死亡率 8%。这种方法最初仅用于心肺功能储备不能耐受全肺切除的患者。而到了 1970 年，Paulson 等人报道的一组病例中，不仅有状态较差的患者，大多数接受袖状肺叶切除的支气管肺癌患者有充足的心肺功能储备。而袖状切除的概念也几乎同时应用在 PA 的切除。

在之后的 40 年间，袖状切除对肿瘤的治疗价值逐渐显现，并提供了保证支气管吻合口安全以防止瘘形成的方法，扩展了保留更多周围肺组织的概念，推动了对再植肺叶功能的研究。时间并没有改变这种手术的基本概念或适应证。在 21 世纪，有更多的证据显示袖状肺叶切除术比全肺切除术提供了更好的长期生存率和生活质量，而且节省费用。另外，用于肺叶袖状切除的技术方法帮助我们施行了肺移植的吻合。

一、外科解剖

1. 气管支气管树

◆ 气管起自环状软骨下方，延伸至隆突，隆突位于第 4 胸椎水平。在此位置，气管分叉形成左、右主支气管。右主支气管的走行方向与气管大致相同，其长度，即从隆突至右肺上叶开口的距离大约在 1.5 ~ 2cm。在右肺上叶支气管开口远端，右主支气管移行为中间段支气管，长度约为 2cm。

◆ 中叶支气管从中间段支气管前面分出，几乎与相对的从中间段支气管后壁分出的背段支气管在同一水平。

◆ 左主支气管从隆突分出，角度比右主支气管倾斜。其长度为 4 ~ 6cm，位于主动脉弓下方，左肺门后部。随后分成上、下叶支气管。在上叶开口后方约 0.5cm 处，下叶支气管即分出第一个分支——背段支气管。在左肺上叶袖状切除术中，远端支气管的切除距离常由下叶背段开口的水平决定，因为没有中间段支气管。

◆ 在涉及近端左主支气管的支气管成形术中，应当注意小心保护左侧喉返神经。左侧喉返神经分支的起源接近动脉韧带，其走行为从前向后环绕主动脉弓，之后向上进入颈部气管 – 食管沟。

2. 下段气管和支气管的血液供应与神经分布

◆ 支气管动脉分别独立起源于胸降主动脉前方侧面，或起源于左侧锁骨下动脉近端 2 ~ 3cm 范围内的肋间动脉。一般来讲，有 3 支支气管动脉，2 支在左侧，1 支在右侧。所以，与左侧相比，右主支气管更容易发生缺血。

◆ 支气管动脉位于气道后方的支气管膜部，并在此最终分支供应叶和段支气管。在右侧，单一的支气管动脉走行与奇静脉平行并被其覆盖。支气管循环系统的另一个特征是与肺动脉循环之间有丰富的侧支循环网相连。这一循环网在叶或段支气管很重要，并且肺循环可以提供 75% ~ 90% 的气道血液供应。

◆ 大多数支气管动脉的静脉引流进入肺静脉；其余的血液回流进入位于段和亚段支气管周围的支气管静脉。这些支气管静脉随后回流进入奇静脉和半奇静脉系统。

3. 肺动脉系统

◆ 主肺动脉从心包内的右心室发出，其走行方向为前后方向，稍微向上并偏左。在主动脉弓下方，主肺动脉分叉形成左、右分支。

◆ 右肺动脉水平走行进入右侧，位于升主动脉和上腔静脉（SVC）后方，隆突前方。在 SVC 侧面，右肺动脉位于右主支气管前方，并几乎立即发出第一个分支进入右上叶。随后，右肺动脉主干转向下方，走行于后方的中间段支气管和前方的上肺静脉之间。然后，位于肺叶间的肺动脉转向后走行在中叶支气管开口后面，发出一或两支向上的分支，并向后进入上叶的后段，以及中叶肺动脉。中叶动脉从叶间动脉干的中部前面分出，并且在稍下方发出向上的分支向后中方向走行。在此下方，从后发出分支进入下叶背段，随后，肺动脉分支进入各个基底段。

◆ 左肺动脉比右侧短，位置在主动脉的后方，在其起始部位有动脉韧带。由于左肺动脉环绕上叶支气管起始部周径的 60% ~ 75%，因此左上叶袖状切除伴随肺动脉的切除是很常见的支气管血管成形术的类型。实际上，上叶支气管的上面、后面和下面都毗邻肺动脉，前面毗邻上肺静脉。第一个分支，即尖前段动脉，起源并向上走行于上叶支气管前上方和上肺静脉后上方。在肺叶间肺动脉的走行全程中，其发出的上叶分支的数量和位置变化较大，并且常常有淋巴结包绕。最远的分支是舌段动脉，常在供应下叶背段的动脉的同一平面或更远处发出。舌段动脉从叶间肺动脉的前中部表面发出，背段动脉从后方发出。此后肺动脉走向前方，分支形成基底段各个动脉。

二、术前准备

1. 手术适应证

- 袖状肺叶切除术这一术语是指一个肺叶切除附加一段支气管主干的环形切除，而支气管袖状切除是指保留肺实质的气道切除。最初，肺叶袖状切除术的构思是用于不能耐受全肺切除术的患者，但很快即用于适合进行根治性手术的患者。前者被称为“姑息性的”，而后者被称为“刻意或选择性的”。据报道，支气管成形术已经应用于 3% ~ 13% 的可切除肺恶性肿瘤患者。应当指出的是，肺叶袖状切除术的增加是以全肺切除术的减少为前提的，而不是肺叶切除术的减少，并且肿瘤治疗的结果保持不变。肺癌袖状切除的适应证已经确定（表 8-1）：肿瘤起源于叶支气管开口处，排除了简单肺叶切除术的可能性，但肿瘤侵犯的长度还未达到需要作全肺切除的程度。作为一个总的原则，对所有肿瘤相关的肺叶甚至肺段都应尽量施行某种程度的保留肺组织的支气管成形术。从肿瘤学角度讲，手术的最初目的是完全切除肺癌并包括足够的周围正常组织；这对于良性肿瘤或良性病变也是适用原则。但目前已有证据显示，将切除扩大到全肺并没有获得更好的效果。这些观念也适用于局限性肺门淋巴结转移（N_1）的患者。肺动脉的重建手术也是同样的指征。
- 当考虑到手术选择和预后时，对于两类患者应明确四种解剖情况。第一种典型的解剖情况是经支气管镜发现一个肿瘤生长在叶支气管，并且排除标准的肺叶切除术；第二种情况是侵犯叶支气管的气道外肿瘤；第三种情况是冰冻切片发现支气管切缘可能含有肿瘤；第四种情况是有转移性淋巴结粘连在肺叶的淋巴汇流区和主支气管，从而确定应当袖状切除气道。反之，转移性淋巴结没有粘连在支气管目前认为不是肺叶袖状切除的指征。
- 选择性肺叶袖状切除术的成功和患者个体的预后很大程度上取决于术者在术中对病变范围的努力探查。
- 各种气道良性或低度恶性肿瘤，可能由于其在气道内的位置而需要做肺叶袖状切除术。
- 炎性狭窄需要切除肺和相邻支气管很少见，并且几乎都是由 TB 引起。当存在活动性 TB 或当手术后仍残留活动性疾病时不推荐切除手术。支气管撕裂很少需要袖状肺叶切除术。
- 除以上所有适应证外，我们还考虑为超声心动图或右心导管证实的肺动脉高压患者施行袖状

表8–1 袖状肺叶切除术的适应证
患者状态差不能耐受全肺切除术
肺恶性肿瘤
对位置靠近中心的肿瘤的一种常规方法
支气管腺瘤或良性病变
肺动脉高压
气道良性或低度恶性肿瘤
炎性狭窄
外伤后气管断裂
治疗支气管并发症
再次袖状切除

肺叶切除术。肺部手术后出现支气管并发症的患者也可以施行袖状肺叶切除术。事实上，已有为右肺上叶袖状切除术后狭窄的患者再次做肺叶袖状切除术的报道。

2. 术前评价

- 患者必须以医学的观点进行检查以确定是否可以耐受开胸手术。
- 体格检查、胸部 X 线、肺功能检查、动脉血气分析以及通气灌注扫描应当常规进行以评价功能状态。存在心脏风险的患者应当进行超声心动图、铊负荷试验，并且有时需作选择性冠状动脉造影。肿瘤在气道内侵犯的范围可以通过纤维支气管镜来评估，纤支镜在选择肺叶袖状切除术患者时是关键的检查。有黏膜下浸润的患者或叶气管开口外压性改变并且选择性活检阳性的患者都是肺叶袖状切除术很好的适应证。纵隔淋巴结的情况应当进行计算机断层扫描（CT）或正电子发射体层显像（PET）扫描。对于非小细胞肺癌（NSCLC）的患者，当 CT 显示纵隔淋巴结直径大于 1.0cm 或 PET-CT 扫描显示纵隔有浓集区时，通常应进行纵隔镜检查。纵隔镜不用于良性肿瘤患者。胸外转移灶的检查应当常规进行。上叶肿瘤是否需要进行肺动脉切除常在开胸时才能确定，但对于术前功能检查显示不能耐受全肺切除术，并且肿瘤与主肺动脉有粘连的患者，可以做肺动脉造影。对于高风险患者，应当进行右心导管检查，检查相关肺动脉在球囊膨胀前后的情况以确定是否有肺动脉高压，从而排除选择全肺切除术。
- 对于结核性支气管狭窄的患者，支气管镜检查很重要，可以确定有无活动性疾病以决定是否手术。我们建议术前 6 个月即开始抗结核药物治疗，包括狭窄疑似结核造成的患者。

三、手术步骤

- 某些基本原则适用于所有支气管成形技术。通过双腔气管插管建立单肺通气。通过后外侧切口第 5 肋间进胸。对于右肺上叶袖状切除，可以切断奇静脉弓，从而更好地显露主支气管。在确定可以切除之前，不要进行不可逆的操作。轻柔操作很重要。避免不必要的游离以防止损伤支气管的血液供应。支气管切缘干净、整齐很重要。对先前做过肺叶切除的再手术，应特别注意支气管情况，因为先前的手术游离和瘢痕可能破坏了支气管血液供应。术中支气管切缘的冰冻切片是非常重要的。为了使手术达到最大化的根治效果，必须在手术切缘干净和气道重建之间保持平衡。
- 已经有多种缝合材料用于支气管吻合。我们常用 4-0 PDS 缝线用于支气管膜部吻合，3-0 或 4-0 薇乔缝线用于支气管软骨部分的吻合。我们还推荐使用带 2.5 倍放大镜的头灯用于改善照明。另外我们还认为，长的（24cm）重钛 Castro-Viejo 持针器（用于肺动脉缝合）以及长的（24cm）细齿镊（用于操控支气管）对于袖状肺叶切除术是必须的。
- 过度的张力是支气管成形术的大忌。切除全部的左主支气管，不论是否包括上叶切除，都可能产生过度的张力。对于右主支气管切除，如果包括上叶和部分中间段支气管，也会有同样的情况。如果考虑存在过度的张力，应当游离下肺韧带，在下肺静脉下方 U 形切开心包，从而使支气管有更大的活动度。
- 首先，对肺动脉的肺叶分支和肺叶静脉进行游离以了解肿瘤侵犯情况和切除的可能性。之后，游离肺叶和主支气管。再次强调，应当注意尽量保留更多的支气管供应血管，包括在分离纵隔淋巴结时。肺门、隆突、气管旁、食管旁以及下肺韧带淋巴结应常规清除。用刀行支气管环形切断以获得一个远离肿瘤的整齐切缘（图 8-1）。

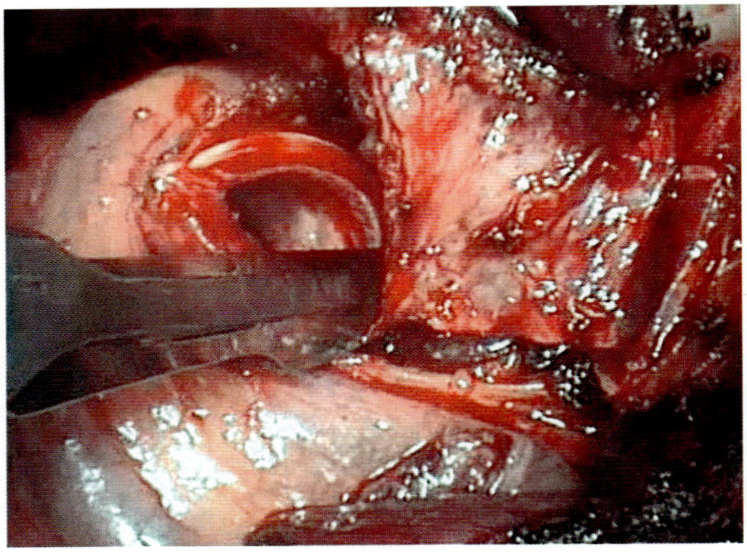

图 8-1

1. 吻合

- 虽然每个外科医生都有自己的操作喜好，但开放吻合技术是最好的选择，通常后壁吻合采用连续缝合，前壁吻合采用间断缝合，线结应当打在支气管腔外。每一针应确保穿过支气管全层，并且尽量减少对黏膜的操作。缝合的针距应当适当，使得两个管径有差别的支气管切缘缝合得紧密。
- 在中间段支气管两侧留置 4-0PDS 牵引线以方便对气管的操作，评估张力，然后打结，以减少吻合口缝线的张力。在多数支气管成形术，切除的长度不至于产生显著的吻合口张力，因此牵引线的主要作用是对齐吻合口。牵引线应当穿过支气管壁全层，位于软骨部分，距断端软骨环最少一个软骨环以上。牵引线可用来检测两个断端的大致距离和张力，以决定是否需要松解。为了便于区分，应将它们单独夹住并与夹住吻合口缝线的钳子区分开。牵引线不能缝在膜部，因为牵引时容易将其撕裂。
- 第一针缝在软骨部分最远端（最深的部分，即纵隔侧）（图 8-2）。缝线的起始端钳夹牵引。用 4-0 PDS 线对气道软骨部分进行连续缝合约 1/3 宽度。当缝合到靠近位于支气管远端软骨部第二条牵引线时，应当将其缝到吻合口管腔外。术者用神经拉钩依次拉紧每一条缝线，同时助手也拉紧两条牵引线（图 8-3）。首先纵隔一侧的牵引线在支气管腔外打结，然后

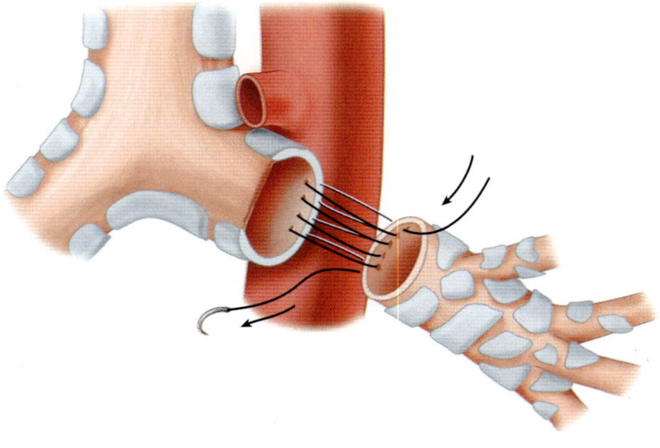

图 8-2

与连续缝线的起始端打结。应当注意对齐吻合口。之后，肺一侧的牵引线以及连续缝合的远端 4-0 PDS 线以同样方式打结。

◆ 当后排缝合完成时（图 8-4），开始用 3-0 或 4-0 薇乔缝线进行支气管前壁的间断缝合，缝合后暂不打结（图 8-5）。用钳子分别夹住每一条缝线，然后从两侧软骨部分开始打结，最后将中间的缝线打结。当术者在其一侧打结时，助手拉近两侧以减少张力。结应当打在管腔外。这一缝合与打结顺序可以对两侧支气管直径的差异进行修正。此项技术防止了支气管轴的扭转并轻微的拉伸和扩张了远端支气管的周径。较大的支气管断端可以起到扩张的作用，可以扩大吻合口管径，从而减少手术后早期气道分泌物的潴留，因为这一时期吻合口易发生水肿。吻合口用带血管蒂的自体组织包绕(即纵隔胸膜、心包外脂肪片或肋间肌瓣)。最后一针缝线打结后，术野内注入生理盐水并通气膨肺以检查是否漏气。吻合口应当在气道压达到 35 ~ 40cmH_2O 时仍没有漏气。如果发现漏气，必须修补。之后用纤维支气管镜从内部检查吻合口是否存在外面看不到的问题，以便随后进行纠正。

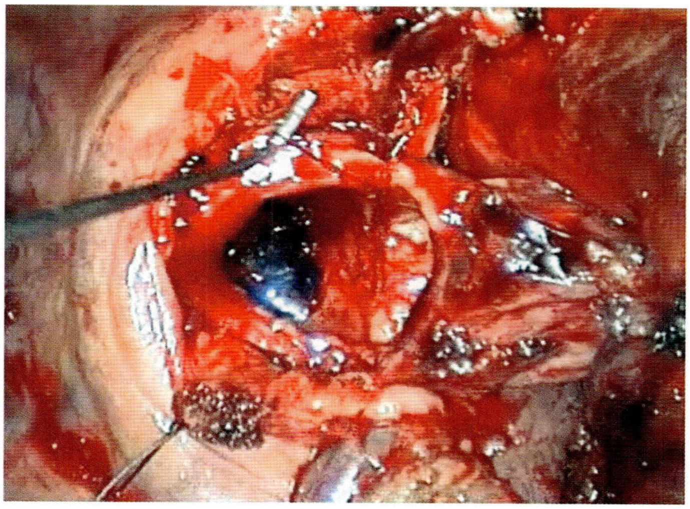

图 8-3

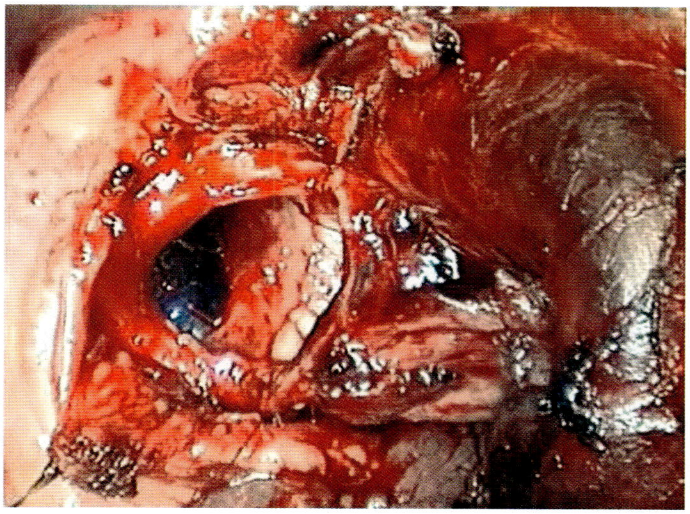

图 8-4

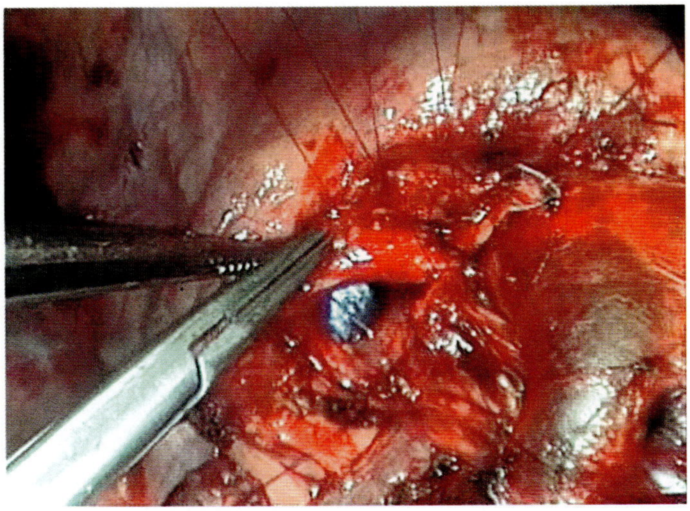

图 8-5

2. 特殊情况

管腔大小差异

◆ 气道两个断端的大小常存在差异。我们认为最好的解决方法是缝合时仔细安排针距；在口径小一点的断端针距应当紧密一点，口径大的断端针距稀疏一点。这样即可以形成望远镜式缝合，避免产生问题，并且事实证明很理想。我们认为应当避免支气管断端的楔形切除、打“褶”或切开。

3. 支气管成形术各论

右肺上叶支气管成形术

◆ 在支气管成形术中，右肺上叶袖状切除术是最常见的。肺门的解剖直到显露支气管为止与右肺上叶切除相同。然后解剖隆突下间隙，在右主支气管和中间段支气管水平套带牵拉。近端主支气管常首先切断，然后切断其余未切断的支气管，游离中间段支气管。如前所述切取（断端的）冰冻切片。应当注意，切除范围的判断必须包括淋巴结在内。

右肺上、中叶支气管成形术

◆ 右肺上叶肿瘤如果侵犯中叶肺实质但未侵犯中间段支气管，最好进行右肺上叶支气管成形术并同时做标准的中叶切除；这样可以避免右主支气管与右下叶支气管的大小差异。保留中间段支气管和中叶支气管周围组织是很重要的。
◆ 如果切除中间段支气管的范围有必要达到下叶支气管，应当尽量保留更多的右主支气管。当同时切除中间段支气管和中叶支气管时，斜行切断右主支气管会有利于和斜行分支的右下叶支气管吻合。此时需要以一定的角度切断下叶支气管以保存背段支气管。

◆ 这些步骤可以减小支气管管腔大小的差异以及降低张力。当右主支气管和中间段支气管切除后，应当在下肺静脉下方切开心包以松解肺门结构并降低吻合口张力。吻合方法与右肺上叶支气管成形术相同。

右中、下叶支气管成形术

◆ 当右肺下叶肿瘤沿中间段支气管向上生长时，右肺上叶还可以保留。按常规行中、下叶切除。在右主支气管和右肺上叶支气管开口水平切断支气管；右上叶支气管与右主支气管对齐。管径大小的差异一般通过缝合时对吻合口针距的小心控制来处理。虽然右上叶支气管与右主支气管垂直，需要转 90° 才能对齐，但也不会导致支气管的扭转和扭曲。也可以根据情况修剪两个断端，使之形成轻度的斜面，可以利于对齐。

左肺上叶支气管成形术

◆ 左肺上叶支气管成形术与右上叶支气管成形术相似。解剖过程与标准左肺上叶切除相同，直到显露支气管。
◆ 将肺动脉牵开，游离左主支气管，然后是左下叶支气管。有时，切断动脉可以更好地暴露支气管吻合口。支气管两个断端成自然对齐状态。

左肺下叶支气管成形术

◆ 手术过程与右肺中、下叶支气管成形术相似。左肺下叶的切除按标准方法进行，直到显露支气管。游离左上叶支气管开口，左主支气管即接近左上叶支气管开口。缝置两侧牵引线以保证对齐。吻合过程与之前所述相同。

4. 特殊类型的肺叶袖状切除术

◆ 右肺上叶肿瘤累及范围达到距离隆突 5 ~ 10mm 的患者可以行右肺上叶袖状切除术。这些患者的主支气管在隆突水平切断（图 8-6），在气管支气管分叉与中间段支气管之间进行吻合。由于在隆突水平切断主支气管开口产生过度的缝合张力，袖状肺叶切除术可以考虑改为全肺袖状切除术。

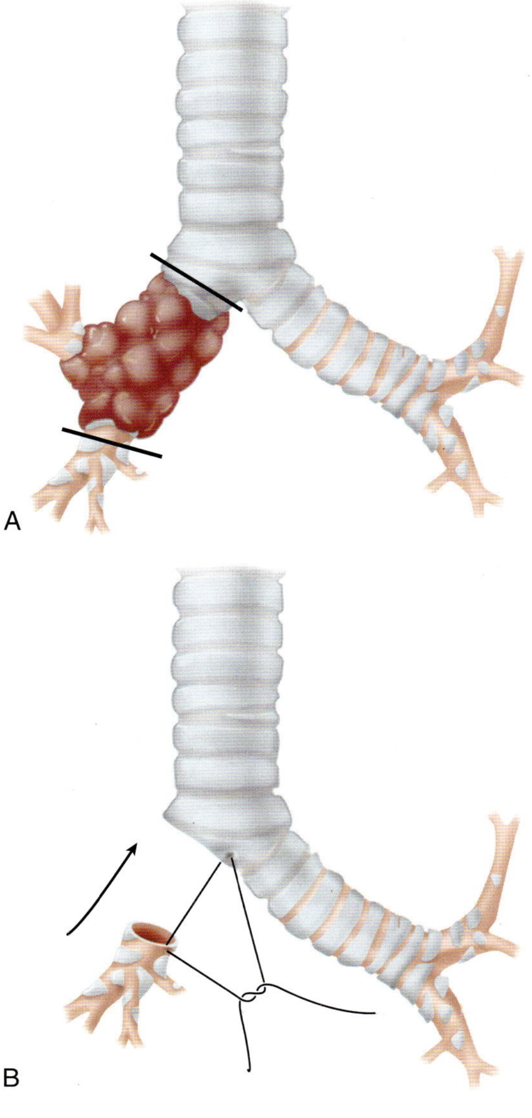

图 8-6

左、右主支气管

◆ 主支气管切除包含了与之前所述方法相同的原则。最主要的不同之处是左主支气管的显露；如果需要切除近端左主支气管，可能需要游离主动脉弓以获得更好的显露。环形游离主动脉一周，穿过牵引带牵拉以完全显露左主支气管。应当小心，防止损伤起源于主动脉的肋间动脉；如果损伤很难修补。喉返神经通过主动脉下方，应当保护，防止直接牵拉和损伤。有必要将远端气管和右主支气管套带牵拉。切除大部分或全部左主支气管会产生张力，此时需要心包内游离。

肺段支气管成形术

◆ 此类手术常见的切除包括下叶背段、舌段或左上叶顶区切除。肺段切除后，吻合的技术与肺叶袖状切除术相同。

◆ 还有良性肿瘤的左肺上叶顶区切除，保留舌叶。这类手术中，舌段侧侧吻合于左下叶支气管，然后将此新的开口吻合于左主支气管，方法如前所述（图 8-7）。

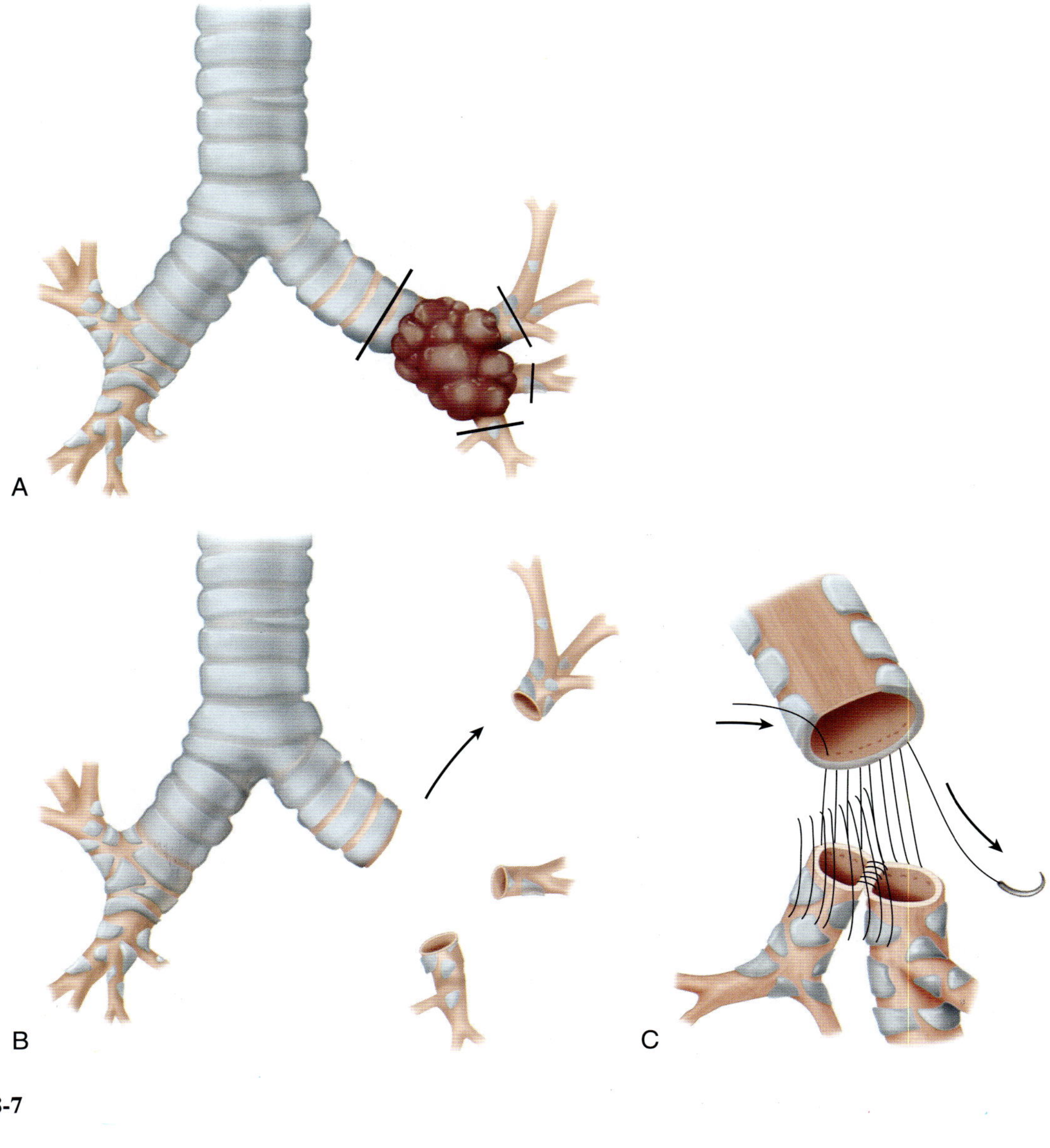

图 8-7

- 肺段支气管成形术相对容易做，吻合的治愈率好于肺叶袖状切除术，因为吻合口张力较小，有较好的来自肺循环和体循环的血液供应，并且吻合口被肺组织包绕，可以作为带血管蒂的补片。肺实质的负压也会将吻合口向外牵拉扩张，扩大其管径。

楔形切除和补片支气管重建

- 有一些楔形切除主支气管，而非切除环形的支气管袖的报道，此技术是一种保存肺组织的方法。在这种术式中，纵向楔形切除支气管，支气管的缺口横向缝合。
- 在补片支气管成形术中，切除肺叶和部分主支气管，保留 2 ～ 3cm 的未受侵的叶支气管；保留的叶支气管作为补片覆盖主支气管缺损。
- 然而，手术后并发症常见于报道，比如支气管狭窄、支气管变形和肺炎，特别是楔形支气管成形术后。

支气管和血管成形术

- 当肿瘤侵犯支气管和肺动脉时，应当考虑同时做支气管和肺动脉的袖状切除术以避免全肺切除术。必须进行评估以确定手术方法不违反肿瘤治疗的原则。主要的并发症与肺动脉的吻合有关。应当使吻合口的张力适当，从而避免动脉的旋转、扭曲和狭窄。在两个吻合口之间用可靠的组织瓣分隔是很重要的，可以降低支气管 - 血管瘘的风险。
- 当手术进行到游离动脉和气道时，应当安全地控制肺动脉的近端和远端。近端的阻断需要血管钳或阻断带，而远端的控制可以用阻断带环绕下叶肺动脉干以及其分支，或用弯的或直的“哈巴狗”血管钳。
- 我们不阻断肺静脉。最好首先进行血管吻合。夹闭之前静脉输入肝素 5000U。可以对肺动脉进行袖状切除或环形切除管壁的一部分。最好使用 6-0 Prolene 线连续缝合吻合血管。袖状切除缩短了动脉，避免了成角，最好是用补片包绕，特别是支气管袖状切除同时进行动脉袖状切除时。
- 在纵切之后，横向缝合以防止扭曲。补片修补时，可以用自体组织或牛心包片。Rendina 及其同事曾报道使用自体心包做成管道。在最后一针打结之前，松开近端的血管钳以冲走凝血块；远端血管钳也相同。如果动脉吻合口的开放有疑问，可以检测吻合口两侧的压力以了解是否存在压力差。支气管的成形术与之前所述相同。完成后，在肺膨胀后应当仔细检查重建的动脉有无成角。用带蒂的胸膜或心包绕吻合口作为支撑，并且将吻合口缝线与周围的血管组织分隔，以防止支气管 - 血管瘘。在患者住院期间，皮下给予预防剂量的肝素以防止深静脉血栓，但不要使用过多的抗凝药。

四、术后管理

- 在多数报道中，袖状切除术后的死亡率低于 5%（表 8-2）。多数患者应在手术室拔除气管插管。如果需要术后机械通气，则使用标准 ET 管替代双腔管。
- 应当特别注意在手术后解除疼痛，早期下地活动，以及相关液体的限制和补充并鼓励深呼吸和清除呼吸道分泌物。可以用硬膜外麻醉或患者自控麻醉来镇痛。

表8-2 支气管袖状切除术后手术死亡率和生存率

作者	发表年份	病例数	并发症（%）	技术性并发症（%）	死亡率（%）	生存率（5年；%）
Kawahara	1994	112	NS	15.6	NS	NS
Van Schil	1996	145	18.6	NS	4.8	46
Gaissert	1996	72	11.0	1.3	4	42
Rea	1997	217	12.5	NS	6.2	49
Icard	1999	110	50.0	4.5	2.75	39
Kutlu	1999	100	12.0	2.0	2	49
Massard	1999	63	28.5	9.5	1.6	43
Suen	1999	77	41.3	3.8	5.2	37.5
Tronc	2000	184	14.1	3.2	1.6	52
Okada	2000	151	10.0	0	0	48
Lausberg	2000	81	NS	0	1.2	61.9
Rendina	2000	145	12.4	2.7	3	37.9
Tronc	2005	300			2.7	54
Nagayasu	2006	118			5.9	56
Yıldızeli	2007	218	22.9	3.6	4.1	53

- 患者要常规复查胸部X线和胸部CT。应于出院前、出院后1个月，或出现肺不张或持续漏气时行纤维支气管镜检查以确认是否有吻合口并发症。这样多次的支气管镜检查不仅可以了解一般的吻合口情况，而且可以观察到需要密切随访的少见的和意料之外的问题。即使不常规性地使用支气管镜，如果发现了明显的问题，也必须使用，包括肺不张、气胸、不可解释的发热或低氧血症，从而确定是否有缩窄或支气管破裂。当没有肺炎和败血症时可能观察到缩窄，早期的吻合口变窄可能由黏膜肿胀引起，肿胀会随着时间的推移而加重。支气管狭窄在最初住院期间可能不会被发现，因此手术后3个月内应当持续观察新的症状。对于新出现的喘息、肺炎或重新连接后的肺叶的肺不胀，都应当立即作支气管镜检查。超过3个月后的狭窄可能代表局部复发，应当取活检。吻合口扩张最好延迟到手术后3周，但应当积极清除分泌物，并且在必要时重复进行。扩张后再发的狭窄可能需要放置支气管支架或尝试手术重建吻合口。
- 在大多数报道中，吻合口破裂继发支气管胸膜瘘的发生率低于5%。如果出现了小的瘘口，进行适当可靠的引流和小心的冲洗可以使瘘口愈合。当破裂发生时，应当估计它的范围；局部的破裂可以观察，但伴随气胸则应胸管引流，并且应尽力使肺完全膨胀。如果是大的瘘并且发现得早，则应尝试重建吻合口。如果发现得晚，或者如果肺已经有严重的炎症，则可能需要全肺切除术。
- 支气管血管瘘是由于邻近的肺动脉被侵蚀，通过吻合口与支气管树相通所致，几乎是一个致死性的并发症。这种并发症是很少见的（0%～1%），可以用优化支气管吻合口的方法来减少，包括避免缝线出现硬结和坚硬的断端，以及使用带蒂补片包绕吻合口。

五、操作要点和注意事项

- 手术中应当使用支气管镜检查吻合口并清除气道分泌物。
- 要注意防止动脉扭转。
- 推荐使用带蒂补片以防止因 PDS 导致肺动脉溃疡的危险。
- 推荐术后使用支气管镜进行监测。
- 在左侧常同时进行动脉袖状切除。
- 肺叶袖状切除术可以用于解剖上适合的患者，不必考虑是否可以耐受更大的切除术。对于特定的患者，这是全肺切除术以及右肺袖状切除术的另一种选择。肺叶袖状切除术可以获得局部肿瘤切除和可以接受的死亡率和并发症发生率。

推荐阅读

Bueno R, Wain JC, Wright CD, et al. Bronchoplasty in the management of low-grade airway neoplasms and benign bronchial stenosis. Ann Thorac Surg 1996; 62: 824-829.

Fadel E, Yıldızeli B, Chapelier AR, et al. Sleeve lobectomy for bronchogenic cancers: Factors affecting survival. Ann Thorac Surg 2002; 74 （3）: 851-858.

Ferguson M, Lehman AG. Sleeve lobectomy or pneumonectomy: Optimal management strategy using decision analysis techniques. Ann Thorac Surg 2003; 76: 1782-1788.

Icard P, Regnard JF, Guibert L, et al. Survival and prognostic factors in patients undergoing parenchymal saving bronchoplastic operation for primary lung cancer: A series of 110 consecutive cases. Eur J Cardiothorac Surg 1999; 15: 426-432.

Martin-Ucar AE, Chaudhuri N, Edwards JG, et al. Can pneumonectomy for non-small cell lung cancer can be avoided? An audit of parenchymal sparing lung surgery. Eur J Cardiothorac Surg 2002; 21: 601-605.

Mathisen DJ, Grillo HC. Surgery of the Trachea and Bronchi. Hamilton, London: BC Decker; 2004: 619-629.

Rendina EA, Venuta F. Reconstruction of the pulmonary artery. In Patterson GA, Cooper JD, Deslauriers J, et al, eds. Pearson's Thoracic and Esophageal Surgery, 3rd ed. Philadelphia: Elsevier; 2008: 909-922.

Rendina EA, Venuta F, de Giacomo T, et al. Parenchymal-sparing operations for bronchogenic carcinoma. Surg Clin North Am 2002; 82: 589-609.

Ricci C, Rendina EA, Venuta F, et al. Reconstruction of the pulmonary artery in patients with lung cancer. Ann Thorac Surg 1994; 57: 627-633.

Tronc F, Gregoire J, Deslauriers J. Bronchoplasty. In Patterson GA, Cooper JD, Deslauriers J, et al, eds. Pearson's Thoracic and Esophageal Surgery, 3rd ed. Philadelphia: Elsevier; 2008: 894-908.

Van Schil PE, Brutel de la Riviere A, Knaepen PJ, et al. Long-term survival after bronchial sleeve resection: Univariate and multivariate analyses. Ann Thorac Surg 1996; 61: 1087-1091.

Ylldlzeli B, Fadel E, Mussot S, et al. Morbidity, mortality, and long-term survival after sleeve lobectomy for non-small cell lung cancer. Eur J Cardiothorac Surg 2007; 31: 95-102.

第 9 章

肺动脉部分与袖状切除术

Robert J. Cerfolio, Ayesha S. Bryant 著

苗劲柏 译

非小细胞肺癌是世界范围内第一位的癌症杀手。手术切除对于早期肺癌有效，但有一定的并发症。而全肺切除并发症和死亡率较高，且术后生活质量较差。在可能的情况下，胸外科医师尽量避免全肺切除，而选择支气管和（或）肺动脉的袖状切除。对于这项技术，熟知气管支气管的解剖是非常必要的。

一、外科解剖

- 气管始于环状软骨下方由前向后延伸至隆突，然后分为左、右主支气管，长度根据性别不同在 10 ～ 15cm。气管、主支气管前方有 16 ～ 20 个马蹄状软骨环，后方为膜部对应食管上段和脊柱。年轻人的气管膜部具有较好的弹性和伸展性，随着年龄增长，硬度逐渐增加。在做肺叶袖状切除和全肺切除时应该考虑到这一点。
- 右主支气管与主气管方向一致。起始部位是上叶支气管，远端是约 2cm 长的中间干支气管。其前部分出中叶支气管，与对应的下叶背段支气管成一线。中间干后部延续为下叶支气管。
- 左主支气管比右侧倾斜起于隆突，4 ～ 6cm 长，而右侧主气管仅为 1.5cm 长。左主支气管在主动脉弓下穿过后，于肺门分为上叶和下叶支气管。由于左侧没有中间干支气管，因此做袖状切除更为困难。

二、术前准备

- 如果肺叶切除可以完全切除肿瘤，但是肺动脉的分支又无法安全处理时，则需要进行肺动脉的切除。肺动脉切除的适应证包括局部肿瘤侵犯、狭窄、支气管结石压迫和主气管创伤等。无论什么时候，只要有可能达到边缘阴性无瘤，尽可能的保留有功能的肺组织，就有必要施

行袖状切除或肺动脉切除而避免全肺切除。与全肺切除相比较，肺动脉切除有较低的术后并发症和死亡率，肺血流不受影响，并不增加复发率。

◆ 术前必须要审慎地选择患者。手术前的检查包括胸部 X 线检查和 CT 扫描。术前肺功能检查有一定的意义，主气管切除的主要考虑问题是患者的整体心肺功能状态。

三、手术步骤

◆ 手术采用后外侧切口，可以充分显露气管、支气管和肺组织。心包外处理肺动脉近端，右侧在上腔静脉后方、左侧在动脉韧带远侧。注意避免损伤喉返神经。

◆ 肺静脉结扎后切断，也可以使用血管闭合器处理。然后用 500U 肝素（我们没有根据患者体重决定剂量）静脉给药。最近约有 15 例手术，我们没有使用肝素。1 分钟后，Satinsky 钳放于肺动脉近心端，其手柄与处理静脉的 Satinsky 钳相对（图 9-1），这样会留出更多的空间方便术者。然后另一把 Satinsky 钳放于对应的肺静脉处（图 9-1 所示为左肺上叶切除和部分肺动脉切除）与肺动脉的 Satinsky 钳相对。用手术刀切除受累的肺动脉壁，然后切除支气管。下一步操作在取出病肺后再进行，这样可以显示整个术野，方便术者。

◆ 这时支气管和肺动脉的切缘应该送术中冰冻检查进一步评估。如果需要进行支气管和肺动脉的双袖手术，我们推荐在缝合肺动脉之前先做支气管吻合。尽管这会使肺动脉夹闭时间略长些，但因为新吻合的血管禁忌牵拉，所以要选择首先处理上叶支气管。

◆ 现在要检查肺动脉血管，从内部开始，需要明确是部分切除还是环形切除。如果部分切除血管壁后导致血管管径缩减超过 20% ～ 30%，则应该进行环形切除，也可以行加盖牛心包的血

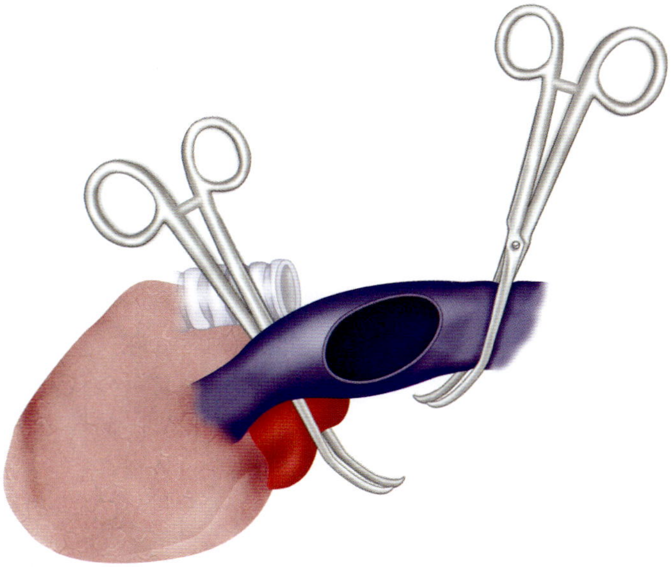

图 9-1

管成形手术。在做血管环形切除后，用 5-0 Prolene 线吻合血管（图 9-2），在重建肺动脉开放前，需要放松远端肺静脉的阻断钳，去除肺循环中的气体，然后收紧缝线。吻合后去除近心端肺动脉的阻断钳，检查并确保吻合处无漏血。在手术前后无需进行抗凝治疗。

- 支气管进行间断缝合，关胸前加盖已游离好的肋间肌肉瓣，我们在 2005 年曾经做过介绍，肌肉不必完全包绕吻合口，半圈已足够。

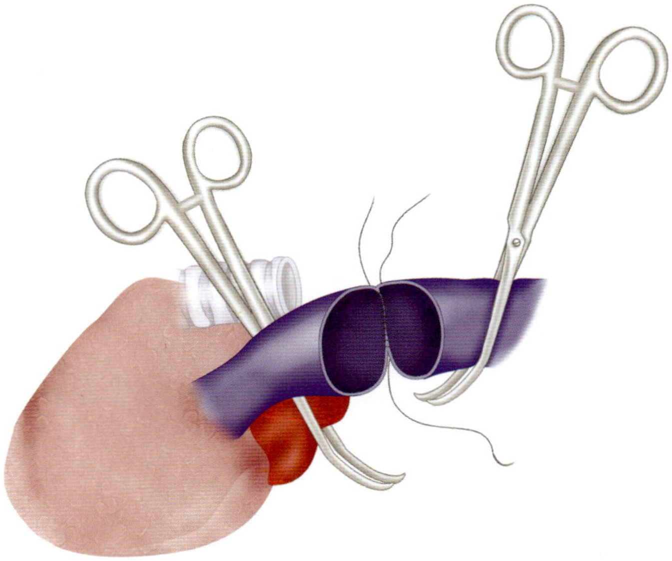

图 9-2

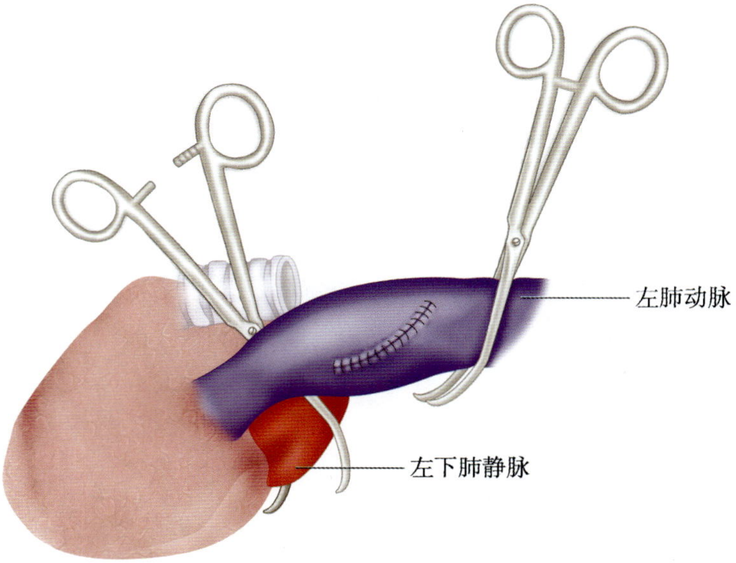

图 9-3

四、术后管理

- 患者留置胸腔闭式引流后回到病房，患者不常规进入重症监护室。术后检测胸腔引流量、尿量、心率、心律、脉搏、血氧饱和度等指标。在术后第一天，白天下床活动 4 次、每 6 ~ 8 小时进行一次胸部物理治疗、每 4 小时一次雾化吸入治疗。鼓励患者在清醒状态下每小时做一次诱发性肺量计训练，患者的饮食要满足机体需要。
- 术后第二天，静脉肝素封管，拔除硬膜外管。拔除硬膜外管后 8 小时拔除尿管。同时所有的静脉药物均改为口服。患者在院期间，鼓励下床步行活动、诱发性肺量计训练和胸部物理治疗、雾化治疗。如果胸管没有漏气、没有新鲜出血且引流量 24 小时小于 450ml，可以拔除闭式引流。拔管前和拔管后 4 小时应做胸片检查。
- 术后第三天，社工需要安排家庭氧疗、院外家庭康复治疗和护理以及其他的特殊需要。护士指导教授患者及其家属关于家庭治疗和护理的知识。患者通常在术后 3 或 4 天出院，当然也取决于患者本身的愿望和疼痛的控制。

五、操作要点和注意事项

- 这项手术风险小、术后生活质量改善明显。
- 比全肺手术需要更多的时间和手术技巧，但是如果术者控制动脉远端和近端后，使用未切断的肺静脉控制远端血流的话，手术会更容易一些。
- 这项技术是安全的，可以进行精确的手术范围评估，以达到完全切除。

推荐阅读

Cerfolio RJ, Bryant AS, Yamamuro M. Intercostal muscle flap to buttress the bronchus at risk and the thoracic esophageal-gastric anastomosis. Ann Thorac Surg 2005;80:1017-1020.

Cerfolio RJ, Pickens A, Bass C, Katholi C. Fast-tracking pulmonary resections. J Thorac Cardiovasc Surg 2001;122:318-324.

Cerfolio RJ, Bryant AS. Surgical techniques and results for partial or circumferential sleeve resection of the pulmonary artery for patients with non-small cell lung cancer. Ann Thorac Surg 2007;83:1971-1977.

Cerfolio RJ, Deschamps C, Allen MS, et al. Mainstem bronchial sleeve resection with pulmonary preservation. Ann Thorac Surg 1996;61:1458-1463.

Rendina EA, De Giagomo T, Venuta F, et al. Lung conservation techniques: Bronchial sleeve resection and reconstruction of the PA. Semin Surg Oncol 2000;18:165-172.

Venuta F, Ciccone AM. Reconstruction of the pulmonary artery. Semin Thorac Cardiovasc Surg 2006;18:104-108.

第 10 章

胸膜外全肺切除术

Daniel L. Miller 著

苗劲柏　译

1949 年 Sarot 首先介绍了胸膜外全肺切除（EPP）技术治疗结核性脓胸。自从 20 世纪 70 年代后期开始，EPP 主要用于治疗恶性胸膜间皮瘤（MPM）。早期一系列报道表明，该术式具有较高的围手术期死亡率，但是随着在患者选择、术中和术后管理方面的改善，其手术相关死亡率、住院时间和并发症发生率明显下降。

一、外科解剖

- 传统的全肺切除只切除患肺，而胸膜外全肺切除（EPP）包括患肺、胸膜和部分膈肌。
- 恶性间皮瘤（MPM）的部位、范围程度和病理组织类型决定患者是否适合 EPP。
- 对于 MPM 有几个分期系统。第一个提出并被世界广泛应用的是 Butchart 在 1976 年提出的分期。在 1994 年，国际间皮瘤协会（IMIG）提出了基于 TNM（肿瘤、淋巴结、远处转移）的分期系统。这种分期系统提供了 TNM 的具体描述和分级标准。最近提出的是 Brigham 分期系统，该标准是基于 Dana-Farber 癌症中心对 180 例 MPM 患者治疗评估而得到的，它强调可切除性、肿瘤病理和淋巴结情况（表 10-1）。
- 在对患者进行 EPP 之前必须进行精确的分期。只有早期可以切除的患者才适合 EPP，如果患者淋巴结受累（纵隔或胸膜外），则不适合这种方法。

二、术前准备

- 对于 MPM，除了肿瘤分期外，病理类型是影响生存最为主要的因素。最常见的上皮细胞型

表10-1　恶性胸膜间皮瘤的修订分期

分期	定义
Ⅰ期	病变完全位于胸膜腔内（胸膜、肺、心包、膈肌或包括活检部位的胸壁），无淋巴结受累
Ⅱ期	所有的Ⅰ期患者切缘阳性或胸膜腔内淋巴结受累（N1 或 N2）
Ⅲ期	局部侵犯纵隔、胸壁，穿透膈肌或腹膜，胸膜腔外或对侧淋巴结受累
Ⅳ期	远处转移

From Sugarbaker DJ, Flores RM, Jaklitsch MT, et al. Resection margins, extrapleural nodal status, and cell type determine postoperative long-term survival in trimodality therapy of malignant pleural mesothelioma: Results in 183 patients. J Thorac Cardiovasc Surg 1999;117(1):54-63; discussion 63-65. Table II.

预后较好，肉瘤样和混合型细胞型预后不良。最差的是促结缔组织增生性间皮瘤，非常罕见，致死性极高。目前，大多数医疗中心只对上皮型进行 EPP 手术治疗，其他类型由于手术预后差，因此手术意义不大。

◆ 影像学诊断对于评估患者病变是否适合手术非常重要。后前位和侧位胸片、胸部及上腹部 CT、胸部磁共振成像等已被广泛采用。CT 可以显示肿瘤局部病变程度、范围以及远处情况，而磁共振可弥补 CT 的不足，了解肿瘤是否累及纵隔和腹部。基于对侧病变和远处情况的评估，目前 PET 已经被用于诊断肿瘤是否可以切除，初步结果显示该方法前景良好。

◆ 其他诊断方法，例如微创技术被用于判断患者是否适合 EPP；经食管超声评估纵隔受累情况，特别是心脏或腔静脉，并进行前纵隔淋巴结针吸穿刺活检。CT 引导下的经胸穿刺活检可以除外胸腔外淋巴结是否受累（内乳淋巴结），纵隔镜常用于明确大于 1cm 以上的纵隔淋巴结受累情况（N2）。腹腔镜检查用于判断肿瘤是否跨越膈肌生长。

◆ EPP 候选者应具备正常的身体状态。肺功能检查，特别是 FEV_1 和 FVC 常被用于决定患者是否可以耐受 EPP。对于预计术后 $FEV_1 < 1L$ 的患者，可做定量肺灌注扫描以预计 EPP 术后肺功能状态。动脉血气分析可确认有无术前低氧血症或高碳酸血症。两维多巴酚丁胺心脏超声检查可以明确患者有无心室功能不全（射血分数小于 40%）、明显的冠脉疾病和肺动脉高压（平均肺动脉压力＞ 30 mmHg），这些均可增加围手术期风险。盐水激发实验用于明确患者是否存在可能导致术后右向左分流的卵圆孔未闭。手术选择标准总结概括于表 10-2。

表10-2　选择标准

1．身体状态PS 0-1
2．预计术后FEV_1 ＞1.0 L
3．室内不吸氧PaO_2 ＞65 mm Hg
4．室内不吸氧 $PaCO_2$ ＜45 mm Hg
5．射血分数 ＞40%
6．平均肺动脉压 ＜30 mm Hg
7．病理为上皮细胞型
8．非N2、无胸膜外淋巴结受累
9．没有远处转移及对侧病变
10．可以接受完整的三种方法联合治疗

FEV_1，一秒用力呼气容积；$PaCO_2$，动脉二氧化碳分压；PaO_2，动脉氧分压。

- 胸腔镜已经成为诊断方法之一，约有 95% 的 MPM 患者接受了这项检查。在胸腔镜下行胸膜活检时，常使用滑石粉（5g 喷洒）以避免胸腔积液复发。这不仅有利于 EPP 手术时胸膜外切除，同时也避免术中肿瘤细胞播散引起局部种植复发和转移。单孔胸腔镜进镜位置通常选择在第 5 或第 8 肋间（图 10-1A）。第 8 肋间较好，因为这一位置便于进一步开胸手术，必要的话在 EPP 时也利于切除和重建膈肌。这些切口的选择非常重要，以至于在进行 EPP 时需要作为标准切口而考虑。
- 为发挥滑石粉引起的胸膜外水肿的最大优势，最好在胸腔粘连后 2 ～ 3 周内进行 EPP 手术，这段时间内也足够完成术前分期和相关组织学诊断。

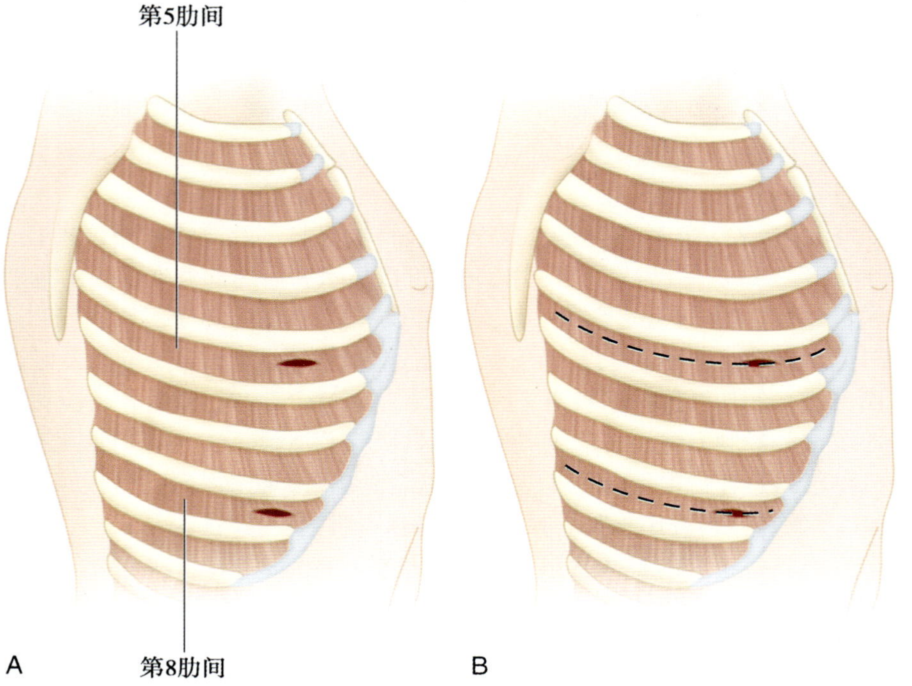

图 10-1

三、手术步骤

1. 右胸膜外全肺切除

- 全麻诱导后，放置左侧双腔管，纤维支气管镜明确位置。在后侧胸膜外切除时应放置鼻胃管便于术中保护食管。通过动脉测压、血氧饱和度、中心静脉压、尿管等监测患者情况。术前可放置硬膜外导管作为术后镇痛。手术采用左侧卧位。
- 行标准的后外侧切口，必须包括所有原穿刺活检点（图 10-1B）。在 EPP 过程中，所有原来的切口都要被切除，避免潜在的种植转移。
- 前锯肌保留并于中部牵开，不断肋经第 6 肋间进胸。在采用单切口手术时可以切断第 6 肋。在较低位置做第二个切口有利于膈肌的切除和重建。
- 切断肋间肌后，在开胸切口的上、下方找到胸膜外平面。在胸膜外切除时要非常小心不要进入胸膜腔，避免恶性细胞污染手术野。首先向上游离。在向前方游离过程中注意不要损伤内乳动脉和静脉，以免造成大出血。

- 钝性和锐性交替游离至胸腔顶部，然后从顶部向下游离至奇静脉水平。从上腔静脉和奇静脉处游离纵隔胸膜。心包在奇静脉水平打开，确定肿瘤累及心包还是心肌。如果心肌未受累，可以向前向下进行扩大心包切除。
- 术者将左手放入心包内帮助确定心包切除范围，同时在心包内游离肺动脉和上、下腔静脉以及上、下肺静脉（图 10-3）。游离到跨过下腔静脉和肝静脉结合部的心包反折，标志着心包切除完成。

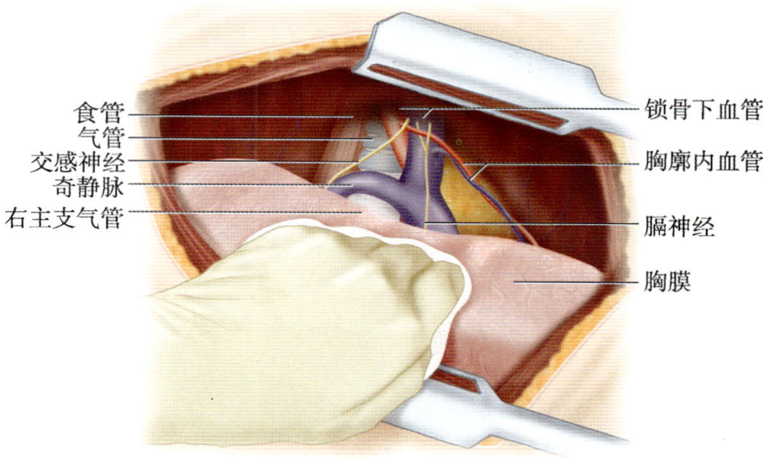

图 10-2

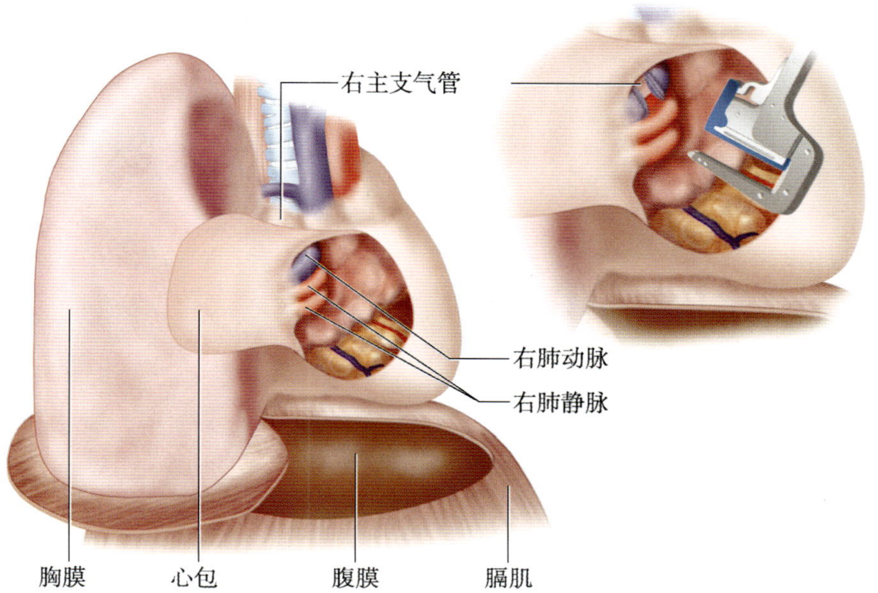

图 10-3

- 膈肌切除始于前缘并向后以圆形方式切开（图 10-3）。尽可能不涉及腹膜，以免腹腔种植。腹膜可从后方用剥离子从膈肌向下分离（图 10-4）。但是，如果肿瘤过大不能保留腹膜，那么需在下腔静脉和肝静脉水平进入腹腔以便于切除。必要时，低位胸部切口有助于切除膈肌，位置通常选择在原胸腔镜活检或胸腔闭式引流处，这样可以去除潜在的 MPM 种植可能。分离下腔静脉处膈肌，切除但留下部分无肿瘤侵犯的边缘组织以便于下一步的补片修补。膈肌切除后将肺向中线方向牵拉，进行完整的纵隔淋巴结清扫，结扎胸导管预防术后乳糜胸。
- 病变完整大块切除后，静脉输入氢化可的松琥珀酸钠 250mg。10 分钟后，用 45mm 内镜血管切割闭合器于心包内切断右肺动脉和上、下肺静脉（图 10-3）。血管离断后，继续自后方游离心包至肺门并完整切除心包组织。向前牵拉拟切除的病变标本，游离右主支气管周围组织后，用 30mm 或 60mm 闭合器切断支气管。整块切除的标本应包括右肺、壁胸膜、心包和膈肌，在这些器官和组织上，肿瘤组织广泛生长并累及整个胸膜表面以及叶间裂。
- 切除的标本送病理检查，评估切缘情况、淋巴结状况及组织分型。
- 彻底止血后，游离周围组织瓣包埋支气管残端。适于做这种组织瓣的包括前锯肌、肋间内肌、胸腺脂肪垫或奇静脉。心包周围脂肪通常不被考虑，因为绝大部分已经切除。大多数情况下，最常采用胸腺脂肪垫，如果不够的话可以使用奇静脉。奇静脉在上腔静脉处被结扎游离，但在靠近脊柱侧只结扎并未切断，可以做成奇静脉瓣状结构包埋气管残端。
- 为避免术后心疝，通常用补片重建右侧的心包结构。可以使用牛心包，用 2-0 聚丙烯缝线连续或间断缝合（图 10-5）。使用大的补片关键是避免术后心包压塞，因此补片应该是有孔的。在上下腔静脉处的补片不能被缝合过窄非常重要，否则会影响静脉回流。
- 可以使用 2mm 的 Gore-Tex 垫片修补膈肌缺损，1-0 聚丙烯缝线连续或间断缝合防止补片裂开（图 10-5）。如果膈肌周围的组织不够，那么缝线应该缝于下一肋。一般看来，可以将膈肌补片与心包垫片缝合以避免影响下腔静脉回流。膈肌补片的位置务必位于或贴近原解剖部位，这一点极为重要，否则会导致腹腔内脏器进入胸腔，在术后的放射治疗时增加副损伤。采用低位手术切口方便实用，良好的显露使手术中放置补片很便利。在向前放置补片时，常需要

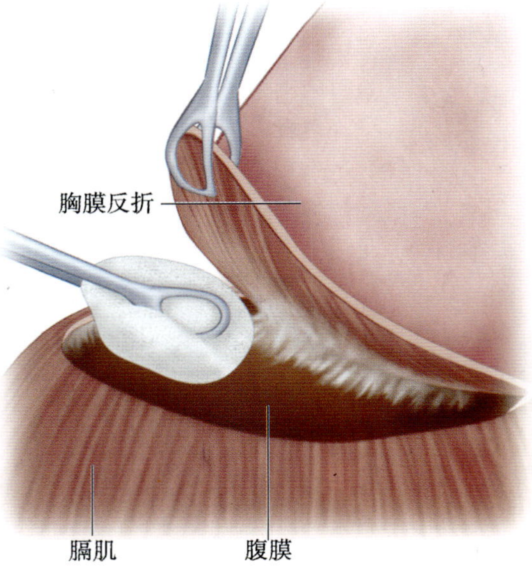

图 10-4

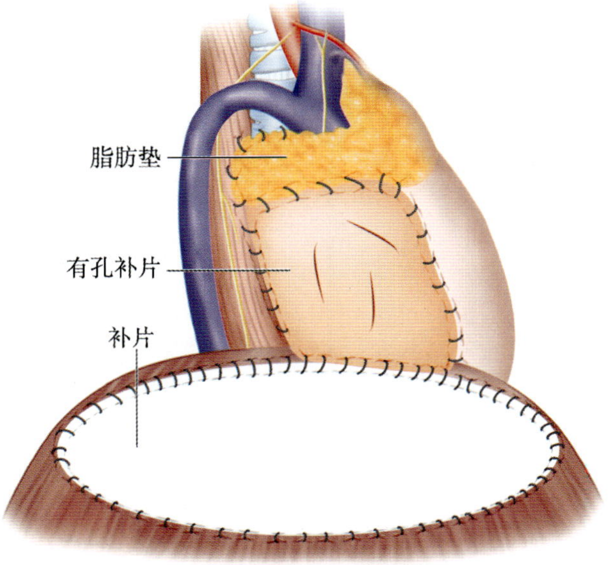

图 10-5

用轻便拉钩或照明灯帮助显露，确保缝合了足够的组织以防止补片撕裂。对于 EPP 术中无法切除的病变区域，可用金属夹标记以便于术后补充放疗。胸腔内喷洒凝血酶等药物促进止血。留置 32F 胸腔闭式引流管，固定于胸壁，然后常规关闭胸腔。在术后恢复室行胸片检查了解心脏和纵隔位置。胸管 24 小时后拔除。

2. 左胸膜外全肺切除

- 左侧 EPP 的手术技术与右侧相同。重要的一点是在游离切除后壁时沿血管周围恰当间隙进行，避免损伤肋间神经和主动脉。同样重要的是此时要判断肿瘤是否侵犯主动脉，直接侵犯主动脉不适合手术切除。
- 在心包外游离切断左主肺动脉时，可以使用内镜血管闭合器处理，这样可以避免影响主肺动脉。肺静脉直接在心包内处理。左主支气管解剖至隆突后用 30mm 或 60mm 较厚的闭合器夹闭切断，防止残端过长，左主支气管残端通常不必加固。由于心脏在左侧胸腔的解剖位置使左侧很少发生心疝，因此左侧心包很少需要重建。但是牛心包补片的放置可以减少术后辅助放射治疗对心脏的损伤，有助于保持正常的生理功能，防止左全肺切除术后期胸膜腔内形成缩窄性改变。
- 使用 2mm 聚四氟乙烯垫片修补膈肌缺损。在重建食管裂孔时要格外谨慎，过大会导致腹腔胃等脏器进入胸腔，过紧又会引起术后吞咽困难。所以，放置 50 Maloney 扩张器后重建裂孔。
- 在裂孔处重建后，要确保在食管长轴上没有补片边缘和 90° 的锐性成角，否则会导致食管由于长期磨损引起穿孔。
- 如果在裂孔处残留用于固定补片的组织过少，可以使用 3-0 或 4-0 的缝线将补片固定于主动脉周围组织或心包周围。常规关胸。如果患者血流动力学稳定，24 小时后可以拔除胸腔闭式引流管。

四、术后管理

- EPP 术后管理和标准全肺切除术后相同。然而由于心包的重建，特别是右侧，当患者被送到恢复室采取仰卧位后，存在形成低血压的危险。如果发生了难治性低血压，则说明可能是心包补片过窄或是补片裂开引起心疝。患者应该立刻侧卧位并迅速送往手术室，重新缝合过紧、裂开或是过松的补片。
- 术后的关键问题是处理疼痛和维持循环稳定。镇痛对于减少术后肺不张、保持余肺功能都非常重要。
- 胸部硬膜外管通常使用 3 ～ 5 天。患者在手术后第二天开始进行肺康复训练。术后最好维持一定的液体负平衡，防止全肺术后肺水肿。
- 积极的排痰、维护呼吸功能可以有效防止严重并发症。术后心房颤动也应该积极治疗以维持正常的心脏功能。平均住院时间为 5 ～ 7 天。

五、操作要点和注意事项

- 精细止血以尽可能减少出血。

- 避免进入胸膜腔以防止肿瘤播散。
- 避免进入腹腔减少肿瘤污染腹腔
- 应用间断或连续缝合的方法减低补片破裂的风险。
- 使用大的心包补片防止心包压塞。
- 膈肌补片的位置务必位于或贴近原解剖部位，防止术后放射治疗时对腹腔脏器的损伤。
- 使用有活力的组织加固右侧支气管残端。
- 结扎胸导管预防术后乳糜胸。
- 必要时加用低位胸部切口。
- 重建食管裂孔时避免过松或过紧。
- 补片的固定不良会导致术后补片裂开和腹腔脏器疝。
- 处理肺部血管前大量出血会增加全肺术后肺水肿的风险。
- 手术死亡率已经明显降低，但是术后并发症仍然是一个难点。
- 理想的 MPM 治疗实际并不存在。作为三种治疗模式之一的 EPP 可以显著减低肿瘤负荷、延长生存。当然生存的获益还依赖于术后低并发症和低死亡率。

推荐阅读

Butchart EG, Ashcroft T, Barnsley WC, et al. Pleuropneumectomy in the management of diffuse malignant mesothelioma of the pleura. Experience with 29 patients. Thorax 1976;31:15-24.

Gerbaudo VH, Sugarbaker DJ, Britz-Cunningham S, et al. Assessment of malignant pleural mesothelioma with （18）F-FDG dual-head gamma-camera coincidence imaging: Comparison with histopathology. J Nucl Med 2002;43:1144-1149.

Rusch VW. A proposed new international TNM staging system for malignant pleural mesothelioma: From the International Mesothelioma Interest Group. Chest 1995; 108: 1122-1128.

Rusch VW. Treatment of malignant pleural mesothelioma. Semin Resp Crit Care Med 1997; 18: 363-373.

Sarot IA. Extrapleural pneumonectomy and pleurectomy in pulmonary tuberculosis. Thorax 1949; 4: 173-179.

Sugarbaker DJ, Flores RM, Jaklitsch MT, et al. Resection margins, extrapleural nodal status, and cell type determine postoperative long-term survival in trimodality therapy of malignant pleural mesothelioma: Results in 183 patients. J Thorac Cardiovasc Surg 1999; 117: 54-65.

Sugarbaker DJ, Garcia JP. Multimodality therapy for malignant pleural mesothelioma. Chest 1997; 112: 272S-275S.

Sugarbaker DJ, Mentzer SJ, Strauss G. Extrapleural pneumonectomy in the treatment of malignant pleural mesothelioma. Ann Thorac Surg 1992; 54: 941-946.

Zellos L, Jaklitsch MT, Al-Mourgi MA, et al. Complications of extrapleural pneumonectomy. Semin Thorac Cardiovasc Surg 2007; 19: 355-359.

第 11 章

气管切除与重建术

Moishe Liberman, Douglas J. Mathisen 著

苗劲柏 译

一、外科解剖

◆ 气管在功能上是通气的管道，但由于它自身解剖的一些特点，使之成为气管外科手术的难点，主要包括以下几个方面：

▲单一性（不成对）。

▲特殊的结构硬度。

▲短小。

▲缺乏纵向弹性。

▲毗邻主要心血管结构。

▲节段性血供。

◆ 成人气管有以下解剖特点：

▲从环状软骨到隆突气管平均长约 11.8cm（范围，10~13 cm）。

▲有 18~22 个软骨环。

▲每厘米平均 2 个软骨环。

▲成人气管横径 2.3cm、前后径 1.8cm。

▲测量结果个体差异很大，通常女性略小于男性（男性 13~27 mm；女性 10~23 mm）。

▲成人气管横截面近于椭圆形。

▲婴幼儿和儿童呈圆形。

▲在疾病状态下，气管形状可以变化。

▲气管软化、气管旁的硬性压迫等可以导致“剑鞘”样气管。

▲在颈部屈曲状态下，环状软骨处于胸廓入口以下，因此整个气管均位于胸腔内。

▲在环状软骨下气管向后向下至隆突，成一定的角度在食管和脊柱前走行。

▲在环咽部水平，喉与食管起始部紧密毗邻。

▲在环状软骨下，气管后方膜部与食管紧密相贴。

▲环状软骨以下，气管和食管有明显的、易于分离的界限，但是二者血供也是同源的。

▲甲状腺从第二软骨环前跨过气管。

▲甲状腺侧叶与气管紧邻，二者血供皆来源于甲状腺下动脉。
▲喉返神经位于气管—食管沟：左侧是从主动脉弓下穿过、右侧是从锁骨下动脉下穿过。因此左侧喉返神经明显长于右侧，与气管长度相近。
▲在甲状软骨和环状软骨间，喉返神经于甲状软骨下角前进入喉部。
▲人类气管的血供呈节段性，大部分与食管同源，上面主要来自于甲状腺下动脉，下面主要为支气管动脉的分支。
▲动脉从侧方进入气管，部分分支绕过气管前方在后方进入食管。
▲甲状腺下动脉营养上段气管，通常通过三支具有精细分支和良好侧支的血管提供血供。
▲支气管动脉营养下段气管、隆突和主支气管。
▲偶尔内乳动脉可以提供远端血供。
▲手术过程中过多的游离气管周围侧方组织会导致气管去血管化。

◆ 气管周围腔隙紧密，被多个重要结构包绕，这些解剖结构包括：
▲气管前包括纤维脂肪组织、淋巴结、颈静脉分支。
●这些结构在颈部切口用手指容易钝性分离（如同纵隔镜时用食指钝性分离气管前间隙）。
▲静脉角位于气管前。
▲头臂干起自主动脉弓，跨过气管中段斜向上至右侧颈部。
●儿童头臂干略高，在下颈部可以触及。
●部分成人，头臂干有时较高，跨过颈下部的气管。在颈部切口稍微分离即可见到。
●偶尔该动脉有一细小分支从跨过气管的头臂干干发出。
▲在隆突水平，左主支气管在主动脉弓下穿过，右主支气管在奇静脉弓下穿过。
▲肺动脉在隆突前方。
▲气管两侧的纤维脂肪组织中有淋巴网络，在隆突下有大的淋巴交织。

二、术前准备

◆ 患者不需要机械通气。
◆ 有肺部疾病患者应进行肺功能检测。
◆ 戒烟。
◆ 营养不良或消瘦应予以纠正。
◆ 对于恶性疾病，分期应该在术前完成。
◆ 为分期需要进行的纵隔镜检查应该在手术当天术前完成，这样有助于评价气道周围情况和进行气管前间隙分离。
▲如果纵隔镜与手术分别进行，由于继发的术后瘢痕会导致气管的移动度减低。
◆ 如果进行了新辅助放疗或术前颈部 / 纵隔放疗，那么要用带蒂的肌肉或网膜对吻合部位进行包埋以促进愈合。
◆ 气管切除术后影响吻合口愈合的因素：
▲糖尿病。
▲切除长度（> 4 cm）。
▲喉气管切除。
▲年龄≤ 17 岁。
▲术前气管切开。

▲使用激素。

三、手术步骤

1. 麻醉

◆ 在气管重建过程中为避免低氧，术中必须完全控制气道。
◆ 在手术过程中和结束后患者应该有自主呼吸，尽可能不在术后使用呼吸机。
◆ 体外循环虽可用于气管切除，但是临床几乎很少采用。
◆ 麻醉诱导应该缓慢、温和，特别是对于严重气道阻塞患者。
◆ 对气道小于 5mm 良性狭窄进行扩张时，气管内导管（ETT）应该放置到狭窄段以下，防止手术早期 CO_2 蓄积引起心律失常。
◆ 偶尔对于肿瘤阻塞，可在麻醉诱导后首先使用可通气的支气管镜，然后再进行插管。
◆ 可以通过硬质支气管镜，使用活检钳在阻塞的肿瘤中心打孔。反复的血气检查和心电监测是必须的。
◆ 支气管镜检查应该由外科医师操作，同时由麻醉医师负责观察并进行气道管理直到外科操作达到病变远端的气道。
◆ 如果已行气管切开，那么麻醉诱导相对简单。麻醉师可通过连接麻醉机与 ETT 管进行通气和应用吸入性药物。这些患者可以使用交叉通气。
◆ 对于那些在病变上方通气的患者，在游离的最初阶段应小心操作，避免过度的组织操作而增加气道阻塞的程度。
◆ 对于严重气道狭窄的患者，可以采用吸入诱导的方法以保持患者的自主呼吸。
　▲阻塞严重情况下，应采用缓慢吸入诱导。
　▲这种方法会引起呼吸麻痹，此时应紧急建立通气道。
◆ 对于气道狭窄相对较轻的患者，毫无疑问地使用全静脉麻醉（TIVA）（4 种静脉麻醉剂）。
　▲这使患者在手术切除和重建后迅速恢复自主呼吸。
◆ 所有气管切除手术的患者都要在手术结束后争取脱机拔管。
◆ 气管阻塞平面以下部分应首先分离，这可以保证在气管阻塞程度增加的情况下，随时进行气管环切插入导气管。
◆ 需要准备无菌麻醉导管、连接管和气管内导管等。
◆ 在切断主气管时，经口的 ETT 管需要拔除，然后将另一个无菌、可弯曲的钢丝螺纹气管插管跨过手术区放入远端气管内。
◆ 无菌连接管从台上递给麻醉师并保持通气。
◆ 在需要吸引和缝合时，带保护套的 ETT 管可以移动。
◆ 在手术将要完成时，原来的 ETT 管重新放入远端气管内，然后收紧缝线。
　▲在麻醉医师将经口的 ETT 管向外拔到上气道或喉部时，可以在其末端系一胶管放在手术野内，在打结前协助将 ETT 管牵回到吻合口远端。
◆ 如果经右胸入路支气管切除部位邻近隆突时，那么 ETT 管可以放入左侧支气管单肺通气。
　▲极少情况下，如果不能维持良好的氧合，那么可以暂时夹闭右侧已经游离的肺动脉以减低肺内分流。

◆在复杂的隆突重建时可应用高频通气。

2. 解剖游离

- ◆ 可安全切除的气管长度受到多种因素影响：年龄、体位、体型、病史、气管手术史等。
- ◆ 在游离气管时必须注意侧面的血供。
- ◆ 游离近端和远端气管时应从前、后方进行。
- ◆ 采用手指钝性游离气管前间隙向下至隆突平面（同纵隔镜），使气管前方的游离变得简单和安全。
- ◆ 颈部屈曲，再结合肺门和心包周围的游离以及下肺韧带松解，允许经胸切除约 5~6cm 长的气管。
  ▲肺门的游离需要纵劈胸骨或开胸。

3. 手术入路

- ◆ 气管上半部的良性肿瘤最好采用颈部入路（图 11-1）。如果是恶性病变，那么需要准备经颈—胸部正中入路，也可经胸入路。如果复杂困难的气管吻合术后需要暂时行气管切开，则手术切口必须选择在远离气管切开的位置。
- ◆ 如果最初的颈部游离提示需要进一步显露，可以行上段胸骨劈开至胸骨角。由于大的血管主要位于气管前方，胸骨过多的切开帮助不大，保证足够的空间游离远端气管即可。静脉角的游离对手术野的显露没有任何帮助。
- ◆ 少数情况下，切口需要延长到胸骨完全劈开，这样可以进一步将胸内气管与肺门分开，完整显露从环状软骨至隆突的气管。而良性病变绝大多数不需要这一切口。如果根治性手术需要气管切开，那么即使胸骨切开，切口也应该避免垂直方向。

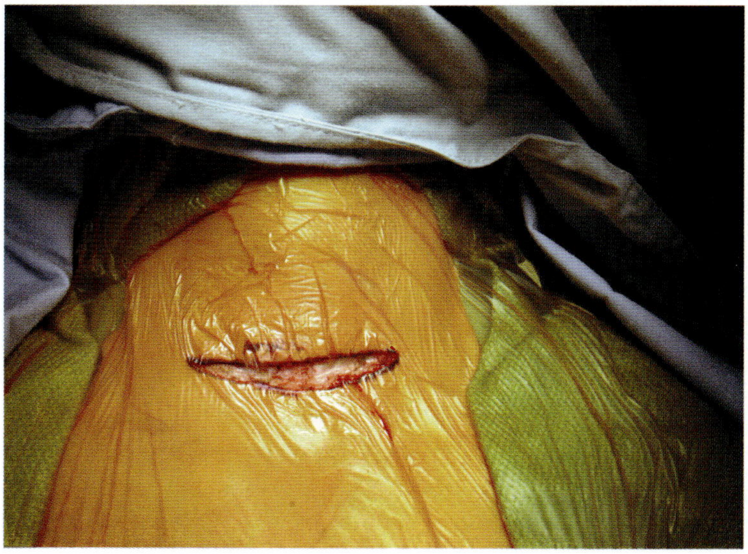

图 11-1

- 对于下段气管的瘤性病变，选择右侧后外侧开胸切口（经第3、第4或第5肋）可以清楚显露气管。颈部屈曲使足够的气管进入纵隔内，这样不需要胸骨切开便可以经右胸完整的切除气管下段肿瘤。尽管胸骨切开通过游离上腔静脉、主动脉弓和心包前后组织可以达到低位气管和隆突，但是对于扩大切除和重建，这个切口的显露是不充分的。可能的情况下，低位的良性病变也可经颈部前侧切口切除。

4. 气管切除

- 对于气管内肿瘤，近端和远端的切缘可以通过术中的纤维支气管镜检查决定。支气管镜通过ETT管置入到肿瘤的近端，用25G针头从气管前壁由外向腔内插入，在纤维支气管镜直视下决定切除上、下界线（图11-2）。然后用缝线在气管软骨环上做相应标记，然后拔除标记针头。
- 应首先切断病变气管远端以便于将消毒的ETT管放入远端气道内，保证近端切除时有效通气。
- 对于良性病变，切除可以是一个软骨环接一个软骨环进行，这样可以检查气道内直径，评估重建后的局部张力。

  ▲可以切除更多的气管，但是气管一旦切除便无法修复。
- 如果狭窄较长难以决定远端切缘时，最安全的方法是先在狭窄中部横断气管，向气道远端放入ETT管，然后再切除远端气管。
- 手术切除应该是从正常气管向病变部位进行。气管狭窄的切除应该尽可能地贴近病变瘢痕部位，以防损伤喉返神经。游离过程中不必追求看到喉返神经，只要尽量贴近气管游离使神经

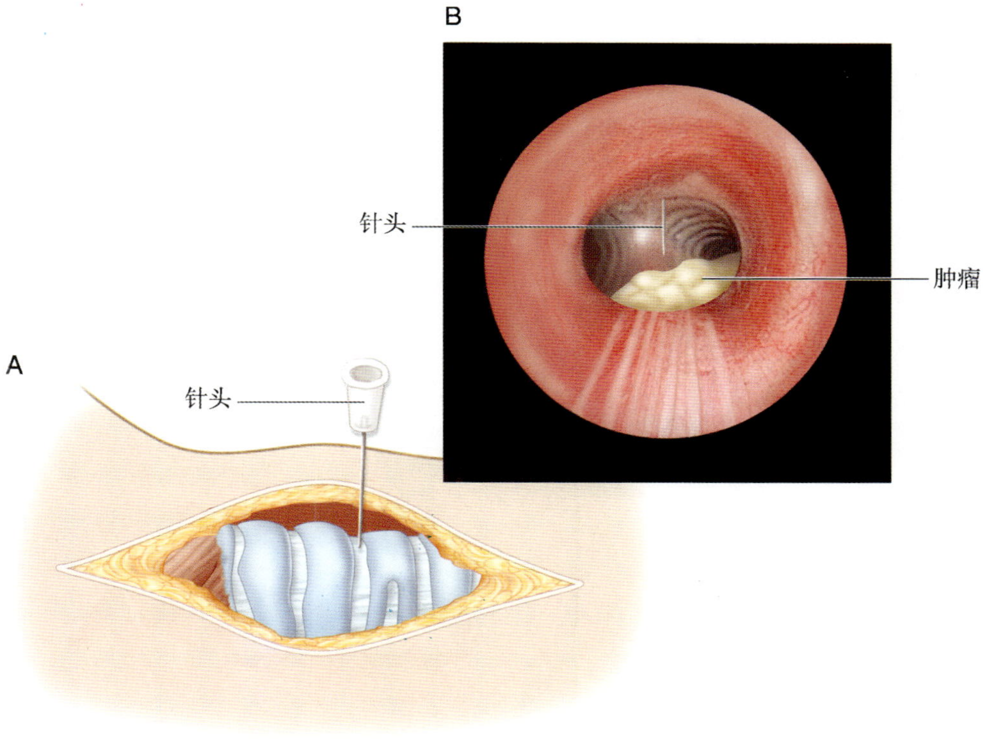

图 11-2

从气管瘢痕部位分离即可。

- ◆ 必须注意不要损伤保留的气管两侧的血供。气管的环周游离只有在明确切除的气管和切缘上下 1 ~ 2cm 以内的范围才可进行。
- ◆ 气管的上、下切缘要用尖刀切断。
- ◆ 如果气管严重钙化或纤维化，管壁坚硬无法用刀切断，可以用剪刀、咬骨钳、电钻等切断气管坚硬部分。

5. 上段气管切除和重建

- ◆ 患者仰卧位气囊垫高双肩，这样便于气管切除、重建和移动时颈部延展，也便于气管吻合时放松气囊使颈部屈曲。
- ◆ 采用低颈部领状切口（图 11-1），根据术前支气管镜预计的切除部位选择切口。切开颈阔肌，游离并提起颈阔肌皮瓣，上方皮瓣可以包括曾经的气管切开处。如果病变高位、良性并且长度较短，那么仅仅局部游离便足够。
- ◆ 于中线切开，游离并提起上方颈阔肌皮瓣至环状软骨，下方到胸骨上窝，至气管前间隙（图 11-3）。
- ◆ 分开中线部位的肌肉。
- ◆ 于颈部气管前将甲状腺峡部沿中线方向切断结扎然后分置两侧。
- ◆ 良性狭窄通常有致密的瘢痕粘连，切除和游离应该紧贴气管以免损伤喉返神经，特别是在接近环状软骨处。
- ◆ 不必游离分开喉返神经，否则会增加损伤风险。先游离病变下方气管以便建立通气气道（图 11-4），于食管外分离瘢痕部分。

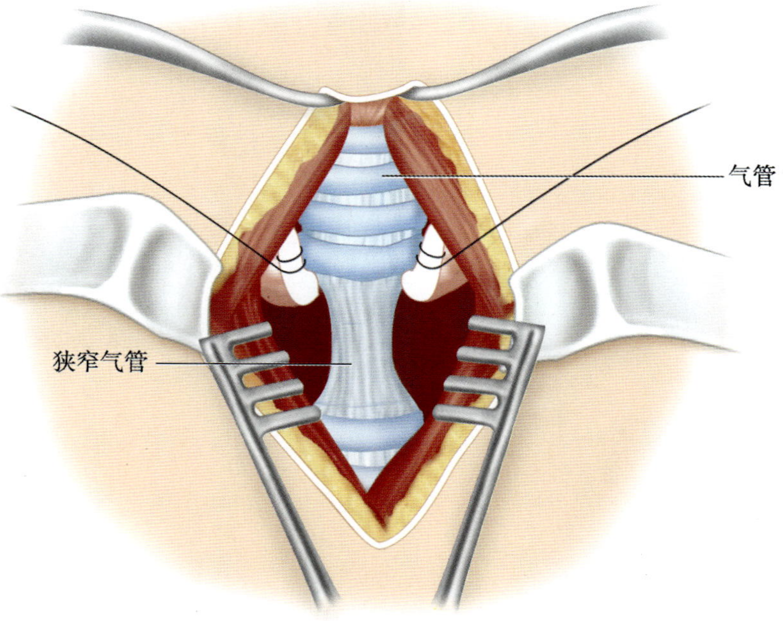

图 11-3

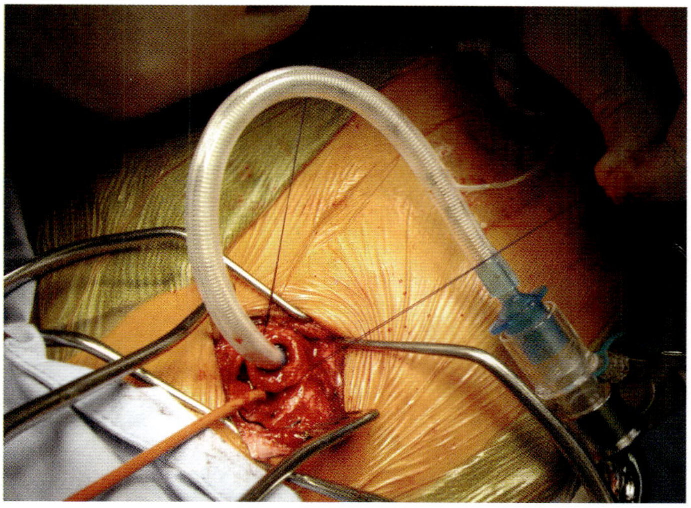

图 11-4

- 游离气管前方和后方，上、下范围在病变气管的近端和远端，并在水平方向用 2-0 薇乔缝线于同一软骨环两侧 3 点和 9 点处悬吊，悬吊处距离吻合部位 1 ~ 2 个软骨环（图 11-5）。用悬吊缝线尝试性接近，同时麻醉师协助屈曲颈部，证实距离吻合是否合适、是否需要进一步切除。
- 单层间断吻合，外部打结（图 11-6）。
- 通常建议用 4-0 薇乔线吻合。
- 在气管膜部中间开始间断缝合。
- 缝线间隔 3 ~ 4mm，距离气管边缘 3 ~ 4mm，贯穿或包含一个气管软骨（图 11-7A）。
- 连续缝合至两侧角部。
- 环形的吻合分成 4 部分，每一部分单独完成（图 11-7B）。
- 首先完成后 1/4 圈吻合。缝线用血管钳夹住，每把血管钳按吻合顺序排好（图 11-8）。
- 在收紧侧方缝线前，自吻合口内通过牵拉系于 ETT 管末端的胶管将 ETT 管置入远端气道内，然后剪断缝线撤出胶管。

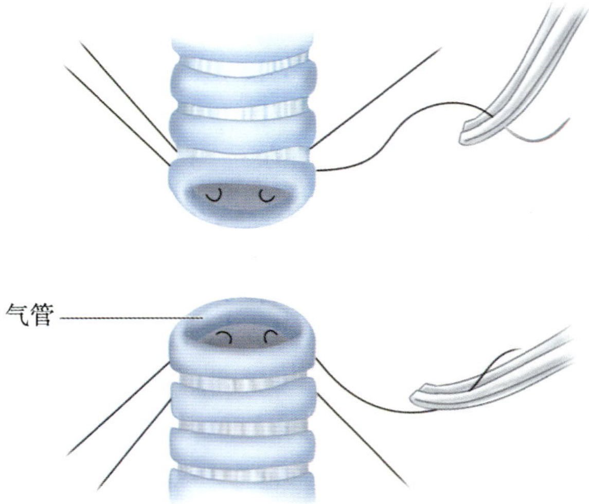

图 11-5

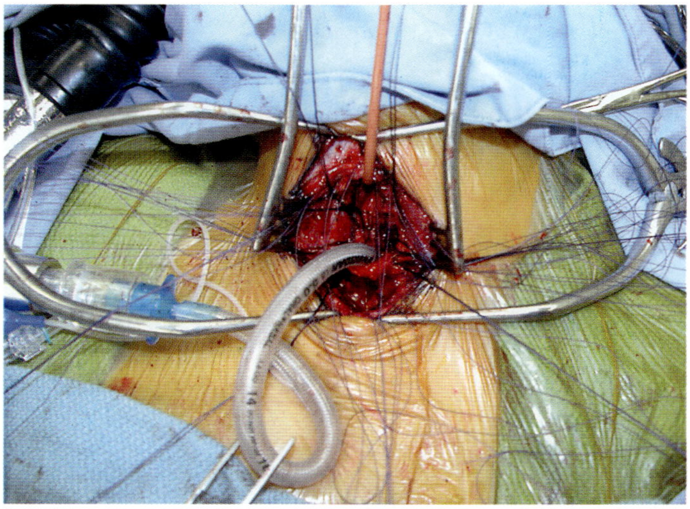

图 11-6

- 麻醉医师或巡回护士撤出患者颈后的气垫。
- 麻醉师协助屈曲患者颈部，并在头后加垫使颈部保持屈曲位。
- 侧方悬吊缝线收紧打结以减低吻合口张力。
- 打结顺序与缝合顺序相反，从前方开始到后方中线结束。
- 后方缝线在打结时看不到，要小心避免缝线断裂。
- 请麻醉医师松开 ETT 管气囊，将吻合口置于水中，然后堵住患者口鼻，加压给气至气道压达 30 cmH_2O，观察吻合口有无气体溢出。
- 甲状腺峡部重置于颈部切口处。
- 颈部中线处肌肉覆盖吻合口，标准方法缝合颈阔肌和皮肤。
- 2 号 Ti-Cron 线将颏下皮肤皱褶与胸骨柄处皮肤缝合减张，形成所谓的“守护人下巴”。

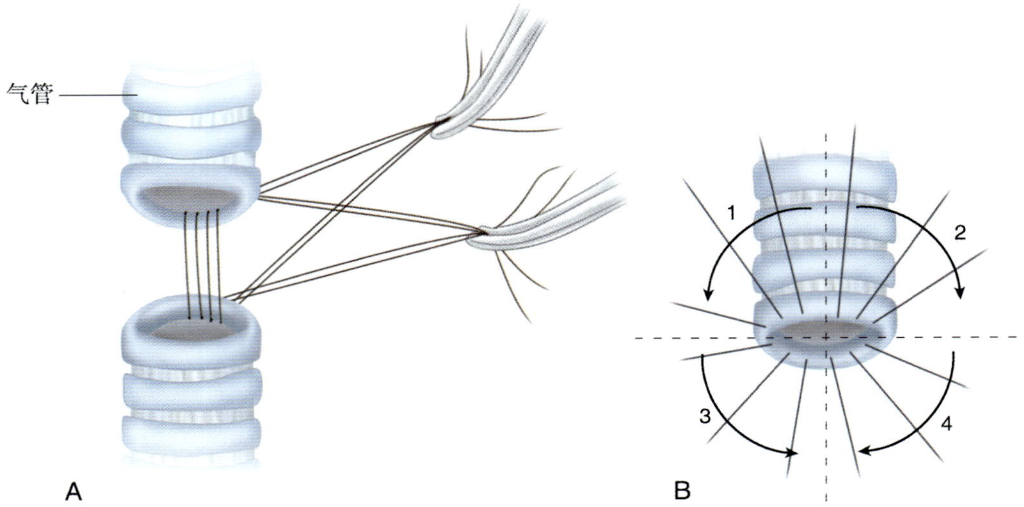

图 11-7

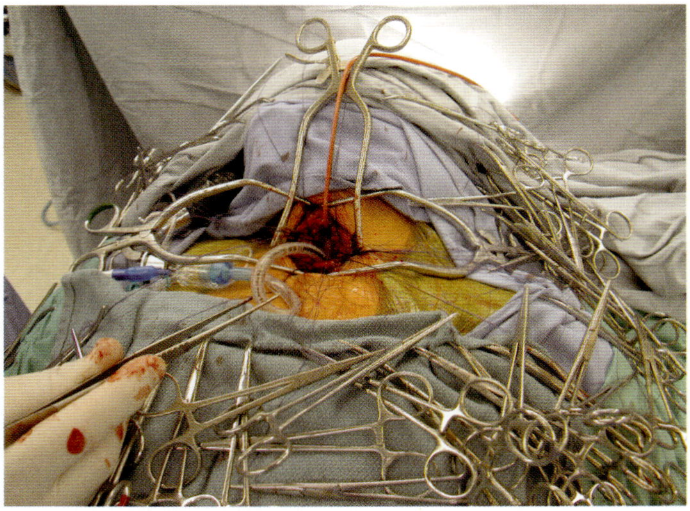

图 11-8

6. 声门下狭窄

◆ 声门下狭窄常发生于以下情况：长时间经口留置气管插管后；经第 1 气管环气管切开处糜烂；年轻女性突发狭窄；继发于外伤。

◆ 为了切除狭窄部位，前方的声门下喉部应予以切除；同时，对于环状狭窄，后方的环状软骨通常需要显露，但要注意保护喉返神经（图 11-9）。

◆ 我们采用改良的环状软骨切除（裁切的环状软骨成型）来处理这一情况。一旦切除前方的环状软骨，则在要保留的环状软骨上对增厚组织做黏膜下切除（图 11-10）。内部 1/3 ～ 1/2 的环状软骨需要小心切掉（图 11-11），用 5-0 缝线间断将预留的黏膜重新缝合覆盖在裸露的环状软骨上（图 11-12）。大部分患者可获得水平方向 4 ～ 5mm 的额外延展（图 11-13）。

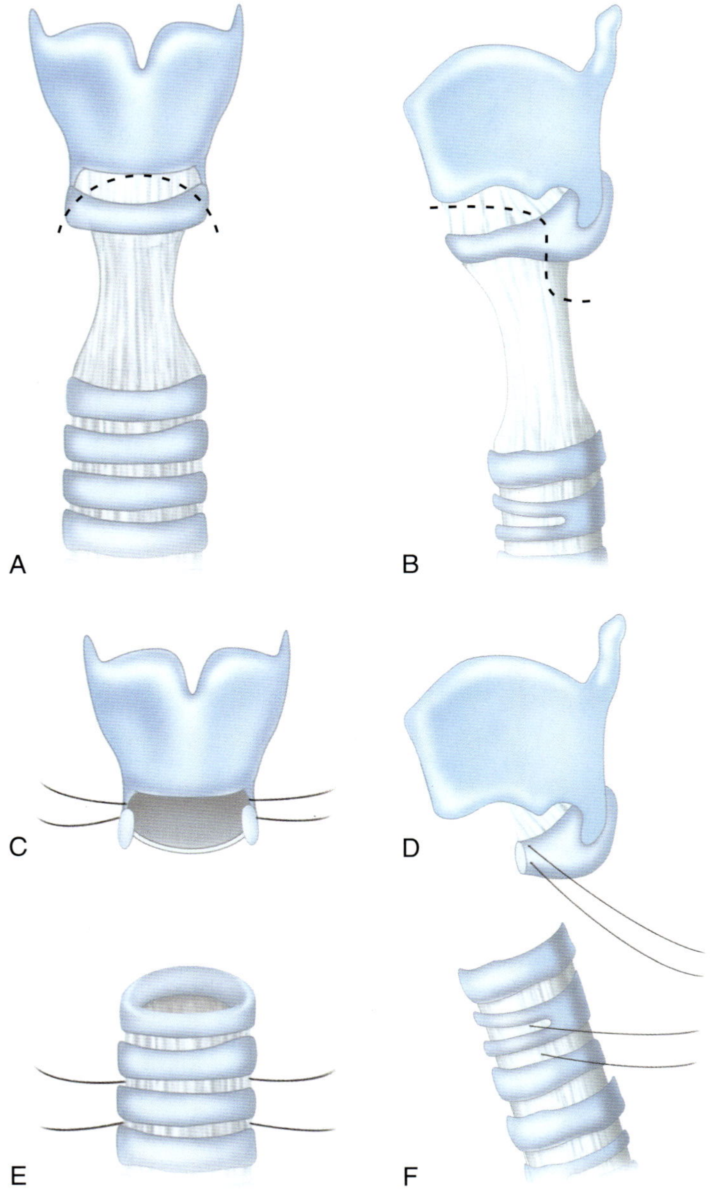

图 11-9

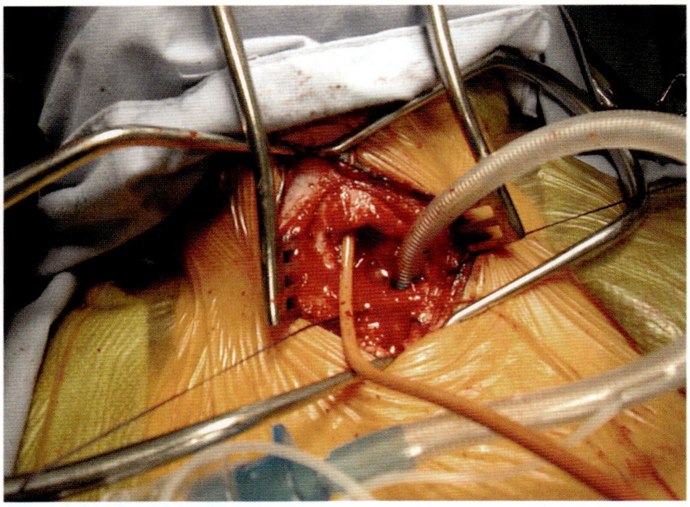

图 11-10

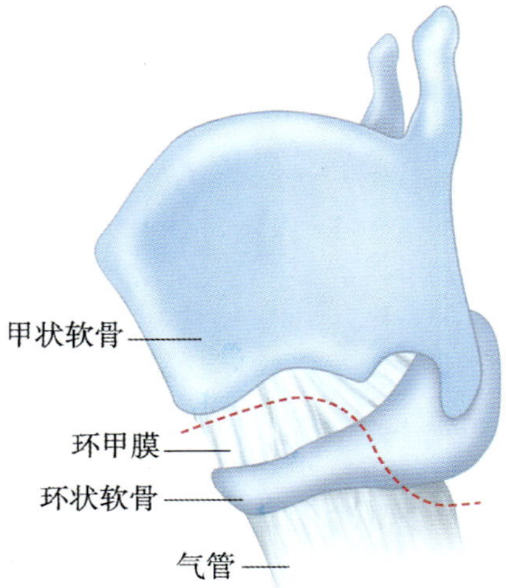

图 11-11

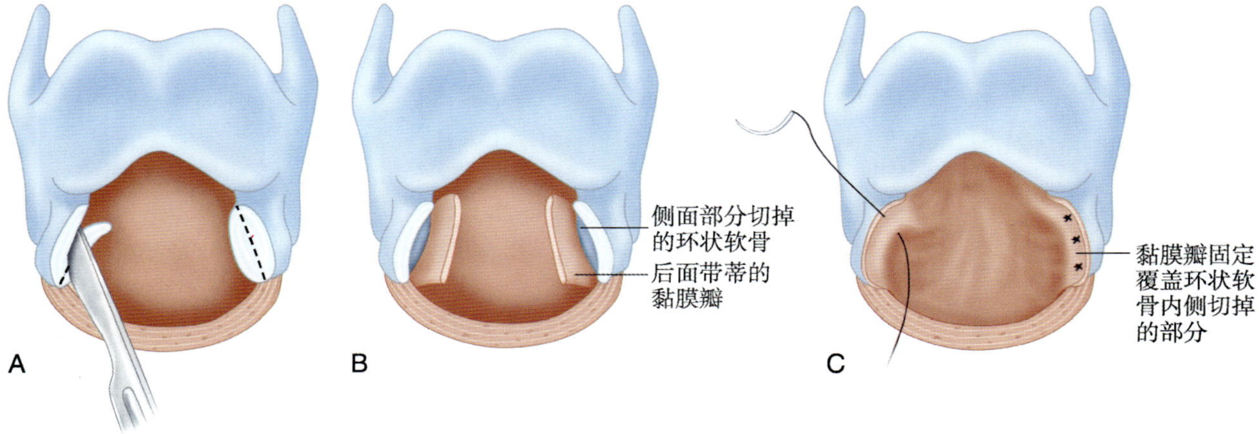

图 11-12

7. 下段气管切除和重建

- 可以采用前入路（如颈部切口联合胸骨切开或半胸骨切开）或经右胸进行下段气管的切除和重建。
- 在明确气管内肿瘤的范围后，通常在离断气管前需要完成气管解剖性游离。
- 在游离气管时如果发生明显的急性阻塞，那么需要横断气管，于气管远端插管通气。
- 如果横断部位在声门下，则需左主支气管插管。
- 游离能够达到隆突下淋巴结和低位气管周围淋巴结固然是非常好的，但是考虑到这些淋巴结所提供的血供，所以很少有人切除它们。
- 左侧喉返神经直接毗邻气管，只有在必要时才可以慎重地切断。术前要了解右侧喉返神经的

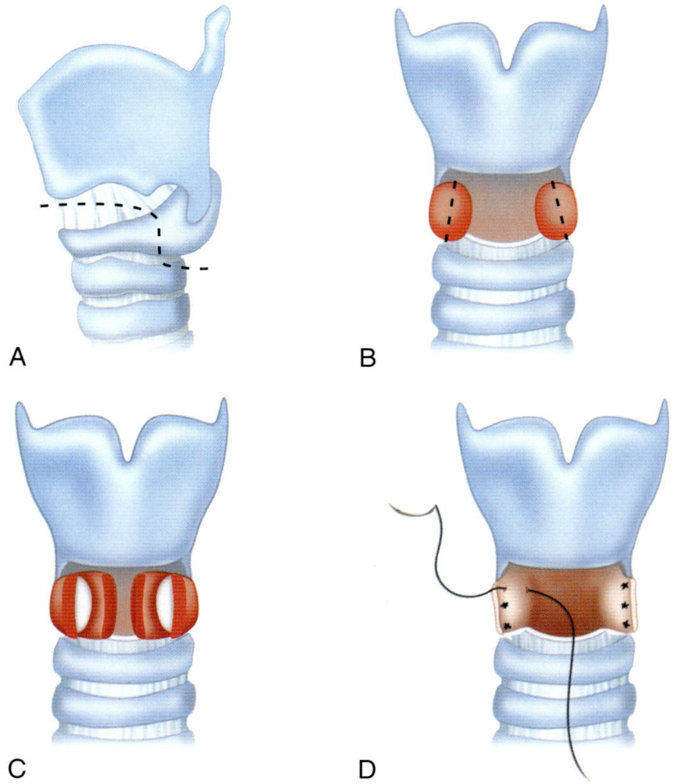

图 11-13

功能，这是离断左侧喉返神经前的必备条件。

◆ 即使在侧卧位时，麻醉师协助术中行颈部屈曲也可以使一部分气管进入胸腔内，同时结合松解操作，以达到端端吻合。

◆ 带蒂的皮瓣通常被覆胸内气管吻合部位。

　▲有代表性的是带蒂心包脂肪垫或胸膜。

　▲如果使用肋间肌，注意不要包括骨膜。因为骨膜的骨化对于气管吻合口愈合是有害的。

8. 广泛病损

◆ 很少有良性病变或潜在可治愈的恶性病变需要切除大段气管并保留有功能的喉部，因为在这种情况下端端吻合不能通过目前的方法进行。在这些罕见的病例，需要考虑进行同种异体移植或假体置换。

◆ 对良性病变和恶性病变放疗，由于长度关系而无法切除时，最好的替代物是 T 形管。

9. 气管松解的方法

◆ 颈部屈曲（图 11-14）。

◆ 用手指或纵隔镜钝性分离气管前间隙（图 11-15）。
◆ 手术结束时颏下缝线以保持颈部屈曲位，减低吻合口张力（图 11-16）。
  ▲将颏下与前胸壁皮肤缝线固定。
  ▲不必像有些医生描述的将二者缝合。
◆ 舌骨上喉部松解。
◆ 游离下肺韧带。
◆ 肺门松解：在下肺韧带下采用 U 形心包切口。
◆ 完整的切除肺门周围心包组织（保留后方的包含支气管血管和淋巴管的结缔组织带）。

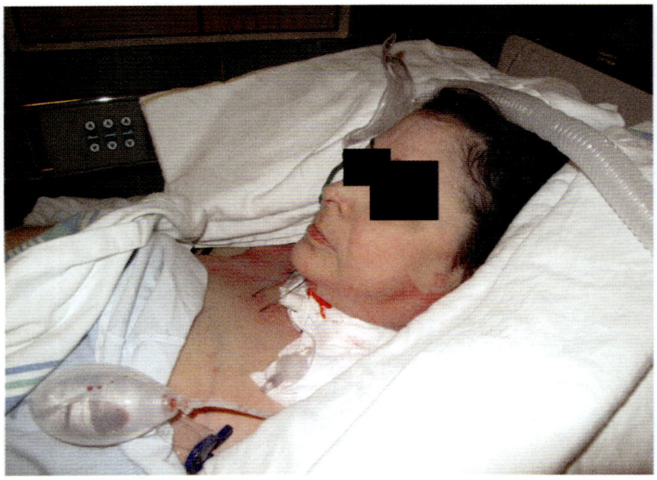

图 11-14

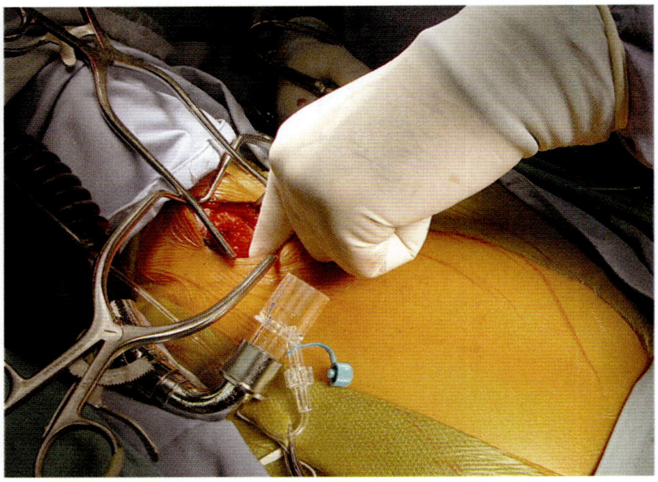

图 11-15

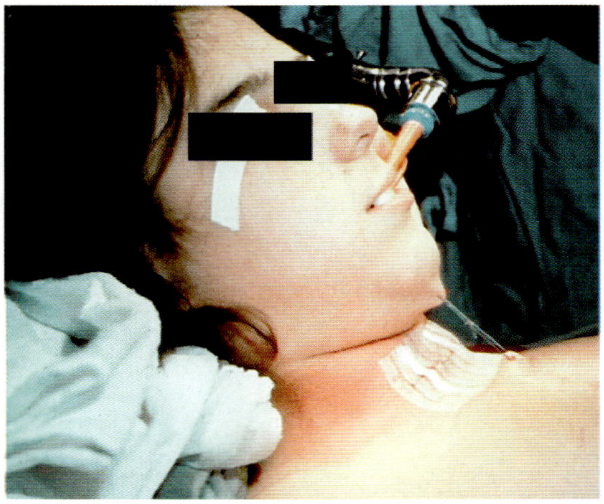

图 11-16

四、术后管理

- ◆ 患者尽可能在手术室脱机拔管。
- ◆ 拔管前用纤维支气管镜检查清除呼吸道内痰液和残血并评估吻合口。
- ◆ 气管重建术后尽量避免气管切开，以防止分泌物结痂或污染吻合口。但在偶然情况下也是可以的。
- ◆ 监护下运送患者。
- ◆ 加强肺部排痰和物理治疗（很少需要反复气管镜吸痰）。
- ◆ 诱发性肺量计训练。
- ◆ 强化肺部物理治疗。
- ◆ 防止术后喉部水肿。
  - ▲应用外消旋肾上腺素（雾化）。
  - ▲减少术中和术后的静脉液体量。
  - ▲抬高患者头部。
  - ▲减少说话。
  - ▲24h 静脉类固醇治疗。
    - ●于手术室静推 10mg 地塞米松。
    - ●术后每 6 小时静推 4mg 地塞米松，共 3 次。
  - ▲保持颈部屈曲位。
  - ▲采用颏下缝线提醒患者保持头部屈曲位置 7 天。
- ◆ 术后 7 天时于手术室进行纤维支气管镜检查了解吻合口情况。
  - ▲如果愈合良好，则可以在手术室剪断颏下缝线。

五、操作要点和注意事项

- ◆ 始终避免吻合口有张力（必要时可使用减张的方法）。
- ◆ 对于良性病变应该沿气管环顺序切除以确保吻合口无张力。
  - ▲切除更多气管很容易，但是一旦切除便无法还原。
  - ▲麻醉师协助屈曲颈部，牵拉气管近端和远端两侧的悬吊缝线尝试对合吻合口了解张力情况。
- ◆ 避免气管两侧的游离以免去血管化。
- ◆ 紧贴气管锐性分离避免损伤喉返神经。
- ◆ 收紧吻合口缝线时屈曲颈部。
- ◆ 使用间断可吸收缝线。
- ◆ 在吻合口外打结。
- ◆ 可以使用带蒂、有血供的组织覆盖吻合口。
  - ▲翻转肌瓣覆盖颈部吻合口。
  - ▲心包外脂肪垫覆盖纵隔或隆突部位吻合口。
  - ▲术前放疗的患者可采用大网膜覆盖吻合口。
- ◆ 术前放疗、使用激素以及四肢麻痹是气管重建的高危因素。

推荐阅读

Ashiku SK, Kuzucu A, Grillo HC, et al. Idiopathic laryngotracheal stenosis: Effective definitive treatment with laryngotracheal resection. J Thorac Cardiovasc Surg 2004; 127:99-107.

El-Baz N, Jensik R, Faber LP, et al. One-lung high-frequency ventilation for tracheoplasty and bronchoplasty. Ann Thorac Surg1982; 34: 564-571.

Courand L, Brunteau A, Martigne C, et al. Prevention and treatment of complications and sequelae of tracheal resection and anastomosis. Int Surg 1982; 67: 235-239.

Donahue DM, Grillo HC, Wain JC, et al. Reoperative tracheal resection and reconstruction for unsuccessful repair of postintubation stenosis. J Thorac Cardiovasc Surg 1997; 114: 934-939.

Grillo HC. Circumferential resection and reconstruction of mediastinal and cervical trachea. Ann Surg 1965;162:374.

Grillo HC. Surgical approaches to the trachea. Surg Gynecol Obstet 1969; 129: 347.

Grillo HC. Surgery of the trachea. Curr Probl Surg 1970; 7: 3.

Grillo HC. Tracheal tumors: Surgical management. Ann Thorac Surg 1978; 26: 112.

Grillo HC. Carinal reconstruction. Ann Thorac Surg 1982; 34: 356.

Grillo HC. Primary reconstruction of airway resection of subglottic laryngeal and upper tracheal stenosis. Ann Thorac Surg 1982; 33: 3.

Grillo HC. Development of tracheal surgery: A historical review. I. Techniques of tracheal surgery. Ann Thorac Surg 2003; 75: 610.

Grillo HC, Donahue DM, Mathisen DJ, et al. Postintubation tracheal stenosis. Treatment and results. J Thorac Cardiovasc Surg1995; 109: 486-493.

Grillo HC, Mathisen DJ. Primary tracheal tumors: Treatment and results. Ann Thorac Surg 1990; 49: 69-77.

Grillo HC, Mathisen DJ, Ashiku SK, et al. Successful treatment of idiopathic laryngotracheal stenosis by resection and primary anastomosis. Ann Otol Rhinol Laryngol 2003; 112: 798-800.

Grillo HC, Mathisen DJ, Wain JC. Laryngotracheal resection and reconstruction for subglottic stenosis. Ann Thorac Surg 1992; 53: 54-63.

Grillo HC, Zannini P, Michelassi F. Complications of tracheal reconstruction. Incidence, treatment and prevention. J Thorac Cardiovasc Surg 1986; 91: 322-328.

Mathisen DJ, Grillo HC, Wain JW et al. Management of acquired nonmalignant tracheoesophageal fistula. Ann Thorac Surg 1991; 52: 759-765.

Wilson RS. Anesthetic management for tracheal reconstruction. In Grillo HC, Eschapasse H, eds. International Trends in General Thoracic Surgery, vol. 2. Philadelphia: WB Saunders; 1987: 3.

第 12 章

Pancoast 肿瘤

Frank C. Detterbeck 著

陈其瑞 译

一、外科解剖

◆ Pancoast 肿瘤是发生于肺尖并且侵犯了胸壁顶部结构的特殊型肺癌。相比最初的定义，可以没有臂丛神经及星状神经节受侵，这种变化源于对胸廓入口解剖结构的更详尽的认识，胸廓入口结构可以分为几个部分（表 12-1，图 12-1）。很多重要的结构自胸廓入口经过，因此这个部位的解剖比较复杂（图 12-2）。Pancoast 肿瘤外科手术要求对后方的肋骨和脊柱也要有清楚的认识（图 12-3）。

二、术前准备

◆ Pancoast 肿瘤手术入路较多，手术切口的选择比较复杂。传统的高位后外侧开胸切口有其优势，但对胸廓入口很多结构的暴露有限。现在又出现了许多不同的前入路手术方法。颈部切口可以沿胸锁乳突肌前缘或直接位于锁骨上方。切口沿中线向下延续，再于锁骨下方向外侧延长切口，同时切除锁骨，达第 1 肋间、第 2 肋间、第 4 肋间，或者半蛤壳式切口切开，或者单纯行全胸骨劈开。此外，尽管通过一个切口完成一次完整的切除手术比较理想，但必要时要

表12-1 胸廓入口的分区

分区	界限（沿第 1 肋）	所含结构
前	胸骨至前斜角肌前缘	胸锁乳突肌和肩胛舌骨肌，颈静脉、锁骨下静脉及其属支
中	前斜角肌至中斜角肌后缘	前、中斜角肌，锁骨下动脉及其分支，膈神经，臂丛神经干
后	中斜角肌以后部分	后斜角肌、肩胛后动脉、臂丛神经根、胸长神经、脊神经、交感神经干、星状神经节、神经孔、椎体

From Detterbeck FC. Changes in the treatment of Pancoast tumors. Ann Thorac Surg 2003; 75: 1900-1907.

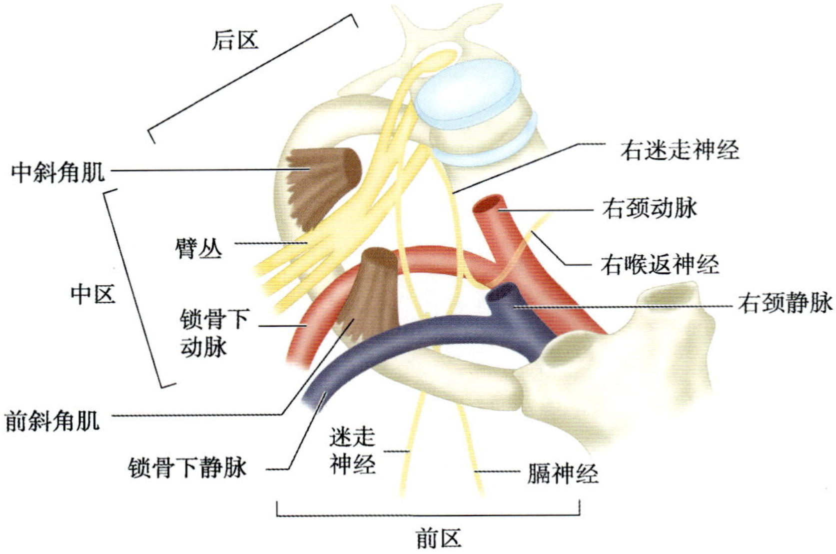

图 12-1

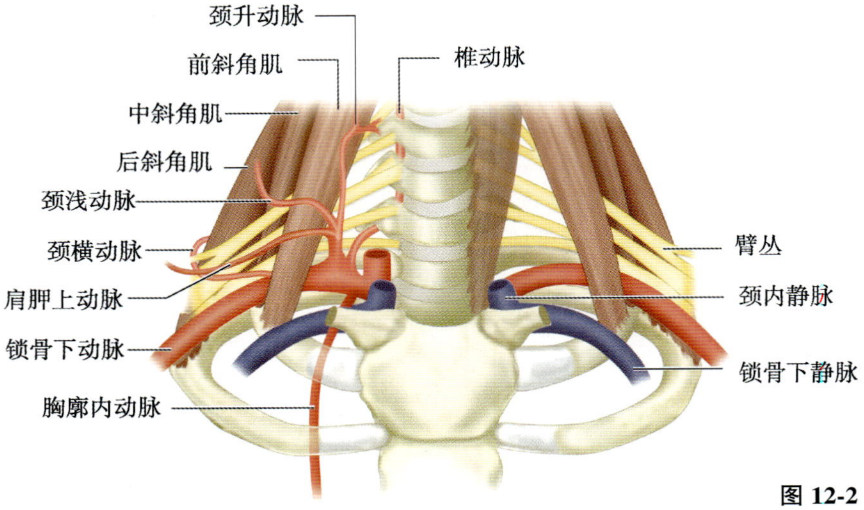

图 12-2

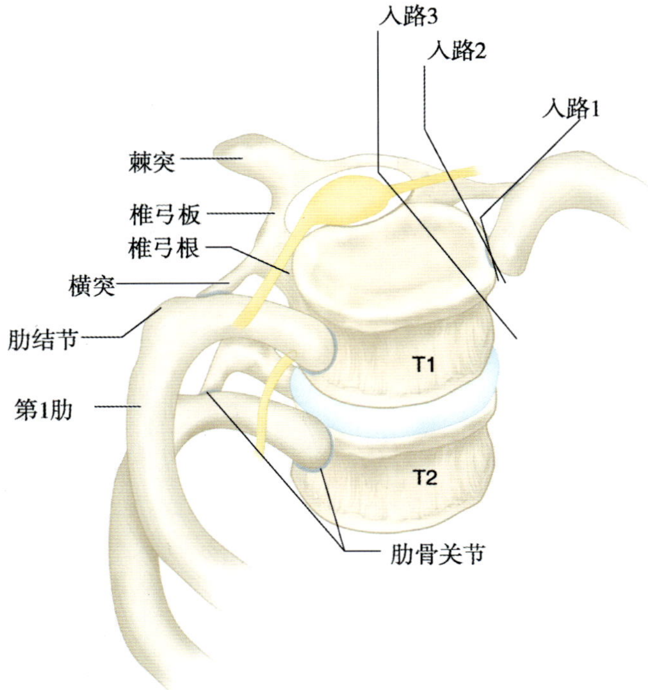

图 12-3

选择前后入路联合切口或另加一个开胸切口。

◆ 切口的选择由肿瘤本身的特点决定。肿瘤的部位及相关解剖内容如本章所述可以分为几大类。

1. 侵及前胸壁

定义

◆ 肿瘤范围从胸骨柄向上直到前斜角肌间隙并侵犯第 1 前肋。

推荐切口

◆ 正中切开胸骨柄,并于肿瘤下方沿肋间向侧方延长切口。因为没有必要暴露过多的侧方结构(如胸廓入口的中区结构),所以颈部切口一般沿胸锁乳突肌前缘。胸骨柄正中劈开比较实用,因为通常术中需要显露静脉角。通过向侧方延长的切口可以分离邻近的肋骨和控制腋窝的血管,这样可以安全切除肿瘤以及锁骨下静脉或动脉。

2. 侵及中线结构

定义

◆ 肿瘤侵犯椎体,在椎间孔处侵犯神经根,或者需要控制头臂干或静脉。

推荐切口

◆ 纵劈胸骨柄,一般还需联合颈部胸锁乳突肌前缘切口(同时,在胸骨柄缘右侧切除锁骨和第 1 肋的起始部可以暴露头臂干和静脉角)。

3. 侵及侧方结构

定义

◆ 肿瘤侵犯胸廓入口的中区结构,侵犯外侧臂丛神经及锁骨下动脉或静脉。

推荐切口

◆ 锁骨上切口联合半劈胸骨切口(也可以采用切除中段锁骨,沿胸锁乳突肌前缘并延续至锁骨下方的切口)。

4. 侵及后胸壁 / 神经孔

定义

- 肿瘤邻近或穿过神经裂孔。

推荐切口

- 后入路手术，比如单纯的后外侧（Shaw-Paulson）切口（可以单用，也可以联合后入路与前入路手术切口）。

5. 广泛侵及肺门

定义

- 肿瘤侵及肺门或肺门淋巴结（如需要袖状肺叶切除）。

推荐切口

- 正中劈胸骨，可以联合第 4 肋间侧开胸切口或全胸骨劈开（也可以作一个单独的开胸手术切口）。

三、手术步骤

1. 前胸壁受侵

浅表结构游离

- 沿胸锁乳突肌前缘切口（或改良的锁骨上切口）（图 12-4）。
- 剥离带状肌（必要时剥离肩胛舌骨肌）。
- 通过胸骨柄沿中线半劈胸骨。
- L 形延长切口至第 2 肋间（肋间水平依需要而定）。
- 剥离胸大肌在胸骨的附着点。
- 保留胸大肌在锁骨上的大部分附着点。
- 沿肌束间分离胸大肌。
- 游离切断胸廓内动 / 静脉（偶尔需要游离保护其近心端）。

骨性部分的游离

- ◆ 切除相应受侵的肋软骨（图 12-4）。
- ◆ 进一步剥离附着于锁骨下的韧带及肌肉（锁骨下肌），掀起胸骨柄及锁骨。
- ◆ 游离自锁骨下分出的腋窝血管。
- ◆ 掀起胸骨柄 / 锁骨后，自第 1 肋上分离前斜角肌（必要时）。
- ◆ 游离胸大 / 小肌后，在其下方剥离撑开肋骨（或必要时通过腋下小切口）。

深部游离

- ◆ 如果肿瘤侵犯静脉汇合处，需游离切断颈内静脉（如果肿瘤在左侧，需要结扎胸导管）。
- ◆ 膈神经在颈部沿前斜角肌下行，而后进入胸腔（图 12-5）。
- ◆ 静脉角或锁骨下静脉或两者同时向内侧游离。
- ◆ 结扎腋静脉，靠近内侧结扎锁骨下静脉（如果存在前胸壁的侵犯时常同时受累）。
- ◆ 准确识别并充分游离迷走神经。

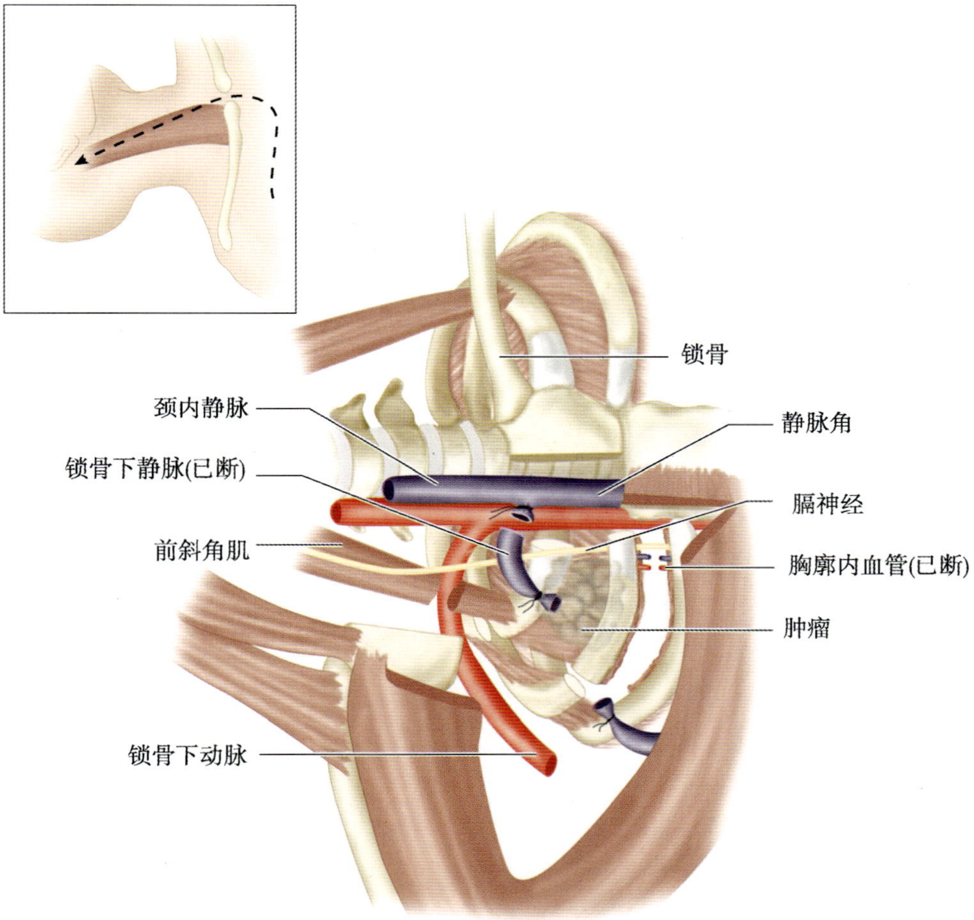

图 12-4

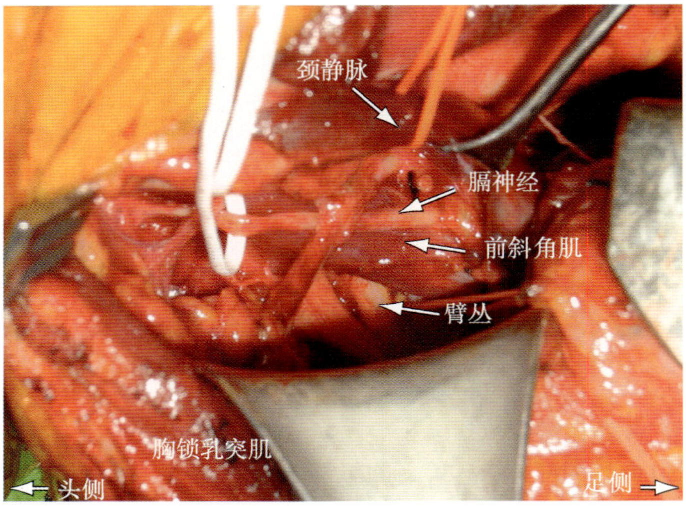

图 12-5

- 头臂干或锁骨下动脉或两者同时向内侧游离，同样游离颈动脉。
- 在右侧，右侧喉返神经绕过锁骨下动脉的近端，必须加以保护（除非受侵）。
- 在起点处切断胸廓内动脉（必要时）。
- 保护椎动脉（除非受侵）。
- 显露并保护甲状颈干（除非受侵）。
- 夹闭锁骨下动脉近 / 远心端，而后将其切断（如果受侵）。
- 通过前胸壁切口，做标准的肺叶切除。
- 受累的前胸壁及胸廓入口结构连同肺上叶作大块切除（图 12-6）。
- 进行规范的淋巴结清扫或肺门及纵隔（包括第 7 组）各组淋巴结系统采样。

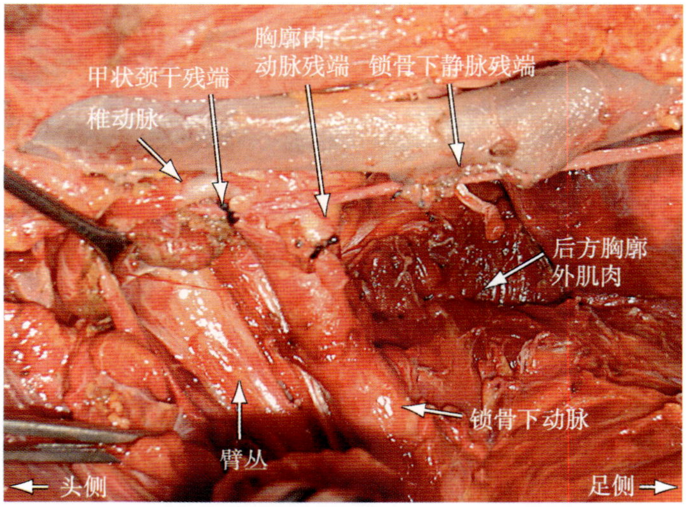

图 12-6

重建及切口关闭

- ◆ 锁骨下静脉可以不重建。
- ◆ 锁骨下动脉可以直接吻合或用人工血管代替（通常用直径 6mm 或 8mm 的聚四氟乙烯材料 PTFE）。
- ◆ 用 3 ～ 4 根钢丝固定胸骨柄（或用 5 号粗线）。
- ◆ 放置胸腔引流管及侧方胸肌下切口引流。
- ◆ 关闭胸壁肌肉及筋膜。

关键点

- ◆ 如果胸廓入口中区结构受侵，颈部切口可以调整为锁骨上切口；肋间切口部位的选择取决于受累的肋骨。
- ◆ 需要显露头臂干和静脉角时通常需要正中劈开胸骨柄。
- ◆ 为了充分撑开胸骨柄 / 锁骨，首先切断肋软骨是关键。
- ◆ 胸骨柄 / 锁骨要充分撑开或根据需要撑开。
- ◆ 头臂干和静脉角及锁骨下血管的游离必须充分，以便于暴露和牵拉。
- ◆ 如果把第 2 肋切除，标准的肺叶切除将变得相对容易，但是如果仅切除第 1 肋，肺叶切除同样可以完成。
- ◆ 单纯胸廓入口前区的的肿瘤通常不侵犯臂丛神经。

2. 显露中线结构

浅表结构游离

- ◆ 沿胸锁乳突肌前缘切口（或者改良为锁骨上切口）（图 12-4）。
- ◆ 游离带状肌（必要时游离肩胛舌骨肌）。
- ◆ 通过胸骨柄作部分胸骨劈开。
- ◆ 切口向第 2 肋间作 L 形延长（肋间可以依据需要调整）。
- ◆ 游离切断胸廓内动 / 静脉（偶尔需要游离保护其近心端）。

骨性部分的游离

- ◆ 必须将肿瘤前方 / 中间部分的肋骨切除，才能充分撑开获得较好的手术视野。
- ◆ 肋骨前 / 中部的剥离切除可以通过向侧方 L 形延长的切口完成，当然，也可以通过腋下小切口，或通过传统的后入路切口完成。
- ◆ 为了彻底分开胸骨柄 / 锁骨，需要剥离部分肋间肌。
- ◆ 一般来说，向侧下方撑开胸骨柄 / 锁骨最好。

深部游离

- ◆ 通过半劈胸骨切口完成标准的肺叶切除及淋巴结清扫或系统的肺门及纵隔淋巴结采样。
- ◆ 自前斜角肌前缘找到膈神经，并游离至胸腔。
- ◆ 充分游离无名、锁骨下及颈内静脉，如果肿瘤在左侧则需结扎胸导管。
- ◆ 充分游离头臂干、颈动脉及锁骨下动脉。
- ◆ 识别并充分游离迷走神经。
- ◆ 右侧喉返神经绕过锁骨下动脉的近端，必须加以保护。
- ◆ 在起始处游离切断胸廓内动脉（必要时）。
- ◆ 保护椎动脉（除非受侵）（图 12-7）。
- ◆ 臂丛神经远端的中间组分位于锁骨下动脉的后上方。
- ◆ 分离、切断肋骨头与椎体间的韧带连接（由骨受侵情况决定）（图 12-3）。
- ◆ 撑开游离的肋骨可以暴露上位胸神经根的近端，如果需要，可以将其在椎间孔处切断。
- ◆ 于肿瘤旁再次横断受侵的神经根。
- ◆ 可以将气管和食管牵向对侧（注意保护左侧喉返神经），以暴露要切除的椎体（必要时）（图 12-8）。
- ◆ 对于侵犯后肋的肿瘤，在受累肋骨及神经根与周围组织充分游离后，可以与前方的肺叶一起行标准的肺叶切除。

重建及切口关闭

- ◆ 用 3 ～ 4 根钢丝固定胸骨柄 / 锁骨（或用 5 号粗线）

关键点

- ◆ 及早切断肋骨对胸骨柄 / 锁骨的牵开是关键。

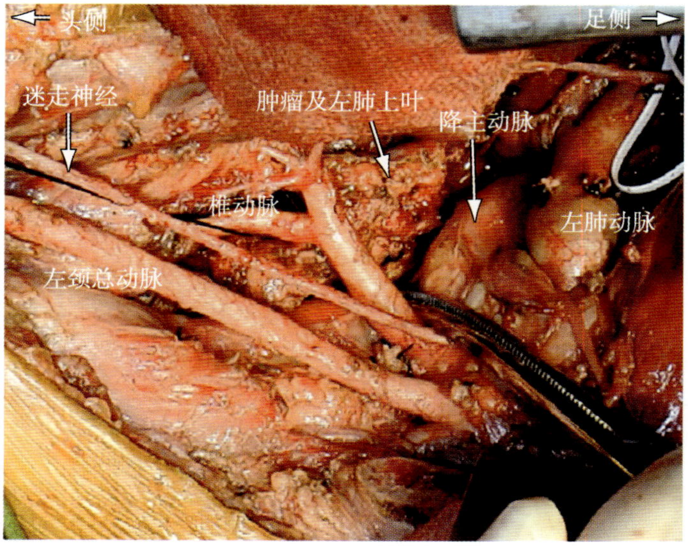

图 12-7

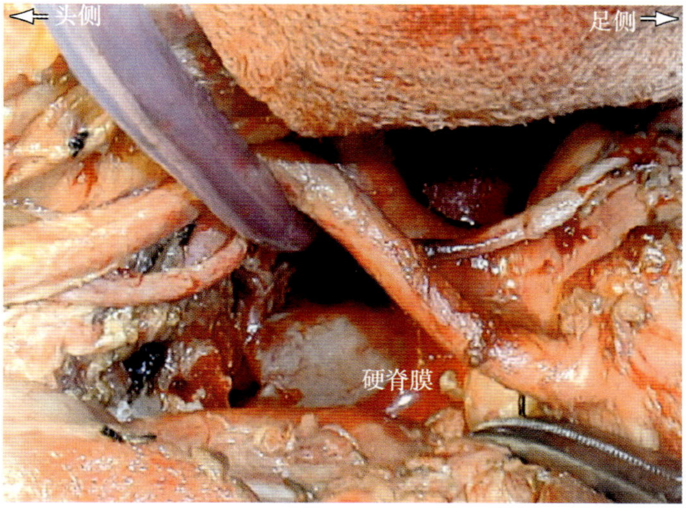

图 12-8

◆ 充分游离无名、锁骨下和颈部血管（包括对侧）可以提供更好的显露，并且可以避免切断左侧静脉角。
◆ 沿胸锁乳突肌前缘的切口可以对椎体及其附属结构提供很好的显露，但是它对臂丛及前斜角肌的显露有限。

3. 显露侧方结构

浅表结构游离

◆ 沿锁骨中段 1/2 ～ 2/3 上缘 2cm 处切口，通过胸骨柄沿中线半劈胸骨，L 形向肋间延长切口（肋间水平根据需要而定）（图 12-9）。
◆ 剥离带状肌（包括肩胛舌骨肌）。
◆ 剥离胸锁乳突肌。

骨性部分的游离

◆ 必须在肿瘤前方 / 中间部分切断肋骨才能有好的显露。
◆ 可以通过沿三角肌胸大肌间沟延长的切口，或通过向侧方延长至肋间切口，或通过单作一个腋下切口，或通过单独的后入路切口，自前方或中间剥离肋骨。

深部游离

◆ 沿前斜角肌寻找膈神经（图 12-9）。
◆ 切断前斜角肌。

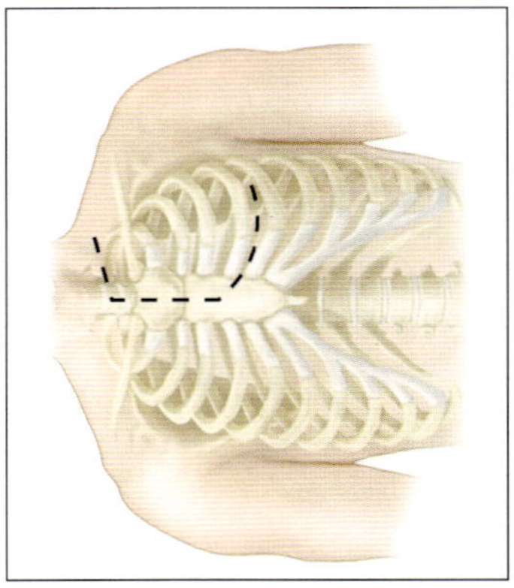

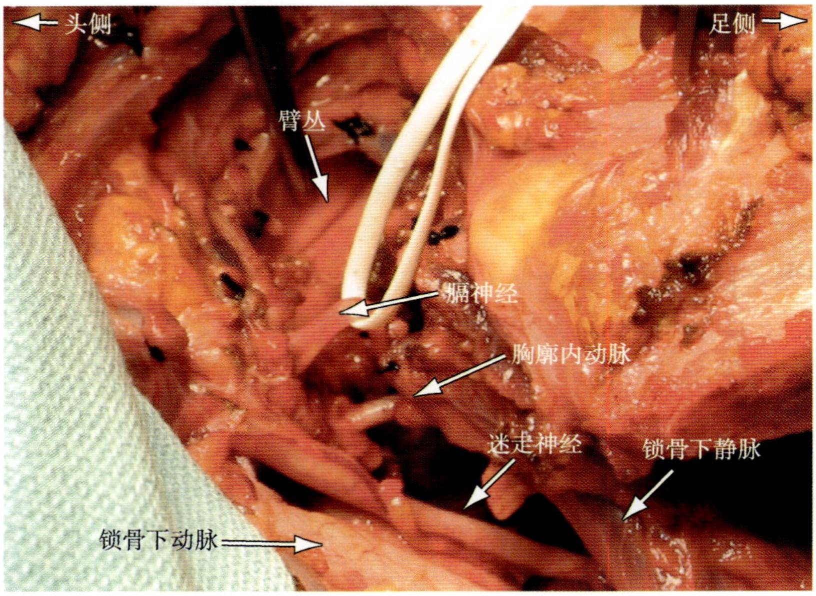

图 12-9

- ◆ 充分游离牵开头臂干、静脉角、锁骨下血管、颈内静脉及颈总动脉。
- ◆ 识别并充分游离迷走神经。
- ◆ 右侧喉返神经绕过锁骨下动脉的近端，必须加以保护。
- ◆ 在起始处切断胸廓内动脉。
- ◆ 保护椎动脉（除非受侵）。
- ◆ 显露甲状颈干；其肩胛上的分支横跨过前斜角肌，必须切断。
- ◆ 锁骨下动脉的下一个分支（肋颈干和颈横动脉）通常特别靠外侧而不受侵犯。
- ◆ 全长游离锁骨下动脉（若受侵则切除）。
- ◆ 于锁骨下动脉的后上方暴露臂丛神经，切断肿瘤内、外侧受侵的神经根（图 12-10）。
- ◆ 如果受侵，还要切除位于臂丛后面的中斜角肌；后斜角肌位于中斜角肌后面，一般不易受累。
- ◆ 将肋骨自椎体上剥离—横向剥除（或向后切除）的范围取决于肿瘤侵犯程度。
- ◆ 通过半劈胸骨联合前方肋间切口行标准的肺叶切除，包括淋巴结清扫或肺门、纵隔各组淋巴结系统采样。
- ◆ 将上叶肺、受侵前胸壁及胸廓入口结构整块切除（图 12-10）。

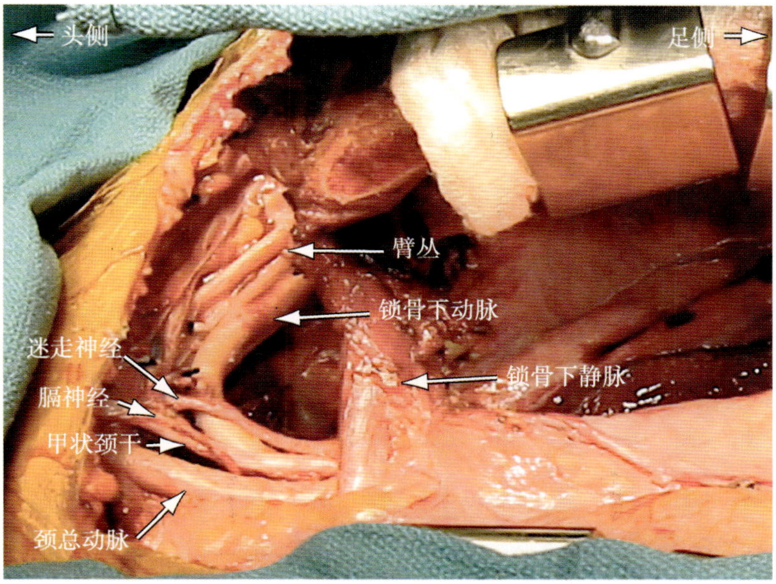

图 12-10

重建及切口关闭

- 锁骨下静脉没有必要重建；锁骨下动脉如果切断，应该直接吻合或用人工血管替代。
- 用 3 ～ 4 根钢丝固定胸骨柄 / 锁骨（或用 5 号粗线）。
- 缝合胸锁乳突肌和带状肌。

关键点

- 及早切除肋骨对胸骨柄 / 锁骨的牵开是关键。
- 如果血管游离充分，一般颈静脉可以保留。
- 充分游离、牵开膈神经，避免神经损伤。
- 剥离前斜角肌，可以充分暴露锁骨下动脉弓及臂丛神经。

4. 显露侧方及前方结构的其他入路

浅表结构游离

- 沿胸锁乳突肌前缘切开并沿锁骨下缘向侧方延长（图 12-11）。
- 自锁骨和胸骨柄剥离胸锁乳突肌。
- 将胸大肌自锁骨附着处游离。

骨性部分的游离

- 切除锁骨中间 1/2 ～ 2/3 部分（可以改为单纯将锁骨切断牵开）（图 12-11）。

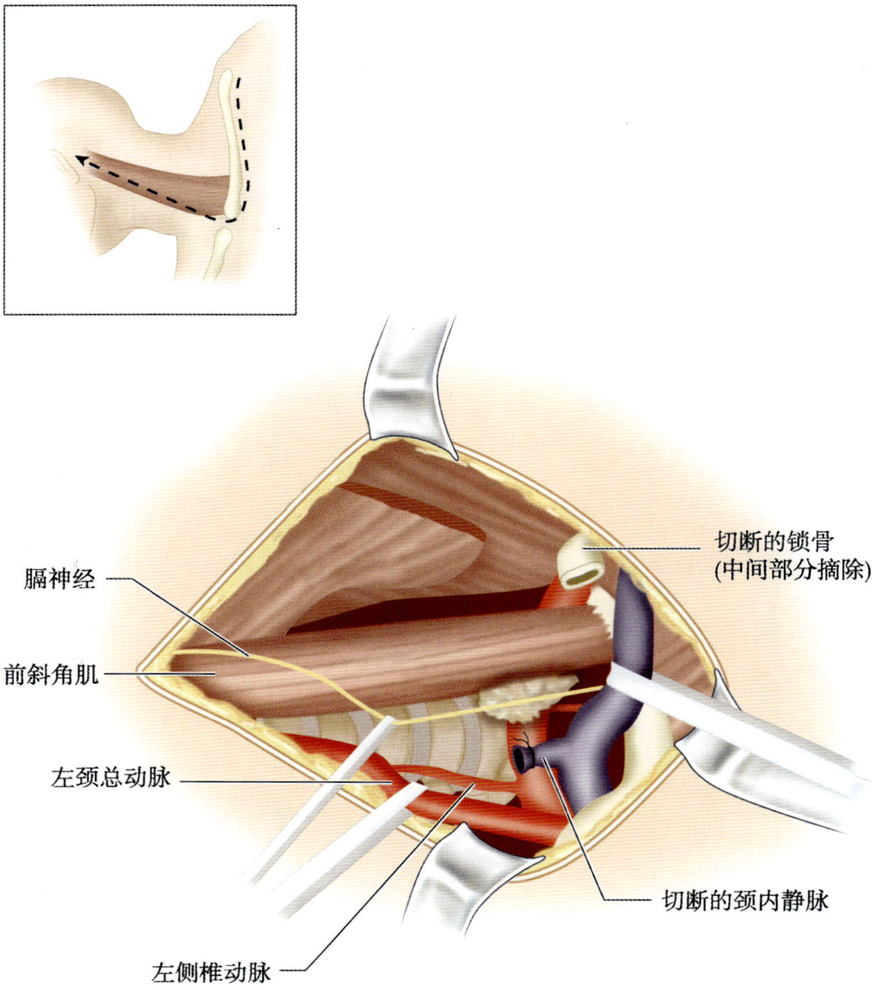

图 12-11

深部游离

◆ 过程如“显露侧方结构”。

重建与切口关闭

◆ 胸锁乳突肌缝合固定于胸肌筋膜。
◆ 如果仅仅是将锁骨切断，可以用钢板与螺丝钉固定重建。

关键点

◆ 切除锁骨将导致中度残疾。
◆ 锁骨的重建比较困难。
◆ 对胸廓入口侧方结构、锁骨下血管和臂丛神经的显露非常好。

- 对中间静脉角和锁骨下动脉的显露有限。
- 在椎间孔水平对 T_2 或更低神经根的显露有限，除非切除第 1 肋。
- 肺叶切除困难，需要切除前上方的肋骨或另作开胸切口。

5. 侵犯后胸壁 / 神经孔

浅表结构游离

- 自颈根部绕过肩胛下角（经棘突与肩胛骨后缘中间）作后外侧切口（图 12-12）。
- 分离斜方肌与背阔肌。
- 分离菱形肌；通常保留前距肌。
- 用手指探查肿瘤侵犯胸壁的范围，经第 4 或第 5 肋间进胸。

骨性部分的游离

- 受侵的肋骨向肿瘤远端至少剥离 2 ～ 3cm（图 12-12）。

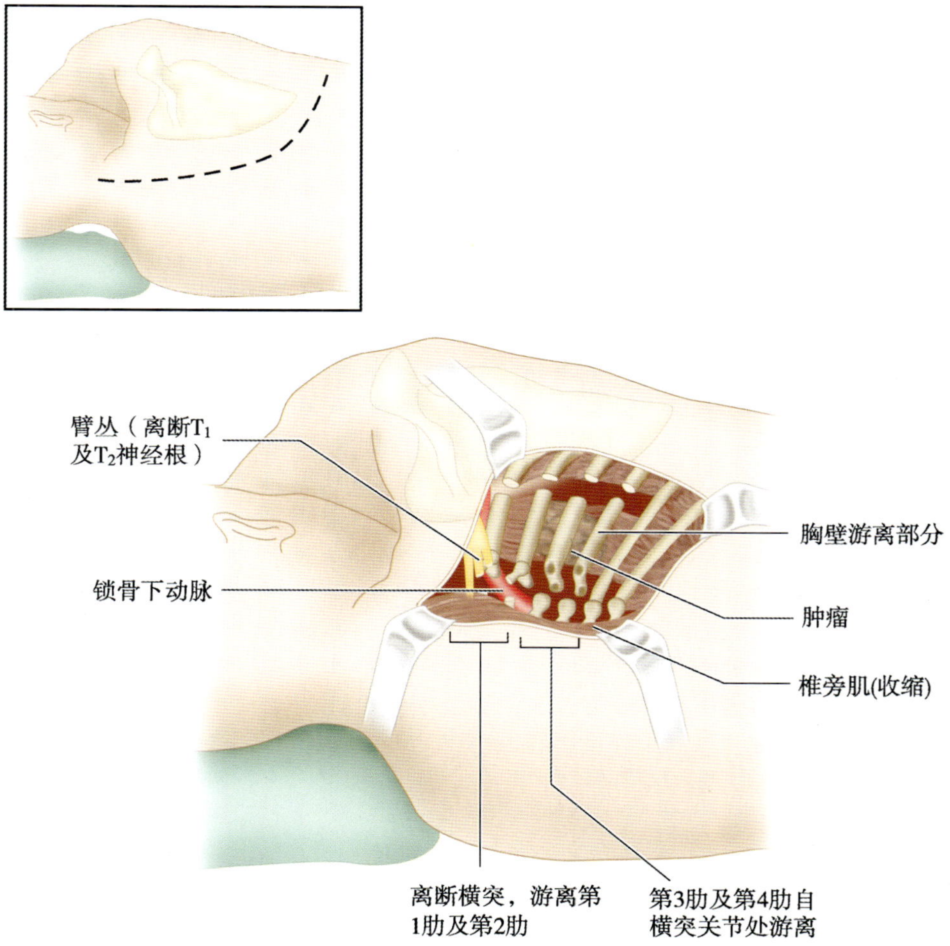

图 12-12

- 没有神经孔侵犯时，通过切断肋骨与横突间的韧带游离肋骨。
- 根据椎孔受侵的情况，切除横突及后方椎板。
- 最后是分离肋骨头和椎体之间的韧带连接。
- 如果需要，还要做椎体侧方的部分切除。

深部游离

- 胸壁游离完后，结扎并于中间切断受侵的神经根。
- 向侧上方分离连接臂丛的神经根。
- 牵开下方胸壁可以自锁骨下动脉剥离肺及部分胸膜。
- 然后进行标准的肺叶切除及纵隔淋巴结采样 / 清扫。

重建及切口关闭

- 肩胛骨下方的胸壁缺损不必重建。
- 如果第 4 肋以下的肋骨切除，重建时可以用不吸收的网状补片以防止肩胛下角脱入残留的肋骨之间。
- 补片需要用不可吸收缝线拉伸固定在肋骨断端、横突及保留的上、下肋骨上。
- 保留肩胛骨下方引流管 5 ～ 7 天。
- 常规关闭后外侧手术切口。

关键点

- 标准的肺叶切除可以在胸壁充分游离之前或之后进行。
- 通过切除后肋的附着结构或切除横突，可以很方便地显露近端神经根。
- 除非把肿瘤和相应肋骨切除，并自胸顶剥离，否则这种切口对锁骨下血管的显露有限。如果肿瘤侵犯锁骨下血管，不宜选择这种切口。

6. 广泛侵及肺门

浅表结构游离

- 胸骨正中部分劈开联合侧方第 4 肋间切口或全胸骨劈开切口。
- 颈部沿胸锁乳突肌前缘切口（或者改良的锁骨上切口）。
- 浅表结构完整剥离见“显露中线结构”部分。

骨性部分的游离

- 必须切除部分侧方的肋骨，以充分敞开切口显露胸廓入口结构。
- 一般经纵劈胸骨切口自胸腔内部可以进行侧方肋骨切除。

◆ 后上方肋骨的显露见“显露中线结构”部分。

深部游离

◆ 胸廓入口结构的游离如“显露中线结构”部分所述。
◆ 通过纵劈胸骨切口完成标准的肺叶切除或扩大的肺叶切除。

重建及切口关闭

◆ 常规关闭胸骨切口。

关键点

◆ 胸壁切口上缘的过度牵拉可以导致臂丛神经的牵张性损伤。

四、术后管理

◆ 术后管理与其他情况下所做的肺叶切除类似。前入路手术带来的术后疼痛通常比常规开胸轻一些。乳糜胸是一个特别值得注意的风险。膈神经或喉返神经的损伤较为常见，合并肺不张或误吸时术后的护理比较困难。

五、技术要点和注意事项

◆ 胸廓入口周围骨性结构复杂，空间小而重要结构较多使整个手术变得比较困难。大部分肿瘤复发都是局部复发，一般都是因为缺乏经验及术中显露不佳导致的手术切除不完全所致。对解剖的熟悉、切口的灵活选择及完整的手术计划是手术治愈的关键。

参考文献

1. Detterbeck FC. Changes in the treatment of Pancoast tumors. Ann Thorac Surg 2003; 75: 1990-1997.
2. Dartevelle P, Chapelier A, Macchiarini P, et al. Anterior transcervical-thoracic approach for radical resection of lung tumors invading the thoracic inlet. J Thorac Cardiovasc Surg 1993; 105: 1025-1034.
3. Grunenwald D, Spaggiari L. Transmanubrial osteomuscular sparing approach for apical chest tumors. Ann Thorac Surg 1997; 63: 563-566.
4. Vanakesa T, Goldstraw P. Antero-superior approaches in the practice of thoracic surgery. Eur J Cardiothorac Surg 1999; 15: 774-780.
5. Masaoka A, Ito Y, Yasumitsu T. Anterior approach for tumor of the superior sulcus. J Thorac Cardiovasc Surg 1979; 78: 413-415.
6. Korst RJ, Burt ME. Cervicothoracic tumors: Results of resection by the “hemi-clamshell” approach. J Thorac Cardiovasc Surg 1998; 115: 286-295.

第13章

射频消融

Michael S. Kent，Malcolm M. DeCamp 著

陈其瑞　译

一、外科解剖

- 外科手术是早期肺癌患者的主要治疗方法。
- 对于拒绝手术或有手术禁忌的患者，射频消融可以作为一种良好的治疗方法。因肺功能差而不适合手术的患者可以考虑胸腔镜肺楔形切除，相比射频消融，我们的经验是楔形切除可以提高局部控制率。
- 患者在考虑射频消融治疗前应该进行详细的分期。对于 CT 或 PET 发现可疑结节的患者，在进行射频消融治疗前还应该进行进一步检查分期（纵隔镜或超声引导的气管镜检查）。
- 在射频消融治疗前，必须取得组织学上恶性肿瘤的证据。可以利用准备进行射频消融的仪器设备进行 CT 引导下细针穿刺活检。在没有组织学诊断依据的前提下进行肺部结节射频治疗，可能会导致对一些良性病患者进行不必要的治疗。
- 如何选择患者进行射频消融治疗，原发肿瘤的特征是关键。比如，直径大于 5cm 的肿瘤就不宜选择射频治疗，因为这样的肿瘤射频治疗后有很高的复发率。还有，中央型肺癌在射频治疗后常出现大咯血。
- 对于肺部转移瘤患者，如果不耐受手术或没有达到转移瘤手术切除的标准（比如，原发肿瘤控制较好，胸部转移病灶有限），可以考虑射频消融。

二、术前准备

- 射频消融是通过对组织加热到 60℃致使组织发生凝固性坏死。射频消融的能量由一个发生器产生，通过射频探查电极向前传导，然后到达分散的多极电极针部分（电烧灼器结构）。射频能量在探针和分散电极之间振荡传导，从而加热靶组织。
- 目前肺部疾病射频消融治疗所用的探针有三种：
  - ▲ *Boston Scientific*（Natick, MA）：这种探针由可以张开的伞状多极针构成。射频消融的能量

分散于每根电极针的全长。电极针展开的最大长度是 5cm。恰当应用这种探针要求准确地刺入病变的中心。然后电极针不断向外扩张，从而使整个病变含在治疗靶区内（图 13-1）。探针是基于阻抗感应工作的。对靶组织的加热将一直持续到通过探针的阻抗达到特定的水平。阻抗是指射频消融能量流动阻力的量度。当组织凝固坏死而不能维持传导时，阻抗将达到一个较稳定的高线水平。

▲ *RITA*（Mountainview, CA）：其设计类似于 Boston Scientific 探针。但是 *RITA* 探针是温度感应的。在这种工作模型下，组织加热到目标温度（通常 90℃）并维持一段特定的时间，一般就认为组织已经凝固坏死。

▲ *Valley Laboratory*（Boulder City, CO）：不像 Boston Scientific 和 RITA 设备系统，这种探针没有可伸展电极。而这种探针仅有一根穿刺针或有三个穿刺针组装而成，可以直接刺入肿瘤内部（图 13-2）。探针前端 2.5cm 是无绝缘材料的裸露部分，是可以做功的电极部分。这种探针可以用冰水持续冲洗，因此常被称为"冷循环电极针"。因为这种探针没有伸展针头，所以其远端必须置入靶区的深部。这种探针可以烧灼周围 4.5cm 范围的组织。Valley Laboratory 探针是温度感应的。

◆ 射频消融通常是在 CT 引导下进行，但是它也可以在手术室开胸手术中应用。

◆ 在胸腔镜中应用射频消融未必合适。为了保证探针准确到位地刺入萎陷的肺内，精确的触觉感应是必须的，而这在胸腔镜手术过程中操作相当困难。

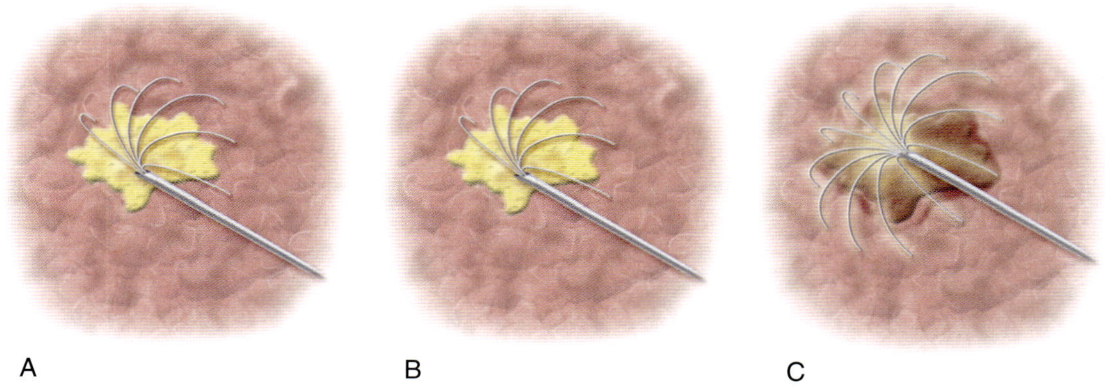

图 13-1

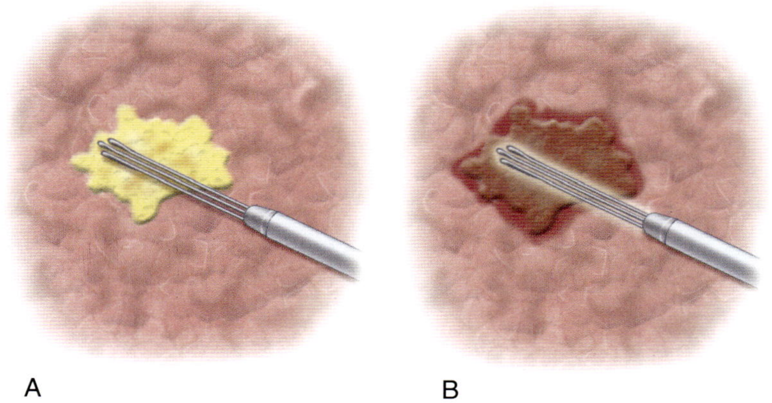

图 13-2

三、手术步骤

- 我们下面描述 CT 引导下射频消融的步骤。
- 操作过程可以在清醒镇静或全麻下进行。如果预计操作时间比较长（比如，射频消融治疗的同时还要进行针吸活检，以及为下一步立体定向放疗放置标记物），应该考虑全麻。如果患者在治疗过程中保持平卧，也应该考虑全麻。然而，应用正压通气可能增加并发气胸的风险。
- 患者的体位取决于病变所在的部位，可以俯卧、仰卧或侧卧。术者应该清楚，选择侧卧时患者与扫描仪间的操作空间是很有限的（图 13-3）。
- 我们更多的选择是较先进的扫描仪体位，因为这样可以更方便地进行气道管理。我们不常规动脉置管，因为患者在扫描仪内体位变动时容易意外脱出。
- 准备好猪尾管胸腔穿刺引流包。即使少量气胸也将使准确放置探针变得比较困难。我们发现如果肺没有充分膨胀，穿刺探针很容易自脏层胸膜上滑脱。而且，在治疗过程中，气胸可能加重，并导致病变位置的变动。基于以上原因，少量气胸我们也放置一根猪尾管引流。
- 测量患者皮肤到病变的距离，然后将射频消融的电极针置入病变部位。我们通常在探针穿破胸膜前进行第一次扫描以确定探针的穿刺角度。
- 为了防止肿瘤细胞在皮下种植转移，在探针退出时要对针道加热。
- 治疗结束后要再次进行 CT 扫描以确保气胸没有加重。这次扫描常会发现肺实质内少量出血。
- 射频消融治疗后气管插管内有一些血迹并不少见。这种情况下应该备好气管镜。

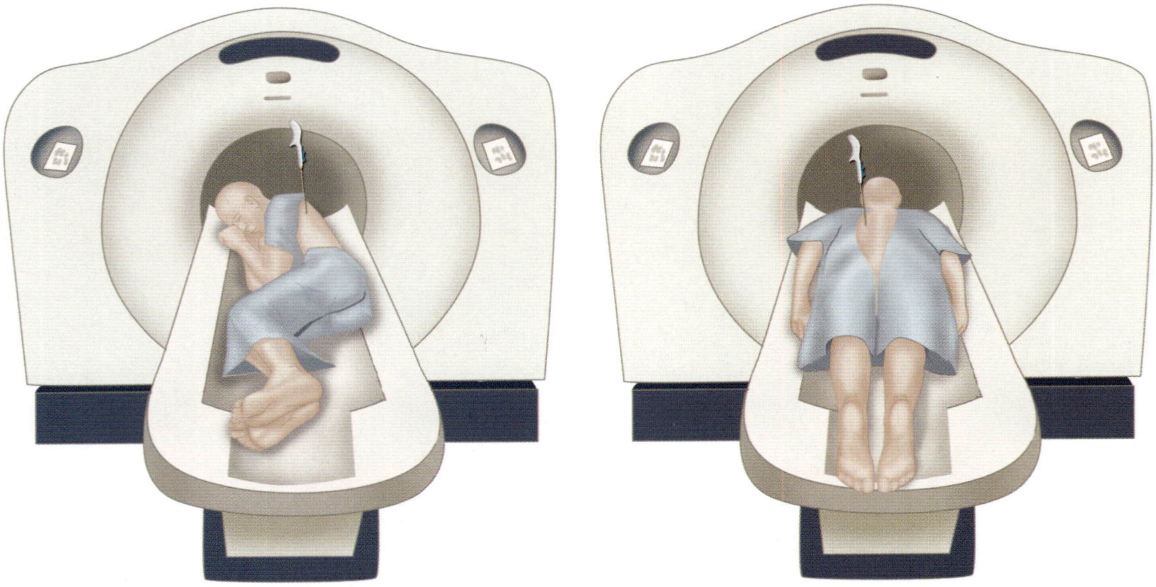

A　　B

图 13-3

四、术后管理

- 治疗完成 2 小时后拍胸片。如果没有气胸或气胸稳定，患者就可以出院回家。

◆ 需要放置猪尾管的患者需要住院观察。像肺切除术后一样，引流管要尽量连接水封瓶。偶尔，猪尾管难以充分引流漏气，需要置一根较粗胸管引流。
◆ 射频消融治疗后胸痛及发热并不少见，这些在术前应该和患者交代清楚。

五、操作要点和注意事项

◆ 如果达不到目标温度，考虑其中一个电极针可能存在以下情况：
　▲ 位于肋骨上。
　▲ 在正常肺组织内（因为有空气而很难加热）。
　▲ 邻近血管（相对于一个散热器）。
　▲ 被焦痂覆盖。
◆ 用水冲洗探针（祛除焦痂）或重新放置探针位置或许有效。如果其他几个电极针可以达到目标温度，术者也可以不考虑其中一个电极针的温度值，以完成射频消融过程。
◆ 选择合适的患者是关键。中央型肿瘤或临近大血管的肿瘤不适合射频消融治疗。
◆ 在进行射频消融治疗前，即使是少量气胸也应该抽空。

推荐阅读

Ambrogi M, Lucchi M, Dini P, et al. Percutaneous radiofrequency ablation of lung tumors: Results in the mid-term. Eur J Cardiothorac Surg 2006; 30: 177-183.

Dupuy D, DiPetrillo T, Gandhi S, et al. Radiofrequency ablation followed by conventional radiotherapy for medically inoperable stage I non–small cell lung cancer. Chest 2006; 129: 738-745.

Fernando H, de Hoyos A, Landreneau R, et al. Radiofrequency ablation for the treatment of non–small cell lung cancer in marginal surgical candidates. J Thorac Cardiovasc Surg 2005; 129: 639-644.

Herrera L, Fernando H, Perry Y, et al. Radiofrequency ablation of pulmonary malignant tumors in nonsurgical candidates. J Thorac Cardiovasc Surg 2003; 125: 929-937.

Pennathur A, Luketich J, Abbas G, et al. Radiofrequency ablation for the treatment of stage I non–small cell lung cancer in high-risk patients. J Thorac Cardiovasc Surg 2007; 134: 857-864.

Sano Y, Kanazawa S, Gobara H, et al. Feasibility of percutaneous radiofrequency ablation for intrathoracic malignancies: A large singlecenter experience. Cancer 2007; 109: 1397-1405.

Thanos L, Mylona S, Pomoni M, et al. Percutaneous radiofrequency thermal ablation of primary and metastatic lung tumors. Eur J Cardiothorac Surg 2006; 30: 797-800.

Ⅱ

胸部良性病变

第14章

大疱性肺气肿

Aaron D. Fain，Joseph B. Zwischenberger 著

闵先军　译

一、外科解剖

- 大疱性肺气肿外科治疗的再度兴起是源于人们对其病理生理学机制的深入认识。手术明显改善了患者的临床症状、活动耐力、肺功能以及生活质量。其主要目的是使被压缩的肺组织在肺大疱被切除后尽可能复张。肺解剖学知识的了解程度对手术非常重要，尤其是在开胸手术和电视胸腔镜辅助外科手术（VATS）之间做出选择时。
- 大疱性肺气肿的分类以大疱的数量和大疱周围肺实质的质量为根据。Ⅰ类和Ⅱ类外科手术干预后疗效最佳，Ⅲ类和Ⅳ类是否应该手术仍存在争议。

二、术前准备

1. 临床表现

- 从外科手术中获益最大的患者通常表现为中重度呼吸困难且有与正常肺组织界限明显的单发大疱。单发、孤立的肺大疱比多发小疱的患者手术效果更佳。通过外科手术切除，被压缩的正常肺组织能够充分复张、使氧合改善。有些肺大疱患者可以没有任何症状，这类患者在实施外科手术之前应该随访观察（见“无呼吸困难症状患者的外科治疗”）。对于大疱合并其他症状如呼吸困难、气胸、脓胸或大咯血的患者也提示应该外科手术治疗；相反，对于未戒烟或合并其他症状如慢性支气管炎、支气管痉挛或反复感染的患者，外科手术后长期获益的概率很低。
- 做出大疱切除的决定前需要对风险和获益进行全面评估。最佳的术后效果是成功解除了张力性大疱对邻近肺实质的压缩、改善了通气血流比值（$\dot{V}/\dot{Q}$）、减少了包括终末支气管交通在内的死腔通气。巨大大疱性肺气肿的主要症状通常是呼吸困难，因此量化患者术前和术后呼吸困难程度有助于预测和证实手术成功与否。英国医学研究委员会制定的改良呼吸困难量表（表14-1）可以用来量化呼吸困难的程度。

表14-1 英国医学研究委员会改良呼吸困难量表

分级	临床表现
0	除非剧烈活动，无明显呼吸困难
1	当快走或上缓坡时有气短
2	由于呼吸困难，比同龄人步行的慢，或者在平地上正常行走时由于憋气需要停下来呼吸
3	在平地上数分钟步行 100 码（约 91m）后需要停下来呼吸
4	明显的呼吸困难而不能离开房屋或者当穿脱衣服时也出现气短

Mahler DA, Wells CK. Evaluation of clinical methods for rating dyspnea. Chest 1988;93:580-586.

2. 术前准备

- 决定外科手术切除范围前必须进行胸部计算机断层成像（CT）扫描，CT 扫描提供了最佳的立体评估以及主要大疱的范围。呼气时胸部 CT（动态计算机断层扫描）检查用来确定需要切除的肺组织范围。另外，肺血管成像对确定压缩范围也是有帮助的（图 14-1）。术前和术后通气灌注$\dot{V}/\dot{Q}$定量扫描是评价外科手术后肺获得性再灌注情况的一种好方法，该项检查有助于确定外科手术后肺实质的灌注储备量。
- 所有患者术前必须戒烟，但在临床实施中常会受到抵触。患者最终会从戒烟中获益且我们作为医务工作者有义务督促患者戒烟。但是，大多数患者在术前的几周内仍继续抽烟，且令人惊讶的是某些文学作品竟然支持这一不良嗜好。
- 所有患者术前都需要完善肺功能检查（肺活量、血气分析、肺灌注以及通气扫描）。应该行支气管镜检查以除外梗阻性疾病。在门诊对所有适合手术的患者都应进行肺部疾病康复教育以及关于咳嗽方法、深呼吸和诱发性肺活量以及胸部物理治疗的宣教。心功能评估也应该被考虑，

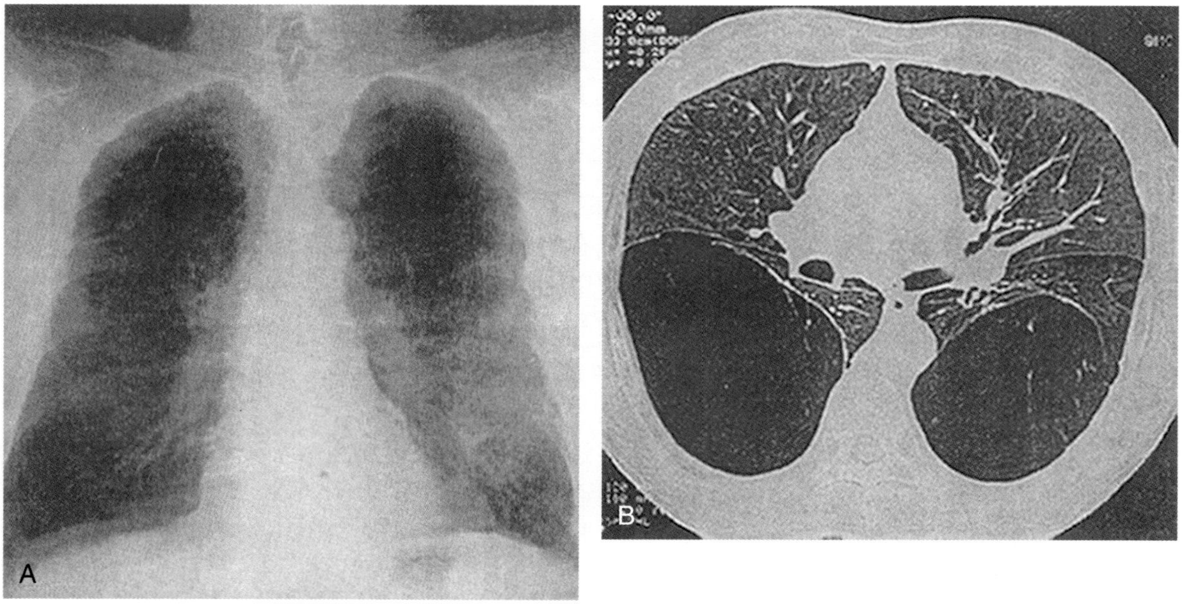

图 14-1
（From Dartevelle P, Macchiarini P, Chapelier A. Operative technique of bullectomy. Chest Surg Clin North Am 1995;5:735-749.）

包括心电图、超声心动图以及肺动脉压力测定等。

◆ 术前应该给患者置入胸段的硬膜外导管，并在手术前后持续硬膜外泵入麻醉药。在这一操作过程中外科医生必须在场，因为有可能发生需要紧急减压处理的术侧或对侧气胸。患者由双腔气管内插管来维持通气和麻醉，以便在手术操作时确保术侧肺的萎陷。为了避免过度正压通气导致的潜在生命危险即张力性气胸的发生，麻醉师必须保持较低的潮气量和较低的气道内压。通过延长呼气相，便于大疱内的气体以及被压缩肺组织内的气体排出。术后患者意识恢复及体温正常后，辅助通气即可中断。

3. 无呼吸困难症状患者的外科治疗

◆ 虽然大疱性肺气肿的原发症状是呼吸困难，但在某些特殊情况下，有并发症的无呼吸困难症状患者的外科手术也是可行的，例如，大疱内合并肿瘤。通过详细的影像学检查发现新生物进展，常提示肺癌，如大疱内或邻近大疱的结节性毛玻璃影，大疱壁部分或弥漫性增厚，最终表现为大疱的继发征象，如直径改变、积液或气胸。而大疱性感染相对少见，一旦出现感染，首选至少 6 周的抗生素保守治疗，但由于感染性大疱与支气管树之间的交通不畅，6 周抗炎治疗通常不够。如果患者病情没有得到改善，应该考虑通过改良 Monaldi 引流法引流。动脉损伤后可合并咯血，但比感染相对少见，正因如此，术前应高度怀疑并除外可能由于其他区域肺组织病损造成的出血。

三、手术步骤

1. 开胸肺大疱切除

◆ 胸部手术切口的选择取决于单侧或双侧大疱的性质，以及患者呼吸功能不全的严重程度。巨大肺大疱压缩正常肺实质的患者通常选择开胸手术。如果大疱仅局限在一侧胸腔，通常采用标准的后外侧切口或外侧切口。对于双侧病变，外科医生可以选择正中开胸，或者横断胸骨或不横断的双侧前外侧切口。双侧病变切除可以一步或分两步完成。大多数外科医生选择不切断肌肉的开胸切口或 VATS。

◆ 肺大疱手术的主要目的是尽可能切除病变的肺组织，避免有功能的肺组织减少，以致影响气体交换和余肺组织复张。肺大疱切除之前，应充分松解壁层胸腔粘连。沿大疱壁纵向切开（图 14-2A），从内探查并切除位于基底的小梁和血管。用长钳夹起大疱腔基底部接近正常肺实质的脏层胸膜（见图 14-2B），将展开的脏层胸膜反折到已打开的囊腔下部表面（图 14-2C），用切割缝合器夹闭大疱基底部并确保闭合整个大疱腔后予以切断。所有闭合线都应该仔细检查并试水有无漏气。许多人使用止血材料、生物胶来预防漏气以及牛心包补片来加固闭合缘。最后放置胸管和实施胸膜固定。如果剩余肺组织不能充分复张或没有足够的肺组织完全填充胸膜腔，可以通过切除切口周围从上到下的壁胸膜组织来缩小胸膜腔。

2. 腋下切口

◆ 腋下切口多用于大疱位于肺上叶尖部的年轻患者，其胸廓相对较柔软。不切断肌肉的开胸切

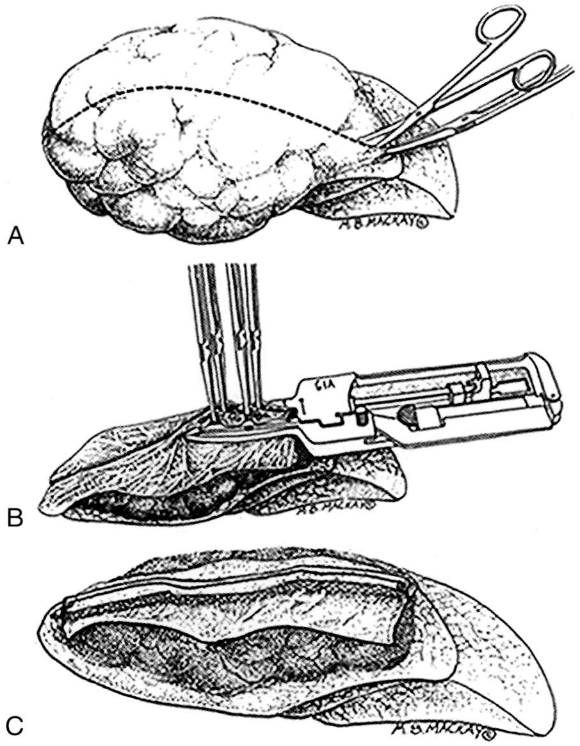

图 14-2
（From Deslauriers J, LeBlanc P, McClish A. General. Thoracic Surgery, 3rd ed. Philadelphia: Williams & Wilkins; 1989:741.）

口可经第 3 或第 4 肋间进胸，此切口比后外侧切口开关胸时间缩短且术后疼痛减轻。

3. 后外侧切口

◆ 后外侧切口是肺或后纵隔相关手术最常采用的入路，也是肺叶切除的常用入路。该术式可以充分暴露胸膜腔和所有肺实质的表面，使位于后侧的大疱得以切除。该切口从乳房下缘开始，沿肋间向后一直延伸到肩胛骨脊柱旁，切断斜方肌、菱形肌、背阔肌以及前锯肌。该切口往往导致严重的术后疼痛，从而使患者咳嗽欠佳、理疗无效、肩部运动受限及患者行动困难，增加术后并发症。

4. 改良后外侧切口

◆ 改良后外侧切口通常经第 5 肋间进胸，既保留了前锯肌，又获得了良好的术野，操作简单易行。该术式可用于肺楔形切除、肺叶切除和全肺切除。缺点是对于肌肉发达的患者该术式相对困难，因为需要分离肌肉从而延长了开胸时间。

5. 胸骨正中切口

- 胸骨正中切口沿胸骨垂直切开，锯开胸骨。该术式能同时显露双侧胸腔，与经肋间开胸相比术后切口不适及通气受限相对较轻；且患者采用平卧位对于合并严重肺功能不全的患者有一定的生理学优势。缺点是对前侧肺暴露容易而后侧肺则较困难，对于有广泛肺气肿或后侧粘连的患者该术式存在一定问题。这一术式常用于心脏移植、先天性心脏病的外科修复以及冠脉旁路移植手术。

6. 电视辅助胸腔镜手术

- 这一术语指所有采用胸腔镜进行的操作，术侧肺的通气由双腔气管内插管来调节。该术式对肺功能较差的高危患者最为适合。
- 手术目的是消灭大疱、避免漏气。该操作可以通过许多不同的方法来完成。有些外科医生喜欢使用氩气刀，当氩气刀在较低功率时，氩气束可以使大疱壁皱缩而不会穿破大疱壁。术中找到皱缩的大疱壁基底并用闭合器夹闭切断以防止漏气。为了加固切缘，可以采用牛心包补片或聚四氟乙烯补片，甚至大疱壁本身也可以用来加固切缘。这种手段有助于避免漏气，也适用于较小的大疱。任何大疱切除手术后都需要低压力的胸管负压吸引（10 mmH_2O）或不接负压引流（水封）来控制不可避免的漏气。
- 电视胸腔镜手术（VATS）时患者采取侧卧位或上臂举过头顶的仰卧位。侧卧位的缺点是对侧手术时患者需要翻身。在腋中线第 7 肋间做第一个套管切口（直径 10mm）作为胸腔镜置入口（图 14-3），与另外两个切口（15mm）形成一个三角形：其中一个切口作为抓持器械入口，另一个切口作为切割缝合器入口。抓持器械入口位于第一个切口前上方，胸大肌外侧缘的后方，最后一个切口位于第一个切口同一水平的前方。
- 另一种技术是利用 Ligasure 血管闭合系统。这种方法是在靠近正常肺实质的部位切断大疱（见图 14-3B）。完全切除大疱之后，使用肺镊夹住切缘两边使其靠近（图 14-3C），用 Ligasure 血管闭合系统在离切缘大约 1cm 的地方使其闭合。

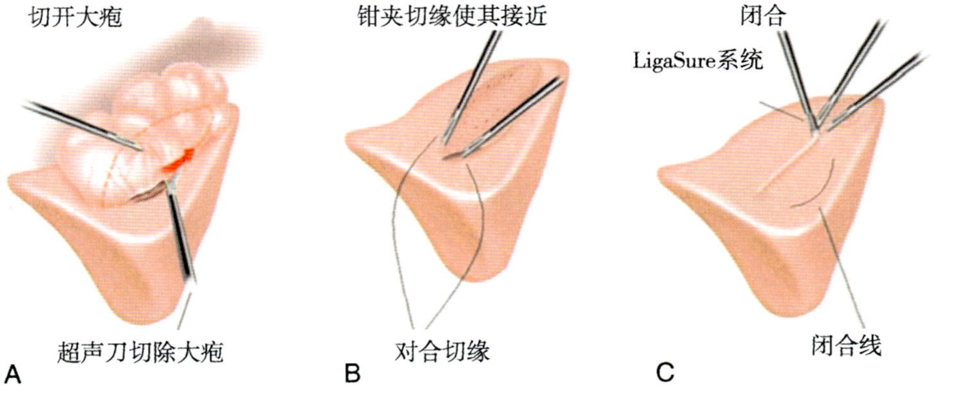

图 14-3
（From Shigemura N, Akashi A, Nakagiri T. New operative method for a giant bulla: Sutureless and stapleless thoracoscopic surgery using the Ligasure system.Eur J Cardiothorac Surg 2002;22:646-648.）

◆ 电视胸腔镜手术的具体操作与开胸手术相同。特别是对于较小的大疱，其中之一是套线结扎法（图 14-4）。这种方法通常用电刀尖刺破大疱壁使其萎陷。为了使萎陷的大疱游离，夹住并扭转大疱至基底直到正常肺组织。然后，在这一位置用内镜圈套器套住收紧的大疱，应用打结器收紧闭合预留的套圈，如果需要可以再次套圈结扎。

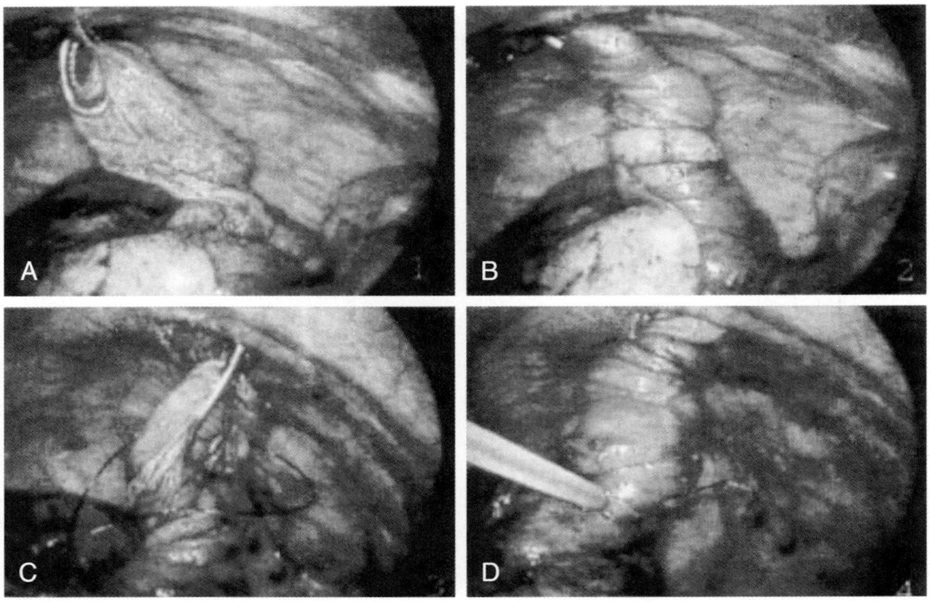

图 14-4

四、术后管理

◆ 患者离开手术室之前应该拔除气管插管。同时必须进行积极的呼吸道吸痰处理，以避免可能发生的主要并发症。为明确了解胸膜残腔是否消失，术后数天内需要每天复查胸片。术后应该避免正压通气，因为正压通气会导致肺漏气的风险增加。对胸腔内残腔和漏气的处理是术后最具挑战的问题之一，本章暂不讨论。
◆ 术后镇痛不充分通常会导致许多问题，例如呼吸乏力、呼吸道分泌物潴留等。因此术后应该立即给予镇痛，可以采用持续吗啡静脉泵入或硬膜外芬太尼泵入。另一项重要的术后处理是胸部物理治疗，应该鼓励患者术后进行低强度的、监护下的训练。在漏气停止后 24 小时以内可以拔出胸管。

五、操作要点和注意事项

◆ 术后可以出现一系列并发症，包括肺炎、呼吸衰竭需要使用呼吸机以及长时间漏气。
◆ 有些患者脱机困难，可以早期气管切开。
◆ 其他并发症包括伤口感染和脓胸等。

推荐阅读

Dartevelle P, Macchiarini P, Chapelier A. Operative technique of bullectomy. Chest Surg Clin North Am 1995;5: 735-749.

Deslauriers J, Gregoire J, LeBlanc P. Bullous and bleb diseases of the lung. In Shields TW, ed. General Thoracic Surgery, 6th ed. Philadelphia: Williams & Wilkins; 2004:1168-1186.

DeVries WC, Wolfe WG. The management of spontaneous pneumothorax and bullous emphysema. Surg Clin North Am 1980; 60:851-866.

Divisi D, Battaglia C, Di Francescantonio W, et al. Giant bullous emphysema resection by VATS. Analysis of laser and stapler techniques. Eur J Cardiothorac Surg 2002; 22:990-994.

Gamliel Z, Krasna MJ. Operative techniques for lung volume reduction surgery. Chest Surg Clin North Am 2003; 13:687-700.

Greenberg JA, Singhal S, Kaiser LR. Giant bullous lung disease: Evaluation, selection, techniques, and outcomes. Chest Surg Clin N Am 2003; 13:631-649.

Hugh-Jones P, Lambert AV. A simple standard exercise test and its use for measuring exertion dyspnea. BMJ 1952; 12:65-71.

Liu HP, Chang CH, Lin PJ, et al. Emphysema surgery—loop ligation approach. Eur J Cardiothorac Surg 1999; 16（suppl 1）:S40-S43.

Mahler DA, Wells CK. Evaluation of clinical methods for rating dyspnea. Chest 1988; 93:580-586.

Shigemura N, Akashi A, Nakagiri T. New operative method for a giant bulla: Sutureless and stapleless thoracoscopic surgery using the Ligasure system. Eur J Cardiothorac Surg 2002; 22:646-648.

Shigemura N, Akashi A, Nakagiri T, et al. A new tissue-sealing technique using the Ligasure system for nonanatomical pulmonary resection:Preliminary results of sutureless and stapleless thoracoscopic surgery. Ann Thorac Surg 2004; 77:1415-1419.

Taniguchi Y, Fujioka S, Adachi Y, et al. Video-assisted thoracoscopic bullectomy for an infectious giant bulla with the concomitant use of the perioperative intracavity fl uid suction. J Thorac Cardiovasc Surg 2009; 137:249-251.

Ueda K, Tanaka T, Jinbo M, et al. Sutureless pneumostasis using polyglycolic acid mesh as artifi cial pleura during video-assisted major pulmonary resection. Ann Thorac Surg 2007; 84:1858-1861.

Wu YC, Chu Y, Liu YH, et al. Thoracoscopic ipsilateral approach for contralateral bullous lesion in patients with bilateral spontaneous pneumothorax. Ann Thorac Surg 2003; 76:1665-1667.

Yamada S, Yoshino K, Inoue H. Resection and stapling technique for wide-based giant bullae in video-assisted thoracic surgery using a new end-stapler. Gen Thorac Cardiovasc Surg 2008; 56:306-308.

第 15 章

脓胸的外科治疗

Mitchell J. Magee，Joshua R. Sonett 著

闵先军 译

一、外科解剖

- 脓胸时从胸廓入口到膈肌的解剖可能有很大的改变，因此全面了解正常肺门和纵隔解剖是进行有效、安全外科操作的基础。
- 肺容积的减小通常伴随一侧膈肌上升以及纵隔移位，当计划实施任何外科干预措施时这些都应该被考虑在内。
- 手术时膈肌、迷走神经以及食管应该加以辨认和保护，因为这些结构可以与胸膜纤维形成包裹粘连。

二、术前准备

- 单纯性肺炎引起的积液可以进展为复杂性积液，合并分隔和脓胸。脓胸的发展阶段或慢性脓胸对治疗的决定非常重要，因为这些因素通常影响治疗方式的选择。
- 通过全面的病史回顾、体格检查和胸部断层扫描（CT），通常能够做出满意的治疗计划。但如果可以获得抗生素使用史、血液或胸腔积液培养以及其他有关胸腔积液的特征检查结果，都是极有价值的。脓胸的特征性症状包括发热、寒战、呼吸困难以及胸膜炎性胸痛。
- 胸部 CT 扫描有助于鉴别胸腔积液（如：胸膜肥厚、分隔形成、复杂性积液、肺实变）以及合并的胸部其他病变（如：淋巴结增大、肺损伤以及食管病变）。
- 化脓性胸腔积液应该早期使用大口径胸管引流。胸腔内注射纤维蛋白溶解剂，如组织纤维蛋白溶酶原激活剂可以提高胸管引流的效率从而避免外科手术，有些报道已经证实了这一点。
- 如果肺不能充分复张或出现持续感染的临床症状和体征，则要进行手术干预，其基本目标是建立更充分的引流和促进完全性肺复张（纤维板剥脱）。

三、手术步骤

- 患者采用侧卧位全麻下单肺通气。
- 打开 1 ~ 2 个通向游离胸膜腔的直径约 5mm 的腔镜孔，最好通向积液或积脓的胸膜腔内。吸出游离的液体以便有空间插入口径为 5mm 的 30° 胸腔镜。
- 胸腔镜下探查脓腔及周围游离或分隔的胸膜腔，评估使用电视辅助胸腔镜外科（VATS）技术是否可以进行有效的引流和剥脱。如果需要开胸手术，可以腔镜辅助下选择最合适的开胸手术切口（图 15-1）。
- 脓腔内增厚的脏、壁胸膜是脓胸典型的慢性表现，通常需要开胸行安全有效的肺、膈肌和纵隔的完全纤维板剥离。
- 首先应完全松解肺与胸壁的粘连，一直到肺门周围。仔细辨别和保护膈神经、迷走神经以及食管。(图 15-2)
- 肺的游离最好在肺通气时。首先最好使用手术刀锐性分离出正确的解剖剥离层面，随后的游离就变得简单了。锐性分离之后，用 Kittner 剥离器在肺组织和增厚的脏层胸膜纤维之间进行剥离，用纱布持轻柔推开肺实质有助于进一步的剥离（图 15-3）。
- 包括表浅的叶间裂在内的肺组织被完全游离之后，将重点转向脏胸膜和膈肌表面。广泛的胸壁剥脱可以加强胸膜粘连和避免发生限制性纤维胸。
- 游离膈肌时应该操作仔细，避免损伤膈神经。

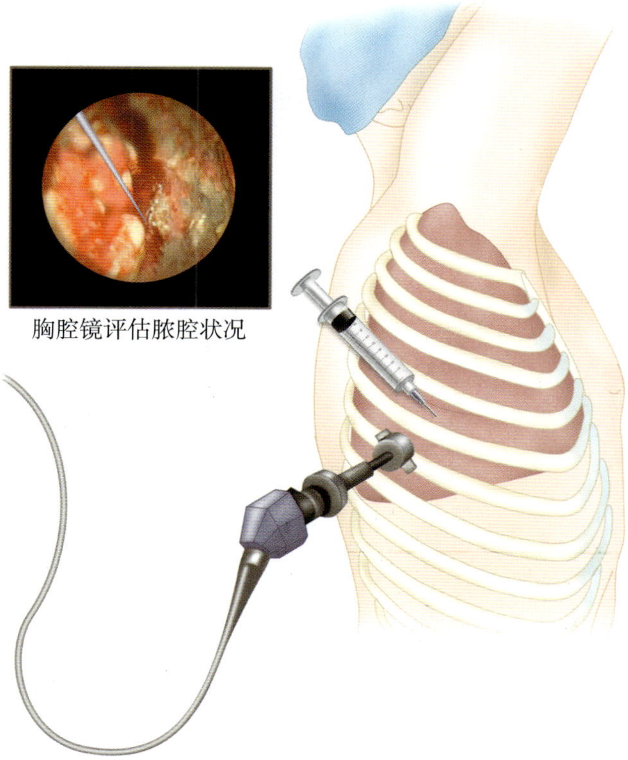

图 15-1

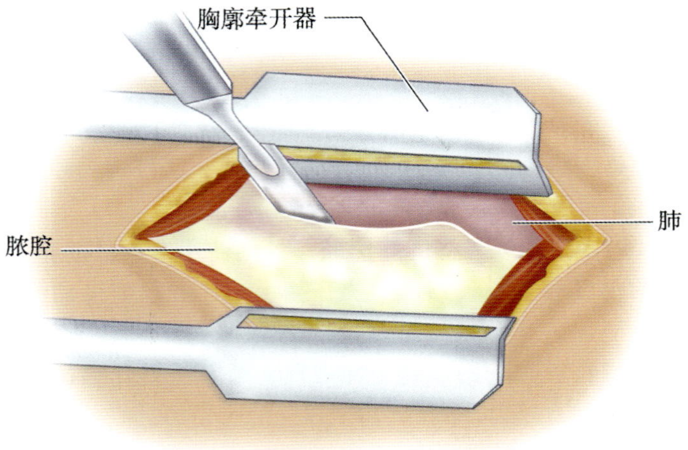
胸廓牵开器
肺
脓腔

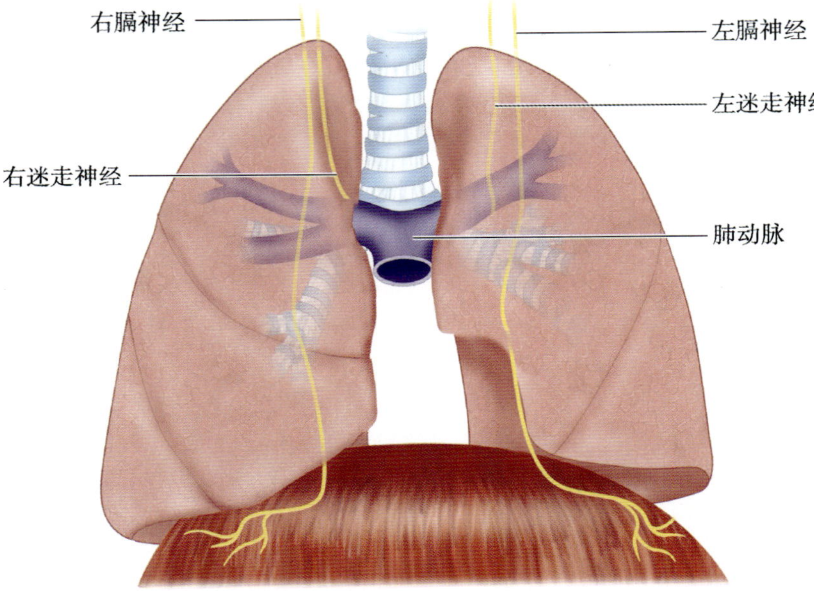
右膈神经
左膈神经
左迷走神经
右迷走神经
肺动脉

图 15-2

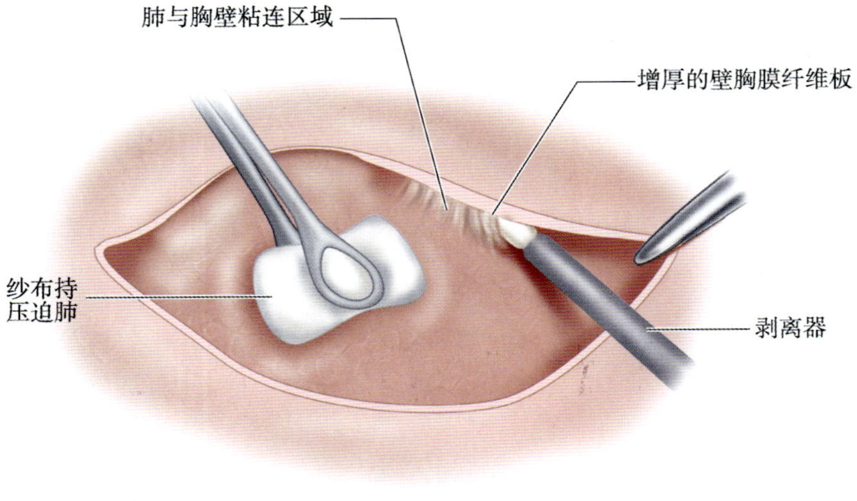
肺与胸壁粘连区域
增厚的壁胸膜纤维板
纱布持
压迫肺
剥离器

图 15-3

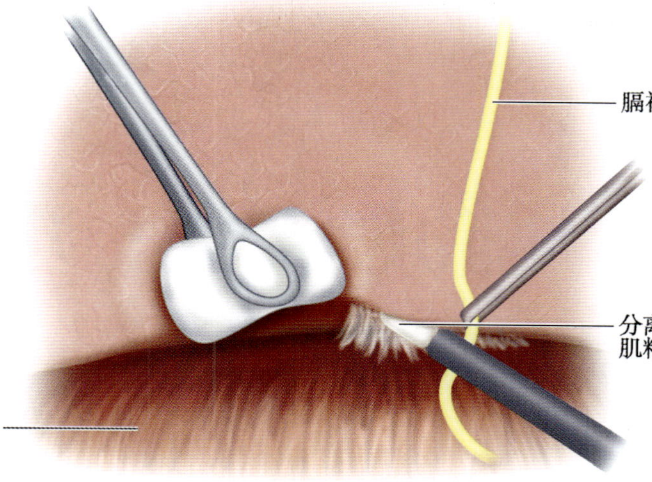

图 15-4

四、术后管理

- 操作完成之后应该放置两根大号胸管，一根从前面向上直达肺尖，另一根向后跨过膈肌，在术后 24 小时内给予负压吸引。术后 12 ~ 24 小时可以考虑气管插管机械通气，这有利于肺复张和胸膜粘连，减少术后漏气。当停止漏气以及引流量较少后应该拔出胸管。

五、操作要点和注意事项

- 在肺充分剥离之前应该探查并除外肺癌和胸膜间皮瘤。
- 切除增厚的胸膜需要常规送培养和病理学检查以明确病理诊断。
- 注意保护膈神经、迷走神经、食管、肺血管以及支气管膜部。
- 在剥离过程中，应该充分使用纱布垫压塞胸壁和肺表面的出血点。
- 避免肺实质的过度分离，否则会由于不恰当的分离过深而导致较严重的漏气。
- 不要尝试修复较长的脏层胸膜裂口，避免肺组织切除。确保肺充分复张以及胸膜粘连对胸膜剥脱术后恢复通常有利，即使有适度的漏气也能够在术后数天内自行闭合。

推荐阅读

Chapman SJ, Davies RJ. Recent advances in parapneumonic effusions and empyema. Curr Opin Pulm Med 2004; 10:299-304.

Colice GL, Curtis A, Deslauriers J, et al. Medical and surgical treatment of parapneumonic effusions: An evidence-based guideline. Chest 2000; 118:1158-1171.

Light RW. Parapneumonic effusions and empyema. Proc Am Thorac Soc 2006; 3:75-80.

第 16 章

肺减容术：开放技术

Joseph M. Kinner, Brannon R. Hyde，Joseph B. Zwischenberger 著

胡　滨　译

一、临床解剖

- 对胸腔重要解剖结构（尤其是肺）全面的了解是肺减容手术（LVRS）成功的基础。

二、术前准备

- 肺气肿是一种不可逆转的并且进行性加重的肺疾病，其可导致终末气道的扩张和破坏。肺减容术可以切除大部分病变的区域并能为肺气肿患者提供良好的生活质量。
- 肺减容术是指切除无功能而过度扩张的肺实质，并保存健康的肺组织，以改善和恢复功能。肺减容术可以提高肺的弹性回缩力以及通过增加膈肌收缩力来改善胸壁的呼吸力学。肺减容后，肺组织的通气 / 灌注比改善，功能和症状也得到改善。
- 为确定 LVRS 的安全性和有效性，美国国家心肺血液研究所和医疗保险以及医疗救助服务中心开展了国家肺气肿治疗试验（NETT）。该研究的目的是通过与严重肺气肿患者内科治疗结果比较，明确 LVRS 近期和远期的获益与风险。5 年的研究显示，对于选择性的患者群 LVRS 可以提高生活质量以及增加手术后的运动能力。上叶病变和低运动能力的患者被认为是 LVRS 的首选，弥漫性或非上叶病变以及高运动能力的患者不是手术的最佳选择，因为它增加了手术风险并且肺功能的改善较差。非上叶肺气肿是 LVRS 术后死亡率惟一真正的预测因素。
- LVRS 需要严格的遴选标准，仔细的术前评估以减少患者术后并发症的发病率和死亡率。包括胸部 X 线片、胸部计算机断层扫描（CT）、超声心动图、心导管检查、肺功能检查以及动脉血气分析。
- LVRS 前，患者需要戒烟 6 个月以上以及 6 ～ 10 周的术前肺康复训练。
- LVRS 的麻醉应考虑麻醉后尽早的苏醒和术后拔管。LVRS 术后早期拔管可以减轻继发于正压通气而导致缝合处的漏气。因此，术后应迅速恢复自主呼吸，短效麻醉剂是术中及术后镇痛最佳的选择。此外，可通过术前置入的硬膜外导管完成最佳的术后镇痛。LVRS 需要双腔气管插管，全身静脉麻醉或吸入麻醉。

三、手术步骤

1. 切口

- 双侧肺减容术采用正中胸骨切口可充分显露双侧肺野。正中纵形切口是指从胸骨上切迹到剑突下（图 16-1A）。
- 如果一侧胸腔疾病占主导地位可采用不切断肌肉的开胸切口。

2. 显露

- 劈胸骨时应停止通气，以减少肺组织损伤的发生率。使用胸骨锯沿胸骨体和胸骨柄的中线劈

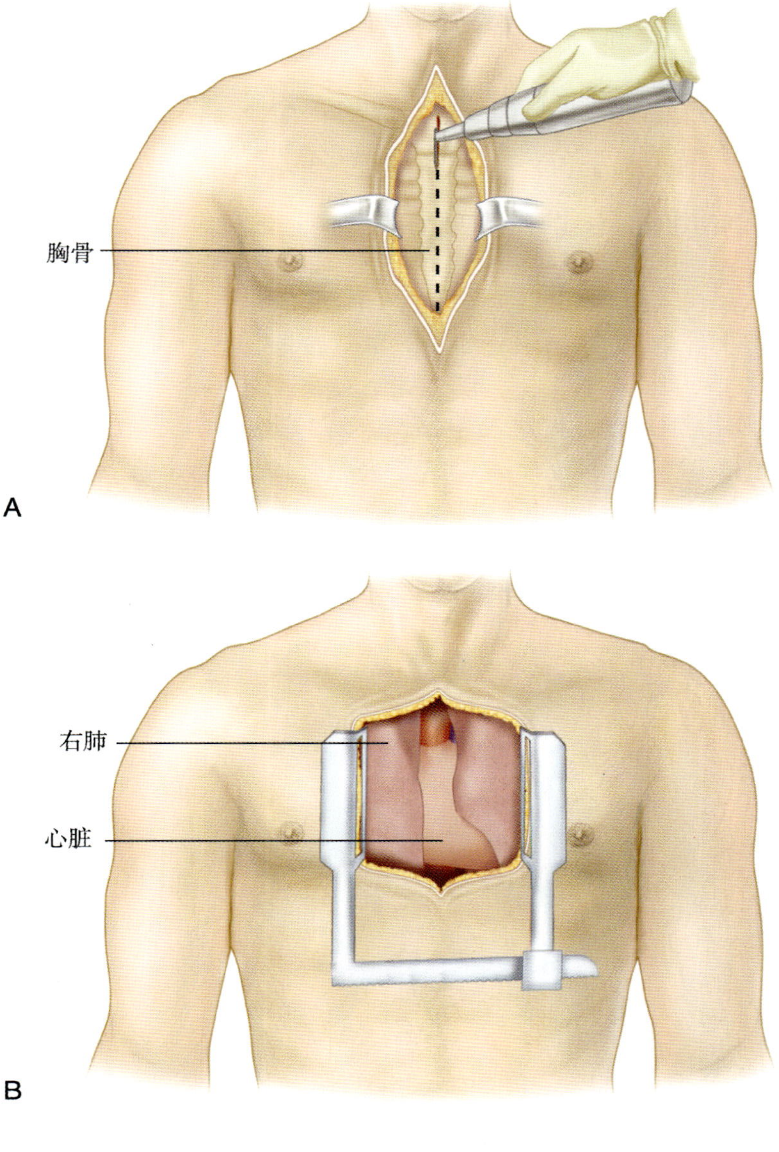

图 16-1

开胸骨。根据术者的习惯可以采用从胸骨切迹向下或从剑突向上的方法劈开胸骨。使用电刀行骨膜止血。止血后，胸骨牵开器放置于胸骨的下方。一般胸骨牵开 8 ～ 10cm 即可为双侧肺减容手术提供良好的视野（图 16-1B）。

3. 切除

◆ 根据术前影像学检查（通常指 CT 扫描），最先切除肺功能差的一侧。单肺通气，在切除过程中麻醉医师应使肺萎陷，同时应分离粘连。
◆ 双手触诊或指捏能判定肺组织损害严重或不严重的界限。肺严重病变的区域是隔离的，使用胃肠钳夹持住（图 16-2）。使用直线切割缝合器连续切除至少 20% ～ 30% 的肺组织（图 16-3）。即使切除几乎所有的上叶，但病变组织仍可能存在。可使用多项技术，但切除一般始于上叶的前部，逐步到肺的后段。通常采用一个倒 U 形的技术。缝合器常规使用牛心包垫片以减轻严重的漏气（图 16-4）。低流量通气并维持 10 cmH_2O 的压力保持 3 ～ 5 秒，胸腔内倒入盐水以检查切割缘的漏气情况(图 16-5)。然后膨肺在 20 cmH_2O 维持 3 ～ 5 秒。如果没有气泡出现，可以关闭胸腔。
◆ 如果需要切除整个肺叶，应考虑肺叶切除术中安全处理血管和气管。
◆ 检查完切缘后，通过腹前筋膜放置两根胸管。一根放置到肺尖，另一根沿膈肌上行。于手术室将胸管接水封瓶。
◆ 一侧肺完成后，利用相同的技术行对侧肺减容术。

4. 关胸

◆ 至少用 5 根 5 号不锈钢丝缝合胸骨。绕胸骨和经胸骨缝合均可。使用 2 ～ 3 根 5 号不锈钢丝缝合胸骨柄。用聚乙醇酸缝线连续缝合胸肌筋膜和白线。使用可吸收线缝合皮下组织。根据术者的习惯缝合皮肤。

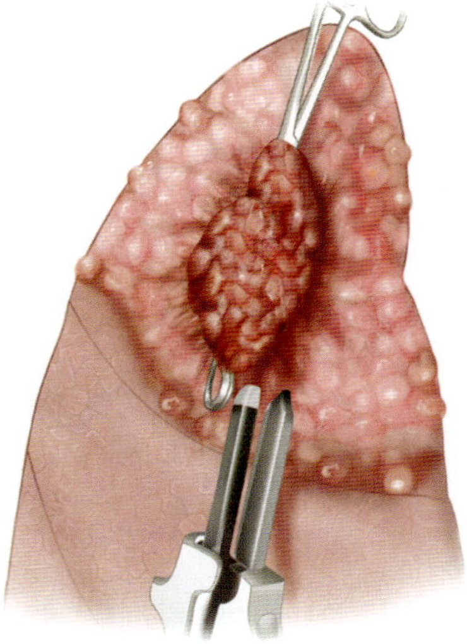

图 16-2

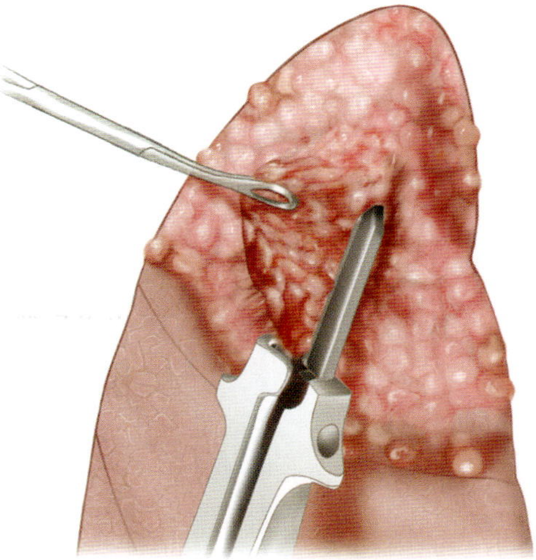

图 16-3

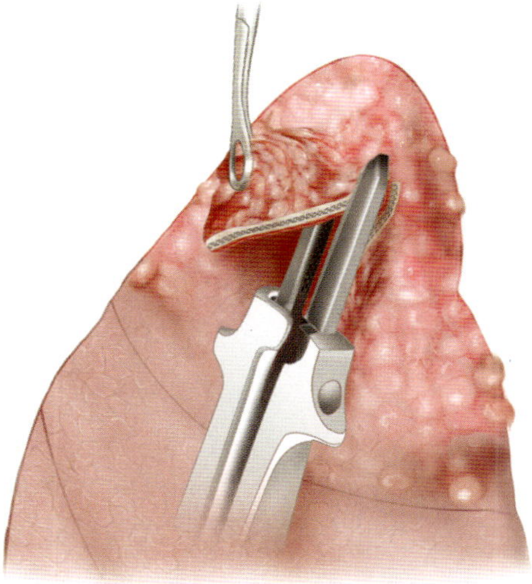

图 16-4

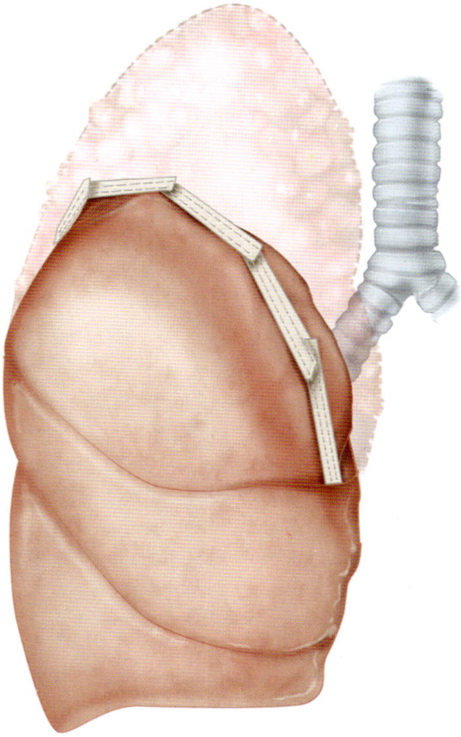

图 16-5

5. 漏气的预防

- 术后长期漏气是肺减容术常见的并发症。为减少漏气的发生率和严重程度，在术中常使用多种垫片和密封胶来加强缝合切缘。常见的垫片材料包括牛心包片和可展开的聚四氟乙烯。这些材料也可以联合密封剂（如纤维蛋白胶）使用。

四、术后管理

- 术后患者有自主呼吸后应于手术室立即拔管，可降低术后漏气的发生率和严重程度。
- 术后胸片及心电图有助于早期并发症的发现以及胸管的管理。重症监护室监测的生命体征、血清电解质、尿量可以优化术后管理。
- 患者一般每侧胸腔均放置两根胸管并连接水封瓶。有严重漏气和气胸时应调节胸管。不可控的漏气或进展性气胸时应使用负压吸引。
- 最佳疼痛控制对患者的康复是至关重要的，并能预防通气不足、缺氧和继发于胸壁疼痛的呼吸衰竭。
- 早期活动和胸部物理治疗可以加速患者的恢复以及降低肺部并发症。常见的术后并发症包括持久性漏气、气胸、肺炎、心律失常、恐慌和胃肠道并发症。

五、操作要点和注意事项

- 术前严格的患者选择和肺康复对肺减容术是至关重要的。肺减容术可以改善功能和症状，但不能治愈严重的肺气肿。肺减容术是一种姑息性治疗方案。
- 肺减容术可改善运动能力、肺功能、生活质量和呼吸困难。上叶肺气肿和运动能力相对低的患者改善更明显。上叶非均质肺气肿的患者是肺减容术最理想的候选人。

推荐阅读

Brister NW, Barnette RE, Kim V, et al. Anesthetic considerations in candidates for lung volume reduction surgery. Proc Am Thorac Soc 2008; 5: 432-437.

Daniel TM, Chan BB, Bhaskar V, et al. Lung volume reduction surgery: Case selection, operative technique, and clinical results. Ann Surg 1996; 223: 526-531; discussion 532-533.

Deslauriers J, LeBlanc P. Emphysema of the lung and lung volume reduction operations. In Shields TW, ed. General Thoracic Surgery,6th ed. Philadelphia: Lippincott Williams & Wilkins; 2005: 1187-1218.

Fishman A, Martinez F, Naunheim K, et al. National Emphysema Treatment Trial Research Group. A randomized trial comparing lung volume reduction surgery with medical therapy for severe emphysema. N Engl J Med 2003; 348: 2059-2073.

Fry WA. Thoracic incisions. In Shields TW, ed. General Thoracic Surgery, 6th ed. Philadelphia: Lippincott Williams & Wilkins;2005: 411-419.

Losanoff JE, Collier AD, Wagner-Mann CC, et al. Biomechanical comparison of median sternotomy closures. Ann Thorac Surg 2004; 77: 203-209.

Naunheim KS, Wood DE, Krasna MJ, et al; National Emphysema Treatment Trial Research Group. Predictors of operative mortality and cardiopulmonary morbidity in the National Emphysema Treatment Trial. J Thorac Cardiovasc Surg 2006; 131: 43-53.

Sharafkhaneh A, Falk JA, Minai OA, et al. Overview of the perioperative management of lung volume reduction surgery patients. Proc Am Thorac Soc 2008; 5: 438-441.

Smythe WR, Reznik SI, Putnam JB. Lung （including pulmonary embolism and thoracic outlet syndrome）. In Townsend CM Jr, ed. Sabiston Textbook of Surgery: The Biological Basis of Modern Surgical Practice, 18th ed. Philadelphia: Saunders; 2008: 1698-1748.

第 17 章

肺减容术：电视胸腔镜技术

Jonathan G. Hobbs, Brannon R. Hyde, Joseph B. Zwischenberger 著

胡 滨 译

一、外科解剖

◆ 了解胸腔尤其是肺的解剖对成功完成肺减容手术是至关重要的。图 17-1 展示了在胸腔镜肺减容术前必须熟悉的关键解剖结构。

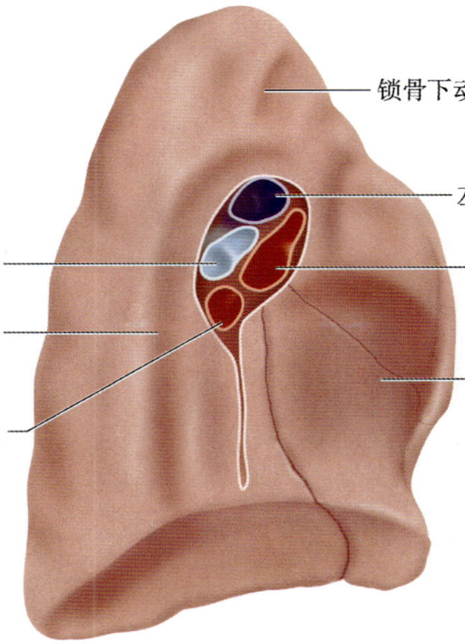

图 17-1

二、术前准备

- LVRS 通过改善肺功能治疗中重度终末期肺气肿并可作为肺移植的桥梁。手术设计是通过切除或折叠损毁的肺组织来改善肺弹性回缩力和减少肺残气量，缓解症状从而得到了生理学的证据。VATS 有助于减轻手术创伤，减少伤口的感染和损伤。
- 患者筛选是至关重要的，要选择内科治疗失败并可接受手术风险的患者。
- 检查应包括广泛的病史和身体检查、肺功能测试、影像学或核素检查（胸部 X 线和胸部 CT）。
- 从内在性气道疾病或慢性支气管炎区别肺气肿来选择患者是至关重要的。如果患者的肺总量和残气量增加、呼气量减少、弥散量降低可诊断为肺气肿。
- 手术前应给予患者最好的支持和对症治疗。
- 手术前通过 CT 或肺显像确定手术靶区（图 17-2）。
- 美国国家肺气肿治疗试验组（NETT）规定，如无禁忌证应使用直线切割缝合器行双侧的 LVRS。
- 单侧肺减容术的适应证包括单侧或不对称肺气肿，对侧胸膜固定术，或有开胸手术史（表 17-1）。
- 在全身麻醉诱导前放置胸段硬膜外导管并测试，可用于术后镇痛。
- 全身麻醉诱导后，单腔气管插管内行纤支镜检查，行分泌物的评估、清除和培养以及判定支气管内恶性肿瘤的可能性。
- 然后患者改气管内双腔插管以便于双肺隔离通气。
- 双侧肺减容术的患者可取仰卧位，双手上抬至头上方固定在手架上。患者的脊椎、肩部和臀部需要支撑。
- 患者也可以取侧卧位，在一次麻醉下双侧交替手术。在对侧手术时应确保另一侧手术的胸腔引流管通畅。
- 单侧肺减容手术最好取侧卧位。
- 后侧胸膜粘连或下叶切除需要取侧卧位。
- 胸部消毒区域应该足够大以备中转开胸切口。双侧肺减容手术，患者需要再消毒铺巾。

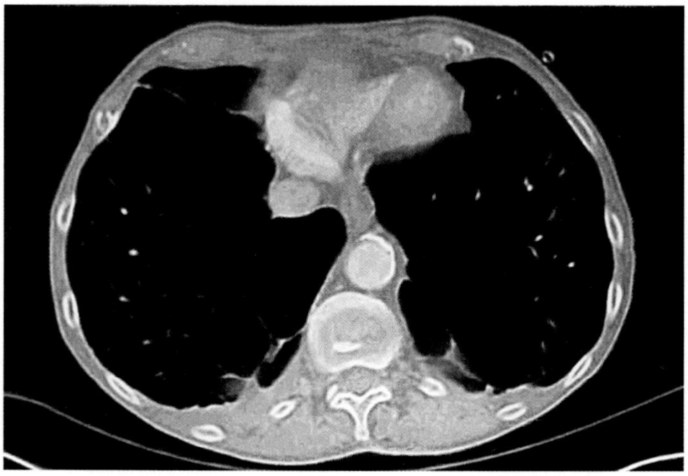

图 17-2

表17-1 肺减容手术常见适应证和禁忌证

适应证
肺气肿的影像学证据，尤其是累及上叶
肺充气过度
FEV_1 >预测值的 20% 但< 45%（使用支气管扩张剂后）
DL_{CO} >预测值的 20%
严重的呼吸困难
日常生活活动受限
生活质量下降
已戒烟
禁忌证
仍吸烟
支气管扩张症
肺结节需要评价
每日痰量过多
既往开胸史
明显的胸膜疾病
活动性冠状动脉缺血
肺动脉高压
LVEF 下降（< 45%）
肥胖
全身性使用强的松≥ 20mg/d

DL_{CO}，一氧化碳弥散量；LVEF，左室射血分数。

From DeCamp MM Jr, McKenna RJ Jr, Deschamps CC, et al. Lung volume reduction surgery:Technique, operative mortality, and morbidity. Proc Am Thorac Soc 2008;5:443.

三、手术步骤

1. 切口的位置

- 胸腔镜、缝合器、手术器械沿胸腔放置；特殊位置取决于术者的习惯。
- 患者取仰卧位。
  - 腔镜切口：在腋前线第 6 肋间。
  - 缝合器切口：在锁骨中线第 4 肋间。
  - 器械切口：在锁骨中线第 3 肋间。
  - 可选择一个辅助切口，位置由术者决定。
- 患者取侧卧位。
  - 30° 胸腔镜放置在腋前线后侧第 8 肋间(一些医生可能更喜欢在腋中线放置 0° 角的胸腔镜)。
  - 仔细选择 2 ~ 3 个切口的位置，以便于安排缝合器、切割缝合器（或折叠器械）和拟切除的肺靶区在同一条直线上。
  - 上叶和下肺叶背段切除和折叠，切口应位于腋前线第 5 肋间、肩胛骨脊柱侧第 4 肋间、依据术者的习惯取第 8 或第 9 肋间（图 17-3)。

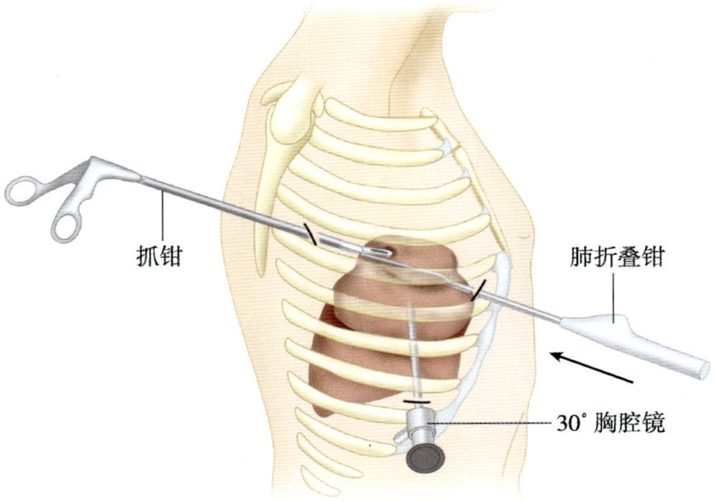

图 17-3

2. 胸腔内的准备

◆ 肺萎陷，游离下肺韧带和粘连带，避免肺漏气。
◆ 切除前确定切除范围很重要。

3A. 切除术

◆ 对于影像学诊断的严重肺气肿应首先予以切除。
◆ 在前部钳夹住肺，从下方切口放置直线切割缝合器。
◆ 严重的肺气肿组织会在肺重新膨胀时于直线缝合器处撕裂，一些医生可能要用牛心包片、Gore-Tex 带、生物胶、自体组织或聚四氟乙烯（在 NETT 实验组中有 95% 的使用垫片）加固切缘。
◆ 切割缝合从下方开始，逐步向上方和肺尖，继续朝肺叶的后段。
◆ 避免过度切除及切割缝合器太靠近肺门。
◆ 切除完成后，胸腔注入温盐水，肺在气道压 10 cmH_2O 的压力下膨胀肺 3 ～ 5 秒。然后肺在气道压 20 cmH_2O 的压力下再膨胀肺 3 ～ 5 秒。如果没有气泡溢出，可以关闭胸腔。
◆ 这些操作完成后，肺会变成了正常大小。

3B. 折叠术

◆ 除切除术外，折叠技术在 LVRS 中也可达到肺体积缩小并保持脏胸膜完整的作用。
◆ 无刀的 Endo 60 切割缝合器和改良的肺抓钳可以避免缝合面不必要的张力。

◆ 用胸腔镜环钳在距胸膜 4cm 处夹住肺靶区的边缘。
◆ 用改良的肺折叠钳折叠肺 180°，形成 4 层脏胸膜来加固缝合缘（图 17-4）。
◆ 从先前放置环钳的切口置入无刀缝合器，正对折叠钳放置在肺的折叠部位。
◆ 闭合缝合器并取出折叠钳。击发缝合器。
◆ 检查缝合面并止血。
◆ 继续从肺尖的下方逐步到达肺裂以完成上肺叶折叠术。
◆ 膨肺以评估折叠面积，确保减少足够的容积。在膨胀的肺和胸壁间通常有 2cm 的空间。
◆ 如果有对侧肺需行折叠术的适应证，术前放置胸管。
◆ 另一种折叠技术包含缝合肺的顶端，在缝合线上折叠肺，横跨折叠线再缝合以达到适当容积的减少量。

4. 胸管

◆ 在前方和后方放置一个或两个 28F 胸管直达肺尖，注意对侧血胸。
◆ 胸管可使用 20 cmH_2O 的负压。一些外科医生可能更喜欢无负压的水封管。

四、术后管理

◆ 患者需要细心的术后管理。
◆ 手术完成后在手术室内拔管，以减少正压对缝线的影响。
◆ 通过硬膜外局部麻醉镇痛。

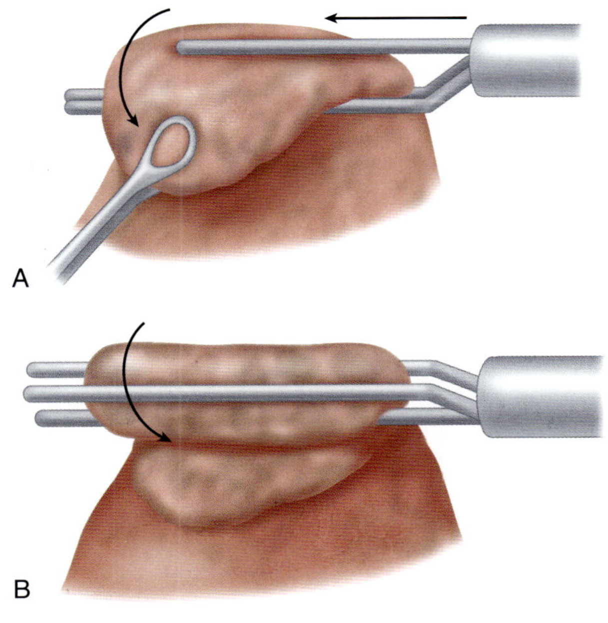

图 17-4

- 可以通过输液解决硬膜外引起的低血压。血管收缩剂在某些患者中可引起肠系膜缺血。
- 动员患者早期下床活动。
- 早期开始肺部体位引流。
- 术后胸腔引流管应保留 3 ~ 5 天。

五、操作要点和注意事项

- 在双侧肺减容术中，侧卧位可使外科医生在双侧胸腔间快速转换。
- 精确地选择靶区以减少正常肺组织的切除或折叠是至关重要的。

推荐阅读

Gilroy AM, MacPherson BR, Ross LM, eds. Atlas of Anatomy. New York: Thieme, 2008.

Ginsburg ME. Surgery for emphysema. In Kaiser LR, Kron IL, Spray TL, eds. Mastery of Cardiothoracic Surgery, 2nd ed. Philadelphia: Lippincott Williams & Wilkins, 2006: 204-212.

Klena JW, Saari AF, Peterson DO, et al. Combined video-assisted thoracoscopic lung volume reduction surgery and lobectomy in a highrisk patient. Ann Thorac Surg 2003; 76: 2079-2080.

Daniel TM, Chan BK, Bhaskar V, et al. Lung volume reduction surgery: Case selection, operative technique, and clinical results. Ann Surg 1996; 223: 526-533.

DeCamp MM, McKenna RJ, Deschamps CC, Krasna MJ. Lung volume reduction surgery: Technique, operative mortality, and morbidity.Proc Am Thorac Soc 2008; 5: 442-446.

Maxfi eld RA. New and emerging minimally invasive techniques for lung volume reduction. Chest 2004; 125: 777-783.

Swanson SJ, Mentzer SJ, DeCamp MM Jr, et al. No-cut thoracoscopic lung plication: A new technique for lung volume reduction surgery.J Am Coll Surg 1997; 185: 25-32.

第 18 章

支气管胸膜瘘的外科治疗

Mark S. Allen 著

张 进 译

一、外科解剖

- 右全肺切除术术后支气管胸膜瘘的发生率比左全肺切除术更常见，这是由于右主支气管进入胸膜腔，而左主支气管被主动脉弓和纵隔组织所覆盖（图 18-1）。
- 全肺切除术后胸腔内液气平面下降是诊断支气管胸膜瘘的标志，下降超过 1.5 个肋有重要意义，应高度怀疑支气管胸膜瘘（图 18-2 和图 18-3）。

二、术前准备

- 保护余肺功能十分重要，可以通过指导患者采取术侧卧位以避免感染性液体通过支气管引流进入余肺。

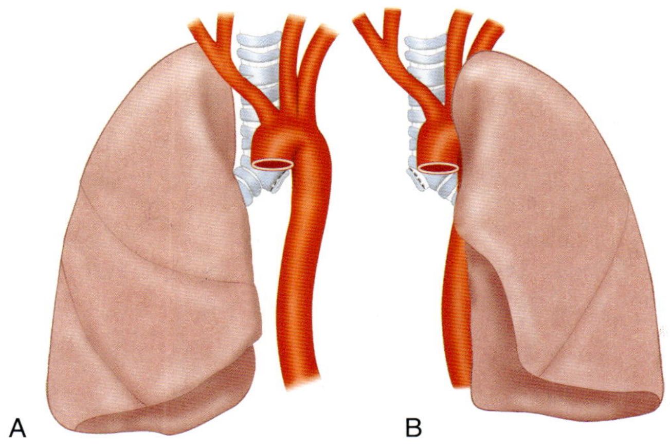

图 18-1

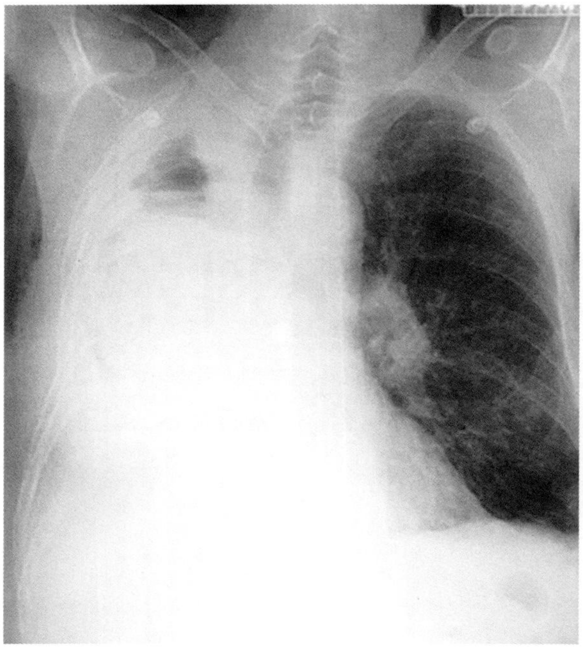

图 18-2

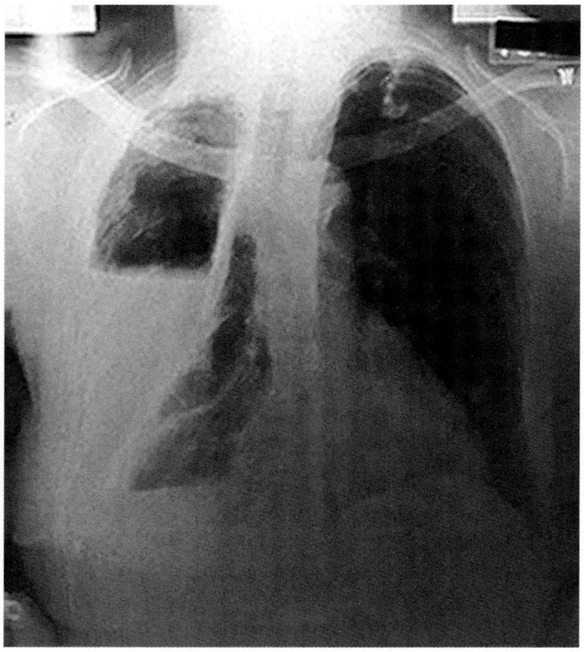

图 18-3

- 对于胸腔内积液不能通过咳嗽排出的患者，应给予抗生素抗感染治疗以及胸管引流。
- 对于发生支气管胸膜瘘的患者,全身营养状况应予以重视。患者常因慢性感染而出现消耗状态，因此对于所有患者均应加强营养支持治疗。

三、手术步骤

- 支气管胸膜瘘通常需要手术修补，并要求进行仔细的气道处理。当患者侧卧位时双腔气管插管或带有封堵器的单腔气管插管可以保护余肺（图 18-4）。
- 以原切口为入路，彻底清除感染坏死组织。胸腔内坏死组织彻底清除后应确认支气管残端（可向胸腔内灌注生理盐水,气道内加压后根据气泡确认支气管残端位置）并游离修整残端边缘（图 18-5）。
- 支气管残端予以重新缝合，3-0 单股缝线效果较好（图 18-6）。
- 游离胸壁肌肉以备转移至胸内进行残端的修补覆盖（图 18-7）。
- 一旦残端闭合，应以肌瓣加以覆盖，肌瓣可通过切除部分肋骨后转移至胸内（图 18-8 和图 18-9）。
- 胸腔以改良的二氨基联苯胺（DAB）溶液浸湿的纱布开放性填充（图 18-10）。
- 隔日于手术室更换敷料直至胸腔表面被新鲜肉芽组织覆盖。这一过程往往需要 5 ～ 10 次的手术室换药，偶尔在给予镇静药物的情况下患者可耐受在病房进行此项操作（图 18-11）。
- 一旦胸腔感染得到控制，切口边缘应切除至新鲜组织，胸腔以改良的 DAB 溶液进行灌注，切口严密缝合以防渗漏，缝合前应最后以少量 DAB 溶液灌入以避免胸腔内有气体残留（图 18-12）。

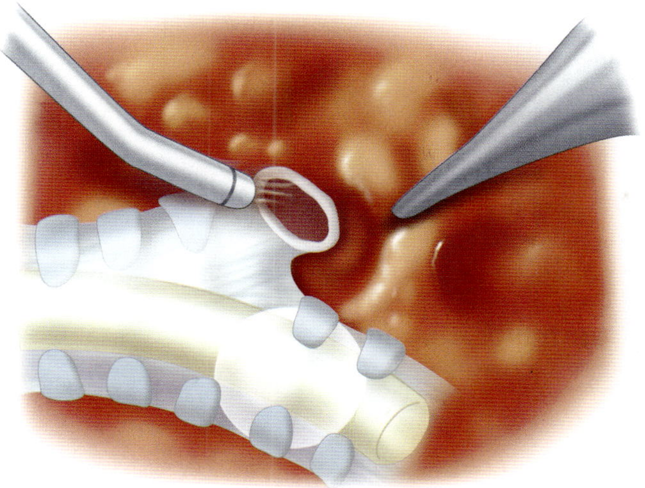

图 18-4

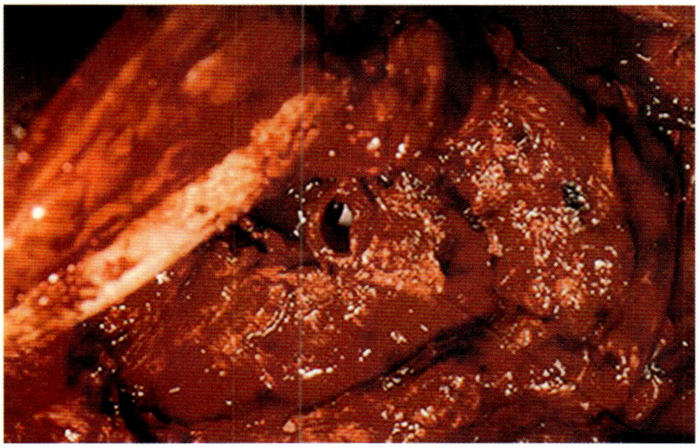

图 18-5

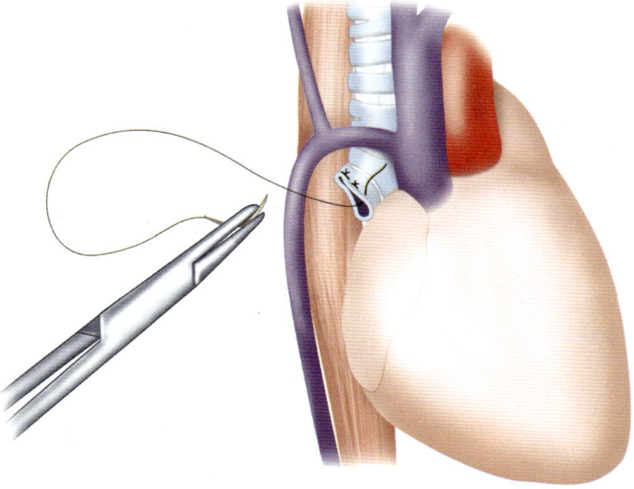

图 18-6

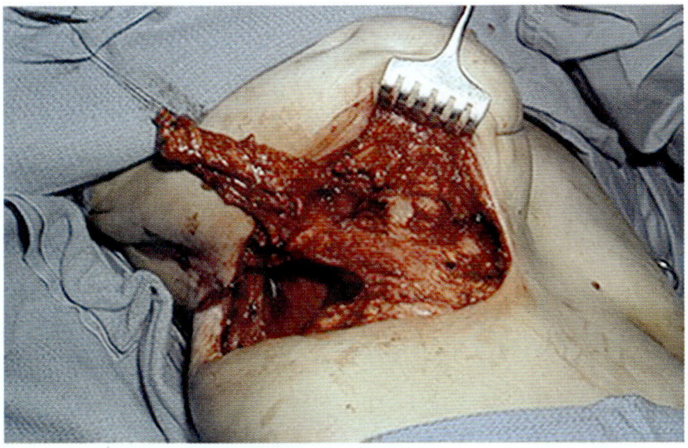

图 18-7

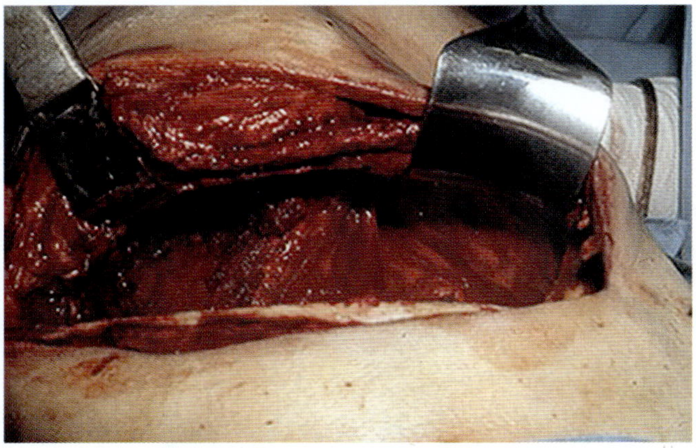

图 18-8

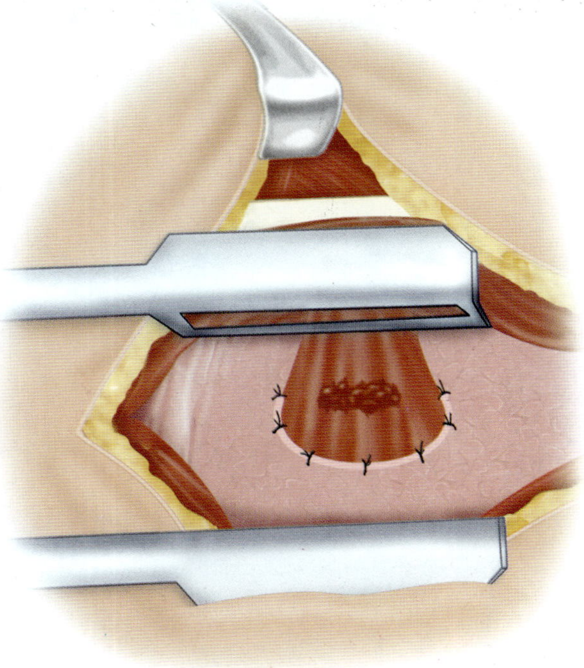

图 18-9

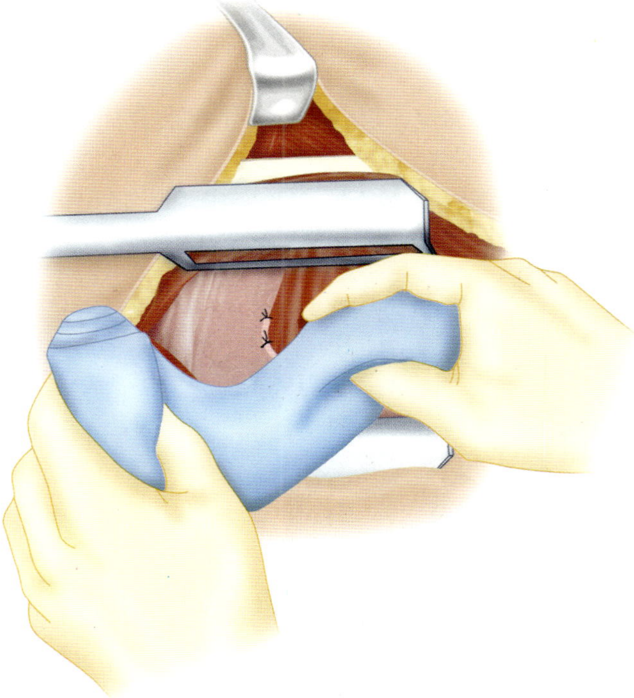

图 18-10

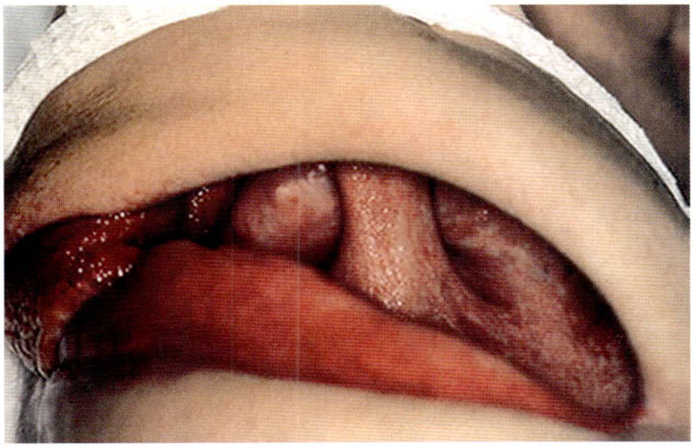

图 18-11

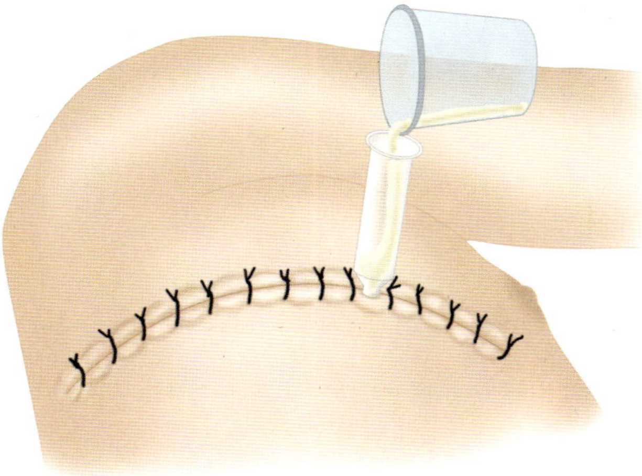

图 18-12

四、术后管理

◆ 胸部以 6 英寸（约 15cm）宽弹力绷带固定，以使胸壁软组织贴合良好同时避免血肿形成。定期行胸部 X 线检查以确定有无胸腔内积气。
◆ 皮肤缝线术后 2 周拆除，弹力绷带固定应持续至术后 2 个月（图 18-13）。

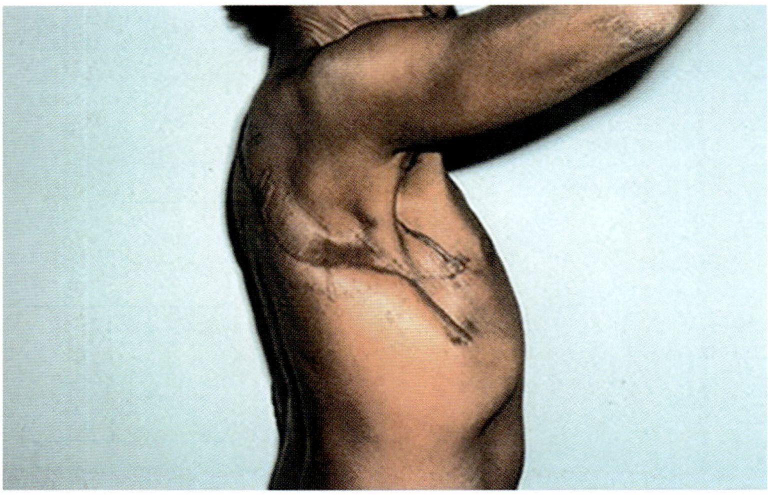

图 18-13

五、操作要点和注意事项

◆ 尽量保护余肺功能是治疗支气管胸膜瘘成功的关键。若患者需要机械通气，在气道正压的情况下，支气管残端闭合十分困难。
◆ 营养支持常得不到重视。患者常处于营养消耗状态，频繁的手术室操作要求患者午夜后禁食，这进一步加重了患者的营养不良。
◆ 预防通常是关键。
  ▲ 支气管残端不应过长。
  ▲ 支气管周围组织处理时不应游离及去血管化过多。
  ▲ 全肺切除术后的机械通气应给予最小正压通气。
  ▲ 对于那些行全肺切除术，需要术后放疗或处于免疫抑制状态的高危患者，应考虑预防性肌瓣覆盖处理支气管残端。

推荐阅读

Deschamps C, Bernard A, Nichols FC, et al. Empyema and bronchopleural fistula after pneumonectomy: Factors affecting incidence. Ann Thorac Surg 2001; 72: 243-248.

Zaheer S, Allen MS, Cassivi SD, et al. Postpneumonectomy empyema: Results after the Clagett procedure. Ann Thorac Surg 2006; 82: 279-287.

第 19 章

膈膨升与膈麻痹

Li Guang Hu，Liu Wei，Jean Deslauriers 著

张 进 译

膈膨升（表 19-1）是指部分或一侧膈肌未失去胸膜腹膜层连续性的永久性异常抬高，其特征是膈周边肌肉附着点的位置正常，但膈膨升部的膈肌纤维明显薄弱，呈非薄的半透明膜表现。普遍认为膈膨升是源于胚胎发育第 4 周肌原细胞迁移不完全的先天异常。左半膈有显著的发病优势，通常不会引起膈的反常运动。

膈麻痹通常为后天获得性疾病，即使是发生不同程度的膈肌萎缩，膈仍保持肌性状态。 膈麻痹常在儿童时期或成年后发病，可与膈神经受损有关。多数情况下，特别是对于成人，即便是进行深入的检查和追问病史，膈麻痹的确切病因常无法得到解释。

膈疝可伴有或不伴有疝囊，常涉及组成膈的单层或多层结构失去连续性。

一、外科解剖

◆ 正常成年人膈为穹隆形肌层结构，附于胸部骨性结构，被认为是最重要的呼吸肌。膈肌收缩，

表 19-1　专业术语
膈膨出
源于先天异常
可发生于全部或部分膈肌（前、后外、中部）
特征为膈肌附着点位置正常，膈肌非薄呈膜性，位置异常升高
主要见于左半膈
膈麻痹
几乎全部为获得性疾病
以膈肌萎缩为特征
可伴有或不伴有膈神经受累
膈疝
指膈的一层或多层结构失去连续性

膈顶下移变平坦，胸内压降低促进空气吸入肺内。膈的肌性部分起于双侧下 6 肋、剑突后面和内外侧弓状韧带，于中心腱相互联合。因此，膈应被视作由两侧各半构成的独立肌性单位。

- 膈接受来自膈神经的运动神经支配，膈神经起于前斜角肌外侧缘，主要由 C4 神经根构成，含有少量的来自于 C3 和 C5 神经根的神经纤维。膈神经发出后于同侧锁骨下动脉和静脉角间进入上纵隔，跨过肺门前方沿心包下行。膈神经于此平面最易受手术损伤，可造成完全的膈肌麻痹，最终导致相应一侧的膈肌麻痹。右侧膈神经支配膈肌向外达上腔静脉，左侧膈神经进入膈肌向外达左侧心界。左、右膈神经发出许多终末分支，这些分支显示了膈的解剖学安全区域，在安全区域内的膈肌切口不会造成膈肌功能受损。
- 膈的动脉血供来自于心包膈动脉和肋间动脉，静脉则经左、右膈下静脉向内引流进入下腔静脉。

二、术前准备

- 对于成年患者，膈膨升的相关症状以呼吸系统为主，主要表现为呼吸困难、咳嗽、胸骨后不适。常可通过标准后前位胸片明确诊断（图 19-1A），胸片表现为膈肌较正常情况位置升高，形成一弧形的由纵隔向外至肋弓的连续弓状线。纵隔常偏向健侧。如果存在膈麻痹，可通过 X 线透视检查发现膈肌反常运动。诊断性气腹很少被采用，但对于鉴别膈疝与膈膨升可能有一定价值（图 19-1B）。CT 断层扫描和超声检查对于膈疝和膈膨升的鉴别无特殊意义，磁共振扫描（MRI）可在多个层面获得高质量的图像，对于评估整个膈的情况有一定价值。
- 对于一侧膈膨升的患者，最重要的术前评估（表 19-2）是排除膈疝或因胸部恶性疾病（肺或纵隔肿瘤）累及膈神经所造成的膈膨升。可通过肺功能检查和呼吸运动试验推测膈膨升的严重程度，同时可最终明确手术适应证。对于多数成人膈膨升患者都应采取保守治疗，除非出现影响日常活动的严重呼吸困难、端坐呼吸或胃肠道症状，并明确上述症状与膈位置升高有关。成人患者的手术适应证尚未达成共识，对于伴有继发于膈膨升的呼吸道或消化道症状的患者，外科医生在建议他们行膈肌折叠术前应持谨慎态度。

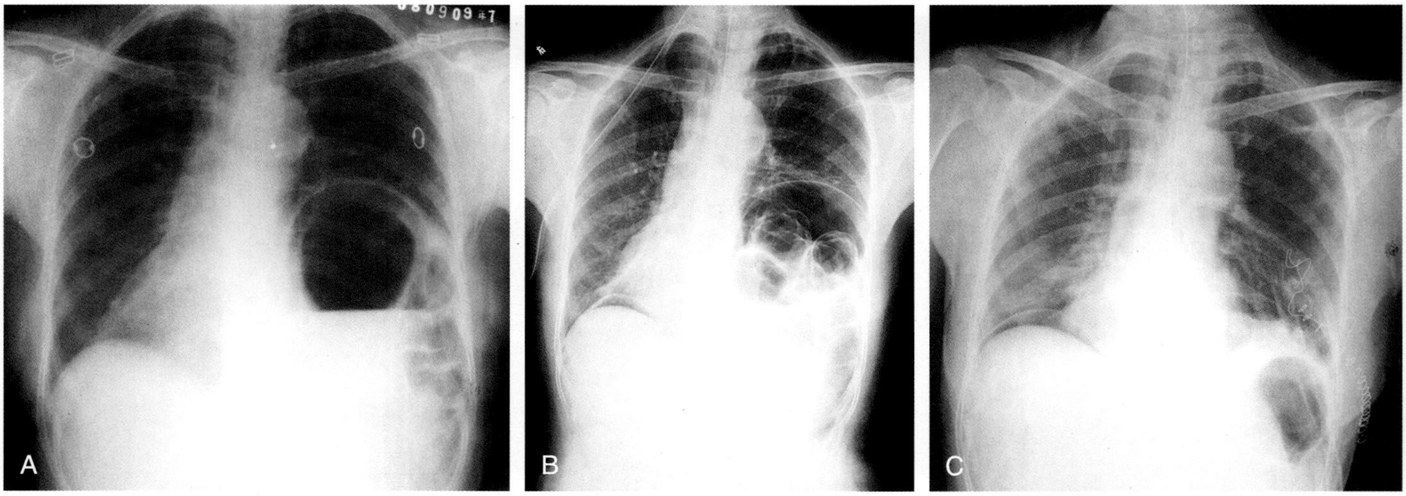

图 19-1

表19-2　对于膈膨升和膈麻痹患者重要的术前评价

排除膈疝
排除胸部恶性肿瘤侵犯膈神经
证实呼吸系统症状因膈膨升引起
明确手术修复适应证

三、手术步骤

- 进行膈肌折叠术的目的是把膈固定在一个较低且相对平坦的位置（图 19-1C ）从而减轻对肺和纵隔的压迫。膈肌折叠术可采用后外侧开胸手术，胸腔镜手术或腹腔镜经腹手术。无论采用何种术式，鼻胃管进行胃肠减压都是必须的。

1. 后外侧开放式手术

- 手术采用经第 7 肋间后外侧开胸。首先检查肺和纵隔，排除未考虑到的病变，进一步行连续折叠直到膈拥有一定张力。可通过粗丝线间断缝合，为防止膈肌撕裂常用特氟龙补片加固。膈肌折叠方向由膨升的轴决定，通常为横向而非前后向。
- 对于重叠缝合的膈肌折叠术，以两把 Babcock 钳提起膨升的膈，形成的折叠以粗丝线 U 形缝合固定在折叠膈肌的基底部（图 19-2A ）。折叠的膈肌予以重叠并以一排或多排缝合固定于肋间的膈肌附着点附近（图 19-2B ）。
- 对于“手风琴”式膈肌重叠术（叠瓦式缝合），膨升的膈肌向周围拉紧，以前外侧向后内侧的全层缝合折叠固定膈肌（图 19-3A）。此术式中，可根据需要行多排缝合进行膈肌折叠，直到膈肌达到一定紧张度（图 19-3B）。

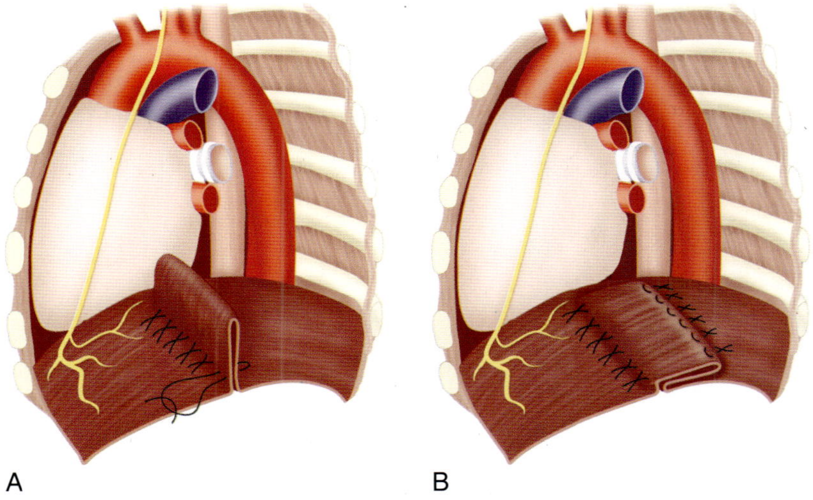

图 19-2

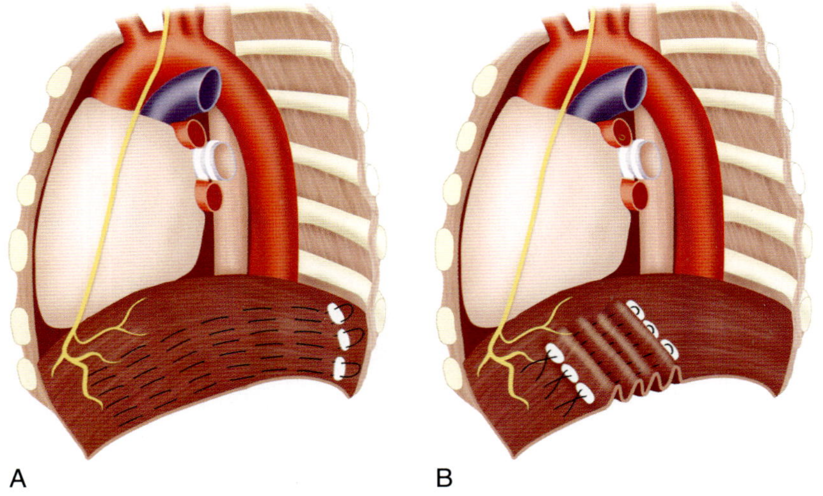

图 19-3

◆ 可通过开胸手术完成的其他缝合技术包括：机械缝合膨升膈基底部，膨升膈肌切开向一侧重叠，一个或两个直角钳夹持重叠膈肌折叠并以 U 形缝合。通过后一术式可使膈肌折叠部分下拉并重新加强缝合膈膨升的最薄弱部分，通常是膨升膈肌的前部。

2. 微创胸腔镜膈肌折叠术

◆ 该术式由 Mouroux 最早提出，通过两个 5mm 的胸腔镜操作孔和一个经第 9 肋间的小切口开胸缝合膈肌（图 19-4A）。首先朝腹腔下压膨升的膈肌（图 19-4B），从膈肌外周到心膈角反复连续缝合下压形成的膈肌横向折叠（图 19-4C），用第 2 道缝线连续缝合包埋第 1 道缝线。需要说明的是广泛的胸膜粘连通常是电视胸腔镜膈肌折叠术的禁忌证。

3. 腹腔镜膈肌折叠术

◆ 由 Hüttl 提出的该术式适合左侧膈膨升患者，患者采用 30° 头高脚低位，术者位于在患者两腿之间。下拉膨升的膈肌，用 12 ～ 15 针 U 形缝合从膈肌的左后方向腹侧中间部缝合膈肌。

四、术后管理

◆ 膈肌折叠术后患者常规放置一根胸腔引流管和一根鼻胃管，胸腔引流管一般在术后 48 ～ 72 小时拔出，而鼻胃管在胃肠道恢复正常蠕动后即可拔除（通常在 24 小时以内）。

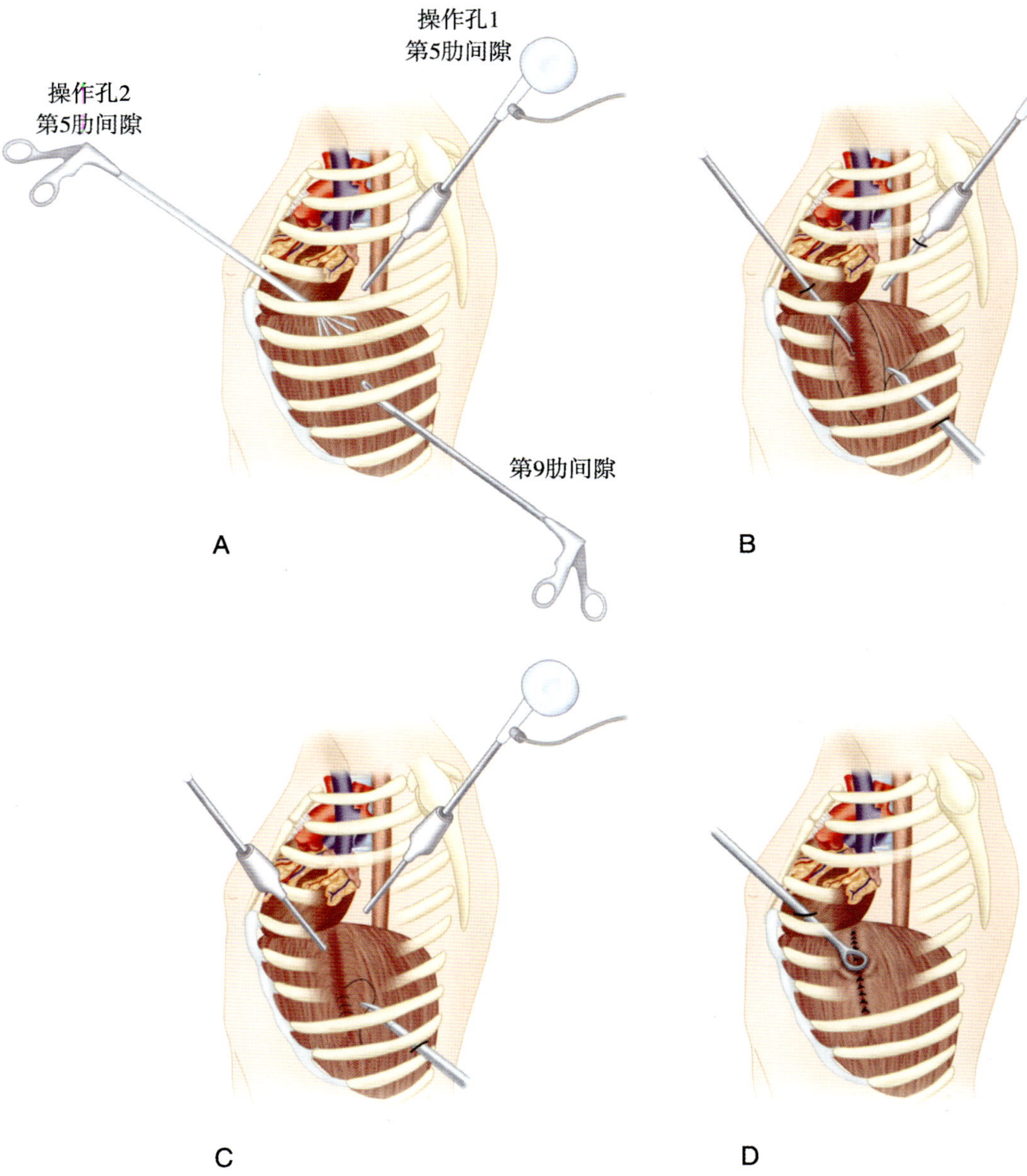

图 19-4

五、操作要点和注意事项

◆ 发生于成年人的膈膨升很少需要外科手术纠正，除非当呼吸和（或）消化系统症状与膈膨升的关系非常明确，并除外其他导致一侧膈肌膨升的病因。但是对于经过选择的患者，有证据表明膈肌折叠术对于改善上述症状和肺功能有实质且长期的帮助。通过微创技术如胸腔镜技术完成这一手术已成为可能，从而使这类疾病以及其外科治疗有可能成为新的关注热点。

推荐阅读

Graham DR, Kaplan D, Evans CC, et al. Diaphragmatic plication for unilateral diaphragmatic paralysis: A 10-year experience. Ann Thor Surg 1990; 49: 248-252.

H ü ttl TP, Wichmann MW, Reichart B, et al. Laparoscopic diaphragmatic plication. Surg Endosc 2004; 18: 547-557.

Lai DTM, Paterson HS. Mini-thoracotomy for diaphragmatic plication with thoracoscopic assistance. Ann Thorac Surg 1999; 68: 2364-2365.

Mcnamara JJ, Paulson DL, Urschel HC, et al. Eventration of diaphragm. Surgery 1968; 64: 1013-1021.

Merendino KA, Johnson RJ, Skinner HH, et al. The intradiaphragmatic distribution of the phrenic nerve with particular reference to the placement of diaphragmatic incisions and controlled segmental paralysis. Surgery 1956; 39: 189-198.

Mouroux J, Padovani B, Poirier NC, et al. Technique for the repair of diaphragmatic eventration. Ann Thorac Surg 1996; 62: 905-907.

Mouroux J, Venissac N, Leo L, et al. Surgical treatment of diaphragmatic eventration using video-assisted thoracic surgery: A prospective study. Ann Thorac Surg 2005; 79: 308-312.

Piehler JM, Pairolero PC, Gracey DR, et al. Unexplained diaphragmatic paralysis. J Thorac Cardiovasc Surg 1982; 64: 861-864.

Schumpelik V, Steinan G, Schl ü per I, Preschner A. Surgical embryology and anatomy of the diaphragm with surgical applications. Surg Clin North Am 2000; 80: 213-239.

Thomas TV. Congenital eventration of the diaphragm. Ann Thorac Surg 1970; 10: 180-192.

Wright CD, Williams JG, Ogilvie CM, et al. Results of diaphragmatic plication for unilateral paralysis. J Thorac Cardiovasc Surg 1985; 90: 195-198.

第 20 章

胸壁切除术

Mark S. Allen 著

张文谦 译

一、外科解剖

◆ 对于设计并施行胸壁切除术来说，了解胸壁的解剖很重要。肋间动脉、静脉和神经沿肋骨下缘走行。

◆ 胸部的骨性结构覆盖了肺及部分上腹。膈肌附着于不同的肋骨水平。

▲ 胸部的骨性结构重叠在其下脏器之上（图 20-1）。

◆ 胸壁肌肉对于切口的设计以及胸壁重建非常重要。能够用于覆盖缺损的胸壁肌肉包括背阔肌、前锯肌、胸大肌和腹直肌。

▲ 背阔肌的附属结构及血流供应（图 20-2）。

▲ 胸大肌的附属结构及血流供应（图 20-3）。

二、术前准备

◆ 在询问病史及体格检查之后，首先要关注的是肿物的位置。肿物的大小？对于较大肿物（>5cm）应首先考虑切取活检而不是切除活检。肿物位于何处？它是否邻近膈肌、椎体、臂丛神经或是其他重要结构？

▲ 图 20-4 所示病例为一胸壁肿物位于低位胸腔并可能侵犯膈肌。

◆ 术前评估应包括肺功能检查，因为肺功能会因为部分胸壁切除而受损。

◆ 应考虑术前化疗、放疗或同步放化疗。

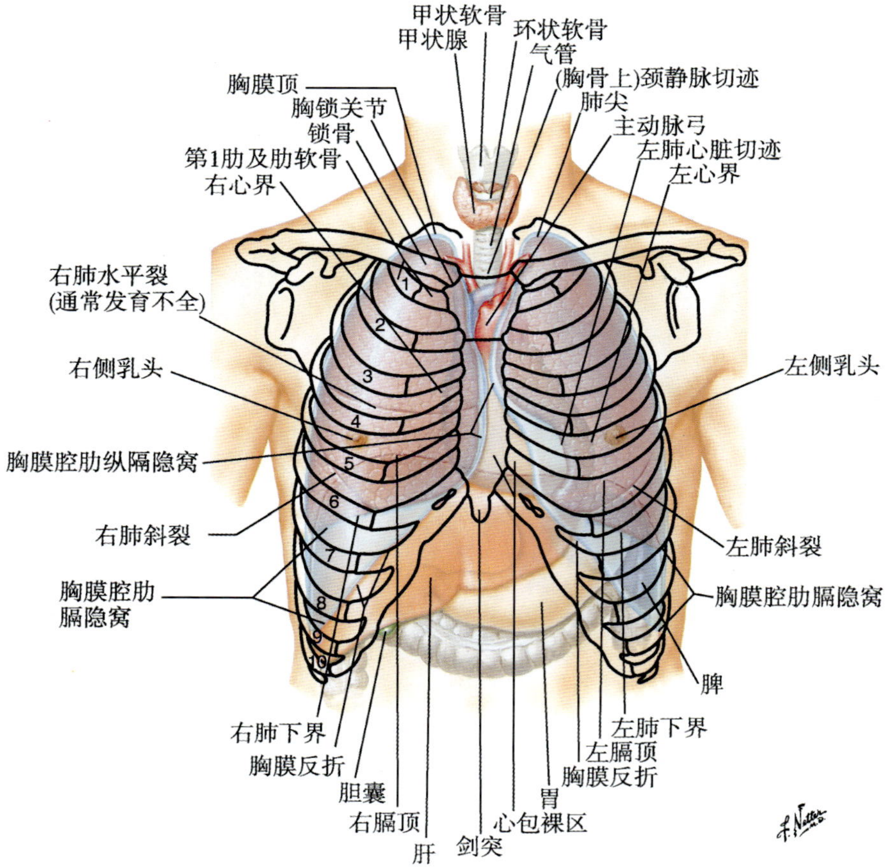

图 20-1
(From Netter FH. Atlas of Human Anatomy, 2nd ed. 1997, plate 184. Netter Illustration Collection at www.netterimages.com.)

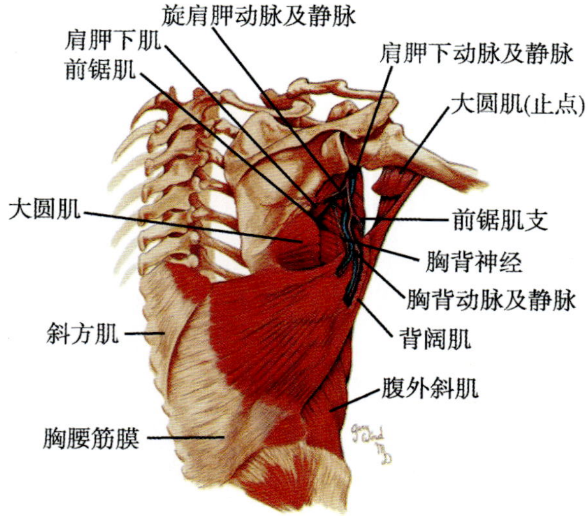

图 20-2
(From Netter FH. Atlas of Human Anatomy, 2nd ed. 1997, plate 98. Netter Illustration Collection at www.netterimages.com.)

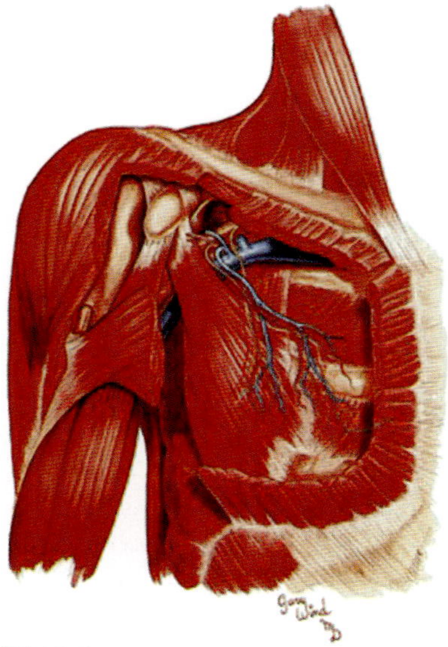

图 20-3
(From Netter FH. Atlas of Human Anatomy, 2nd ed. 1997, plate 9.1. Netter Illustration Collection at www.netterimages.com.)

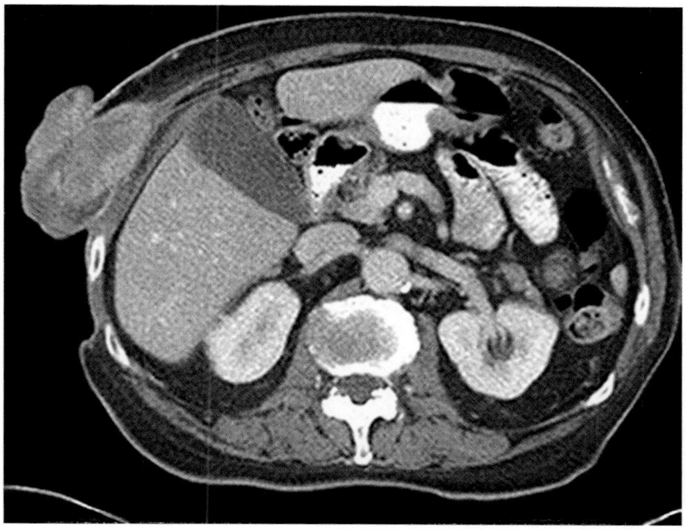

图 20-4

三、手术步骤

1. 切口

◆ 切口的位置非常重要。一般而言，做一个跨过肿物的切口即可，但有时应考虑到其他更重要的因素。所有做切取活检的部位均应切除。亦应考虑到重建，因此不应在切口时将那些可能被用于重建的肌肉去血管化。

◆ 很显然，在胸壁切除术中的任何时候都不应切入肿物内部。如果不能触及肿物，则很难在胸壁上精确定位；然而通过结合术前计算机断层扫描（CT），应该能做到大致相近的定位。应从远离肿物的位置进入胸腔，然后从胸腔内触诊肿物，这样做能指导胸壁的切除。已有人使用电视胸腔镜（VATS）探查肿物来指导胸壁切除术切口位置的选择。

2. 胸壁病变切除

◆ 如果可能，切除范围应距肿物边缘 4cm。

◆ 当切除肋骨时，应在每条肋骨末端先切除 1cm 的骨块，因为这样能使肋骨断端不会相互摩擦并有助于显露术野。

◆ 当肿物邻近肋椎关节时，应使肋骨从椎体上脱离。从椎体上切除横突有助于完成脱离。在大多数情况下需要神经外科的协助。

  ▲ 软骨肉瘤邻近椎体的关节（图 20-5）。

  ▲ 肿瘤切除后的胸壁，图中可看到椎体（图 20-6）。

◆ 如果肿瘤侵犯膈肌，可以根据情况切除膈肌。膈肌重建可通过使用人造材料或重新定位膈肌附着点来完成。

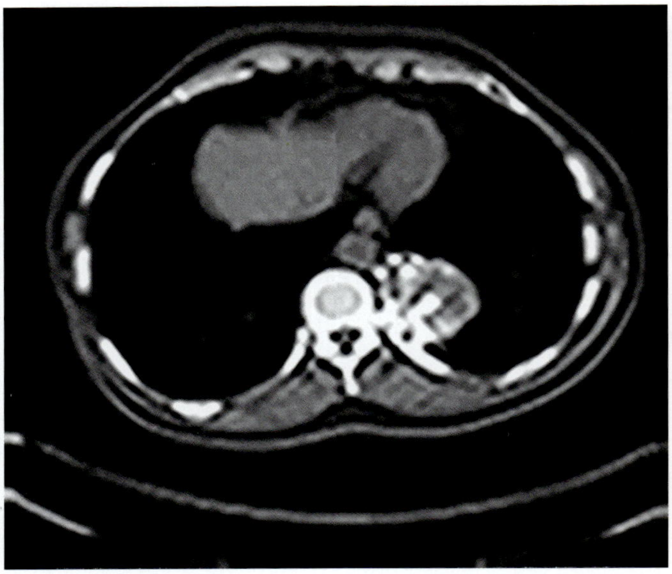

图 20-5

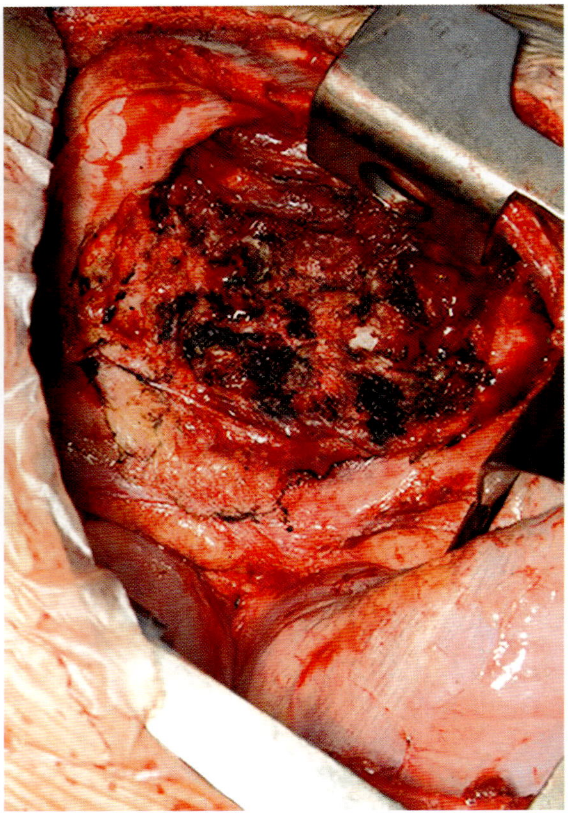

图 20-6

3. 胸壁重建

- ◆ 胸壁重建的主要方法包括：使用聚四氟乙烯（PTFE）补片（例如 Gore-Tex）或使用聚丙烯网（Marlex）和甲基丙烯酸甲酯补片的“三明治”包夹法。使用 PTFE 会相对容易一些，因为这种补片能直接覆盖在创面上。
- ◆ 用不可吸收单纤维缝线间断缝合法将一个 2mm 厚的补片缝合在适当的位置。应绷紧补片。如果采用 Marlex 网包夹法，应将 Marlex 网置于胸壁内侧以重塑胸壁缺损的形状，然后将甲基丙烯酸甲酯补片置于 Marlex 网以外并覆盖缺损胸壁外缘 1cm。
- ◆ 甲基丙烯酸甲酯补片的硬化是一种放热反应；为避免热损伤，应使这种补片在胸壁内侧硬化。但在实际中很难做到，因为缝合这种补片的位置通常是在 Marlex 网以外的胸壁缺损边缘部位。
  - ▲ CT 扫描显示肿物位于左侧胸壁。针吸活组织检查证实该肿物为一孤立的转移性 Hürthle 细胞癌（图 20-7）。
  - ▲ 切除转移性 Hürthle 细胞癌后，胸壁缺损达 10cm × 10cm（图 20-8）。
  - ▲ 胸壁切除术后将 Gore-Tex 补片放置在适当位置；已完成初步缝合（图 20-9）。
  - ▲ Gore-Tex 补片修补完成（图 20-10）。
- ◆ 重建中的覆盖步骤通常用肌瓣来完成。背阔肌是最常用的肌肉。几乎所有的其他胸壁肌肉也都能够应用并且曾被应用过。
  - ▲ 这是一个乳腺癌胸壁放疗后复发的病例。在胸壁切除术后将背阔肌用于覆盖缺损并重建胸壁。在放疗后，必须由有血供的肌肉来覆盖胸壁切除术后的缺损以完成重建。这张照片所

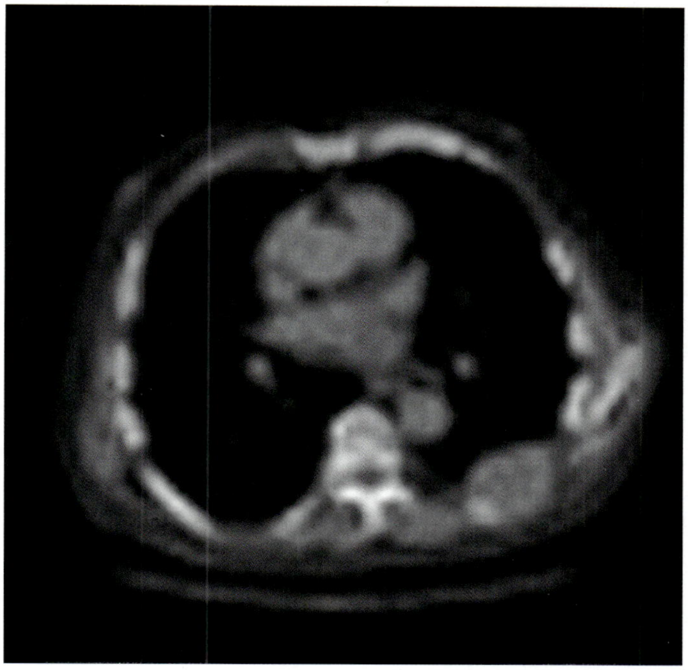

图 20-7

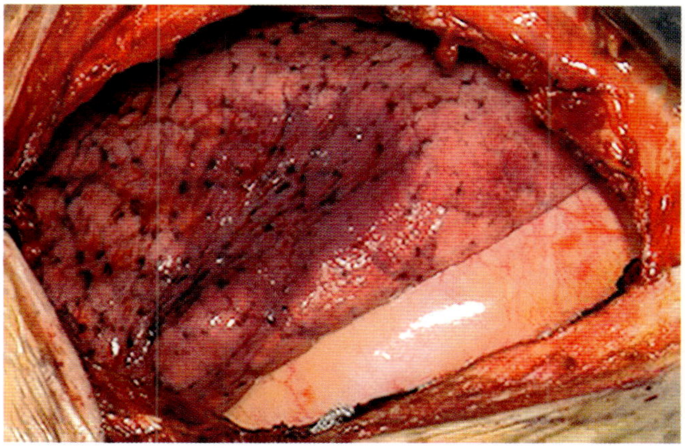

图 20-8

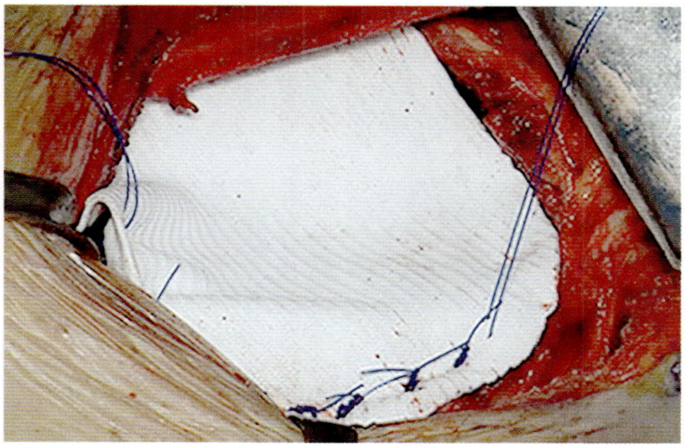

图 20-9

示放疗后左乳切除术区的胸壁缺损（图 20-11）。

▲ 肿瘤复发区域已被切除，并且左侧背阔肌已被掀起并从其止点上分离（图 20-12）。

▲ 这块肌肉已从“皮肤桥”下通过并覆盖在胸壁切除后的缺损上（图 20-13）。

▲ 这块肌肉已被缝合在重建区的基底部用以覆盖骨性胸壁从而完成重建。一块皮肤移植片将会覆盖在这块有血供的肌肉上（图 20-14）。

四、术后管理

◆ 贴上敷料后，用一条弹力胸带缠住胸部，一般认为这种做法能降低血肿的发生率。

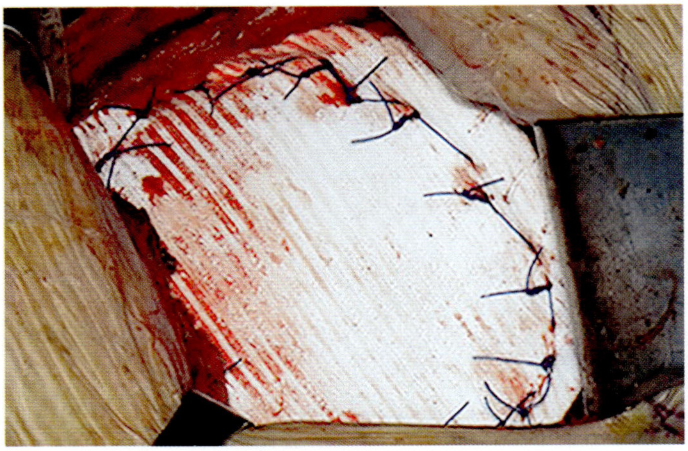

图 20-10

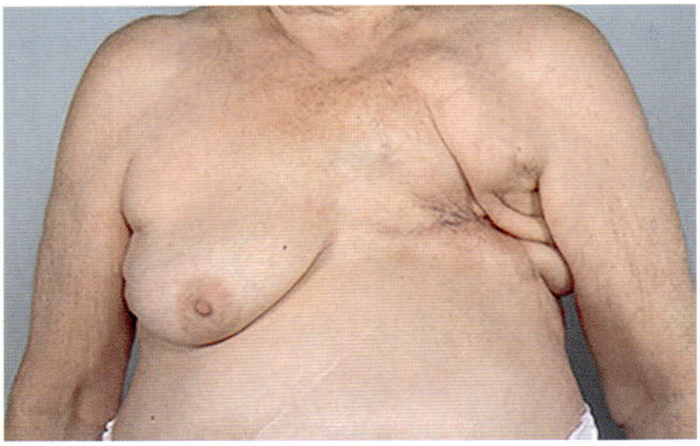

图 20-11

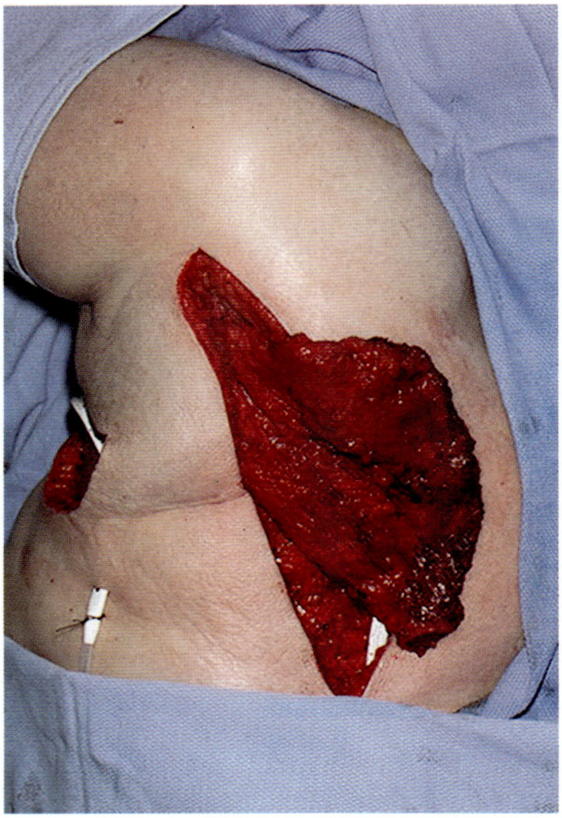

图 20-12

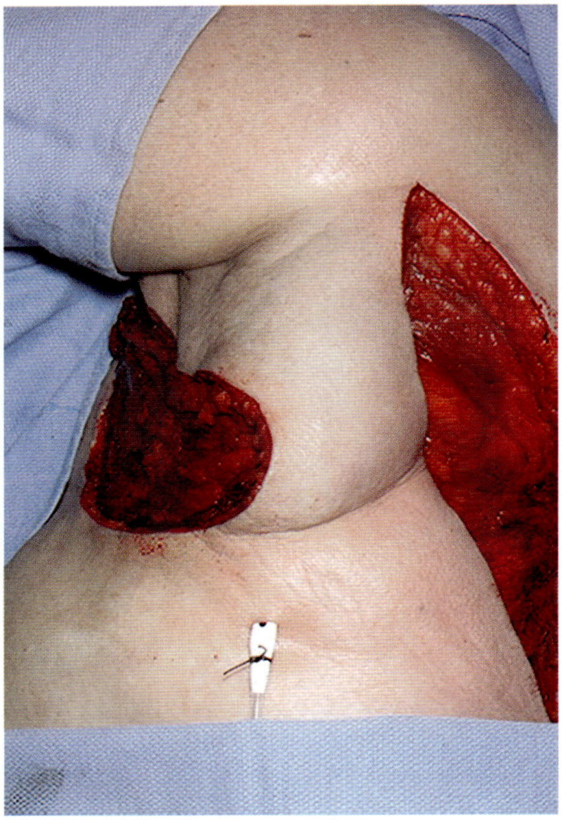

图 20-13

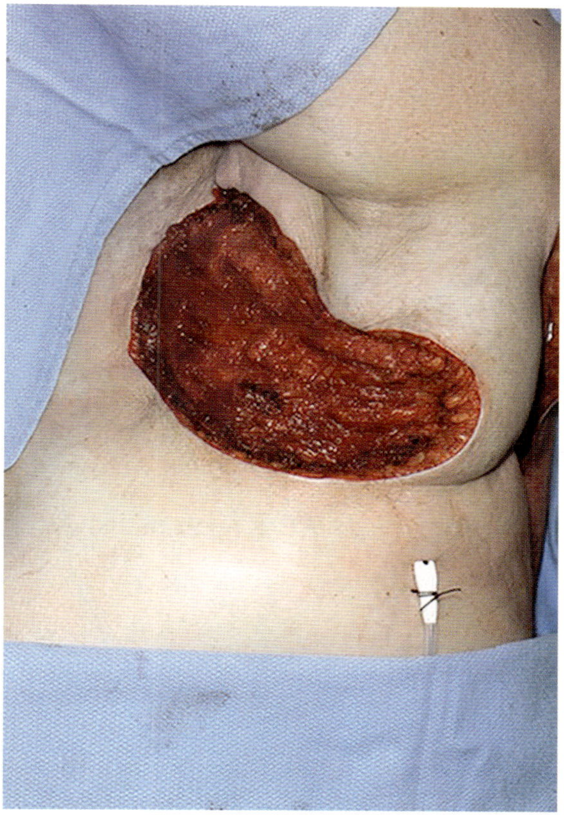

图 20-14

◆ 疼痛管理很重要，一般包括硬膜外镇痛和患者自控镇痛。

五、操作要点和注意事项

◆ 胸壁重建术后感染的主要表现为伤口疼痛程度加剧、红肿或渗液。污染的异物如 Gore-Tex 补片或包夹缝合的 Marlex 网—甲基丙烯酸甲酯补片常需取出。幸运的是，材料周围会有一层厚膜形成，因此在取出时不会造成开放性气胸。应用适当的抗生素，取出人工材料，并且仔细处理伤口，感染应能治愈。如果出现了明显的连枷胸或美观受到影响，可在感染治愈后再次修补缺损。

◆ 应做到至少一年一次随诊，CT 扫描来明确有无肿物复发。用 PTFE 重建胸壁的优点之一是它能够在随诊时的 CT 扫描上显影。

推荐阅读

Abbas AE, Deschamps C, Cassivi SD, et al. Chest wall desmoid tumors: Results of surgical intervention. Ann Thorac Surg 2004; 78: 1219-1223.

Fong Y, Pairolero PC, Sim FH, et al. Chondrosarcoma of the chest wall. Clin Orthop Relat Res 2004; 427: 184 - 189.

第 21 章

纵劈胸骨胸腺切除治疗重症肌无力及胸腺瘤切除术

Dawn E. Jaroszewski，Victor F. Trastek 著

张文谦　译

一、外科解剖

◆ 胸腺是一个淋巴器官，位于前纵隔并覆盖于心包和大血管之上。它是一个双叶、H 形的淋巴器官，中线多已融合。上角延伸至颈部出口，下角通常延伸至心包脂肪垫。膈神经是胸腺最重要的毗邻（图 21-1A）。胸腺的动脉血供主要来自甲状腺下动脉，内乳动脉侧支及次级心包膈动脉亦提供血供。静脉回流主要经侧支流入静脉角，这些侧支较粗大，手术时需结扎或夹闭。

1. 胸腺切除与重症肌无力的发展史

◆ 在 1939 年，Blalock 及其助手最先报道了一例患有重症肌无力（MG）的年轻女性在切除胸腺后症状缓解。至 1944 年报道了 20 余例 MG 患者接受胸腺切除术。虽然切除胸腺后症状改善的机制尚不完全清楚，但 MG 和胸腺的关系已被充分确认。有证据支持手术适合于药物治疗效果不佳的重症患者。对于那些症状较轻且胸部影像未发现胸腺瘤的患者，其手术适应证尚存在一些争议。

◆ 随访胸腺切除术后的患者，约 40% 的患者能完全达到预期疗效，即不再需要药物治疗。需进一步治疗的症状会出现在胸腺切除术后 18 个月。另外 30% ～ 40% 的患者能够得到部分缓解，通常表现为药物的剂量和种类减少。一般而言，不伴随胸腺瘤、年轻且病程较短的 MG 患者的缓解率较高。目前还没有实验室检查或其他诊断学评估方法能预测胸腺切除术的疗效。

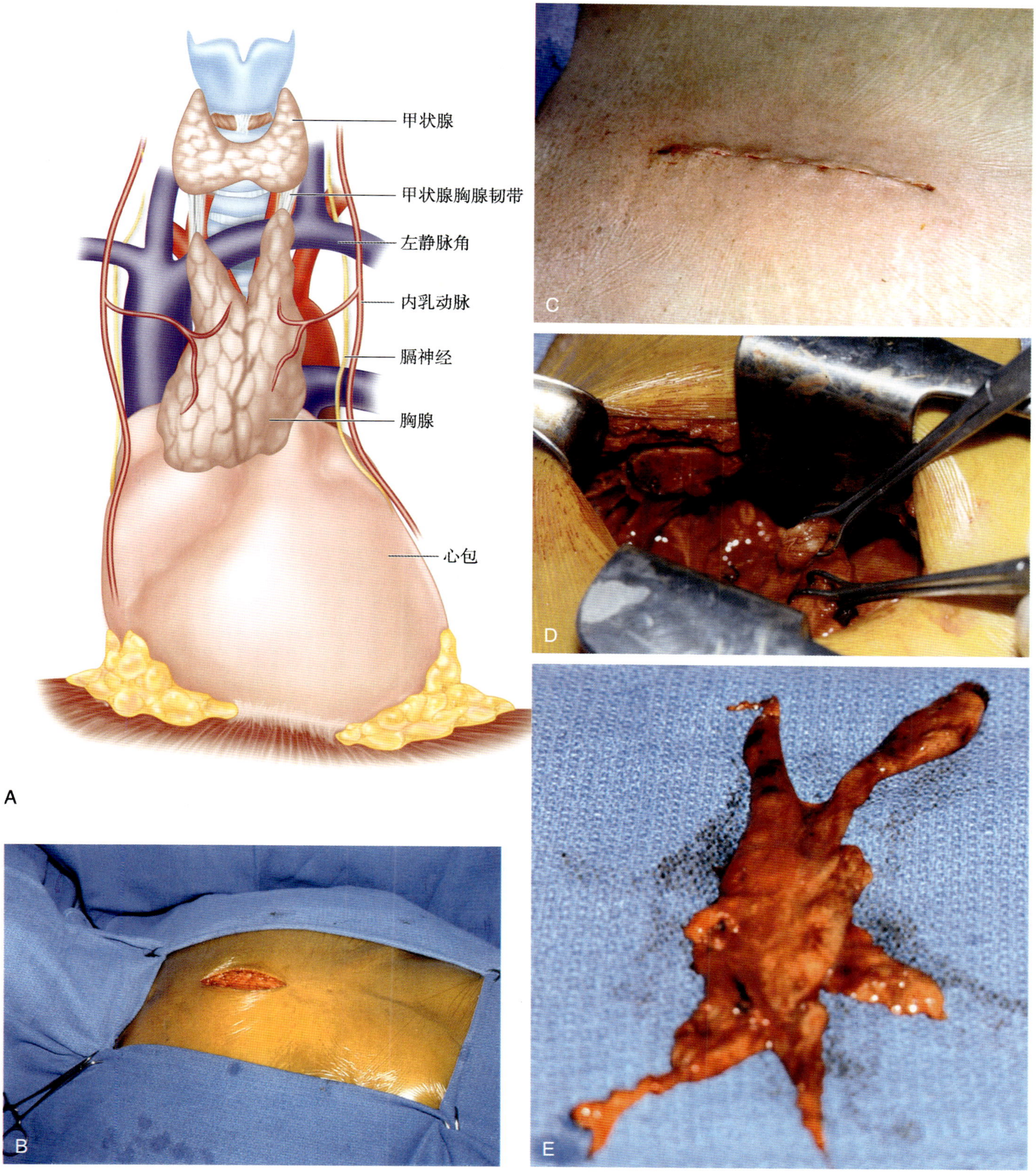

图 21-1

2. 胸腺瘤患者

- 胸腺瘤是成人最常见的前纵隔肿瘤，占全部纵隔肿瘤的 20% ～ 25%。30% 胸腺瘤患者的自觉症状提示 MG，且 15% 的 MG 患者合并有胸腺瘤。并且 5% 的胸腺瘤患者合并其他全身性疾病，包括红细胞发育不全、皮肌炎、系统性红斑狼疮、库欣综合征和抗利尿激素分泌异常综合征等。
- 良性和恶性胸腺瘤没有明确的组织学鉴别依据。胸腺瘤的恶性倾向取决于其侵袭性。尽管胸腺瘤呈惰性生长模式，但仍然可以局部侵袭或胸内复发。恶性胸腺瘤可侵袭脉管系统、淋巴管和纵隔内毗邻结构。良性胸腺瘤亦可以转移至肺和胸膜。因此，对于这一类肿瘤（特别是局部进展型）的评估与治疗，需要多学科协作以改善患者的长期生存。

二、术前准备

1. 多学科协作

- 对于接受胸腺切除术的 MG 患者，其治疗和护理需要多个专业协作。神经内科、麻醉科、重症监护和整个外科团队的协作贯穿术前和术后。

2. 术前检查

- 胸部计算机断层扫描（CT）有助于评估是否存在胸腺瘤。对于存在胸腺瘤的病例，评估其侵袭性有助于制订手术计划。胸腺瘤的诊断通常基于放射科检查结果。胸部 CT 是可供选择的影像学方法，增强 CT 可以显示胸腺瘤与周围血管结构的关系。磁共振成像亦有助于评估纵隔结构是否受到侵袭。
- 肺功能检查亦有助于明确是否存在呼吸肌受累。如果用力肺活量严重受损，则应与患者、麻醉小组和重症监护医师商讨术后机械通气的可能性。

3. 神经内科

- 与神经内科医师紧密协作是至关重要的，可以对术前和术后的药物治疗进行优化以改善患者状况。如果患者不能通过药物改善症状或表现为呼吸功能不全，术前一周应行血液透析。这种方法能显著降低循环血液中抗乙酰胆碱受体抗体的水平。术前对 MG 患者进行血液透析能显著改善术前肺功能和肌力。

4. 麻醉

- 由有 MG 麻醉经验的麻醉师参与手术是必要的。患者应从术晨起服用 MG 药物。应避免使用琥珀胆碱或其他非去极化肌松药。一般情况下单腔气管插管即可，双腔管可能有助于巨大胸腺瘤或突向一侧胸腔的情况。双腔管亦有助于胸腺瘤胸膜或肺转移需要同时切除的情况。用吸入和短效麻醉剂维持深度麻醉。通过末梢神经刺激来进行神经肌肉传递监测，这有助于在手术过程中测定肌松剂含量并确保完全逆转神经肌肉阻滞。

三、手术步骤

1. 部分胸骨切开切口

讨论

◆ 为 MG 患者进行胸腺切除术，我们最常用部分胸骨切开入路。这种切口提供全部胸内和颈部腺腺的视野。如果出现意外无法找到胸腺或显露不佳，这种切口很容易就能延伸成完全胸骨切开入路。对于 MG 患者来说，手术关键是要切除全部胸腺组织。切除全部胸腺组织的同时应清除从甲状腺下极到膈肌之间和两侧膈神经之间的脂肪组织。

步骤

1. 体位

◆ 在常规气管内麻醉诱导后，患者呈仰卧位，颈部、胸部和上腹部消毒并铺巾。

2. 皮肤切口

◆ 沿胸骨中线切口下至第 4 或第 5 肋骨水平（见图 21-1B）。这种切口的美观是明显的（见图 21-1C）。

3. 胸骨切开

◆ 用手指和电刀钝性分离，确保胸骨上凹以下的区域游离。然后从中间向下劈开胸骨至第 4 或第 5 肋间水平。然后再用胸骨锯经胸骨后间隙在胸骨下部做一横向切口（图 21-2）。放置牵开器撑开胸骨。

2. 完全正中胸骨切开切口

讨论

◆ 完全正中胸骨切开适合于直径大于 4cm 的胸腺瘤或存在任何侵袭依据的患者。手术时需仔细评估周围结构的侵袭状况。肿物及任何相关结构均应整块切除并由病理科医生进行冰冻病理切片检查以确保切缘切净。即使双侧膈神经都被肿瘤侵犯也必须保留至少一侧。在不损伤剩余神经的情况下尽可能地减少肿瘤体积。切除后周围的区域应用银夹标记以备将来放疗。这种胸骨切开入路易于完成任何必要的血管切除及重建。如果发现胸膜或肺转移，应予以切除。

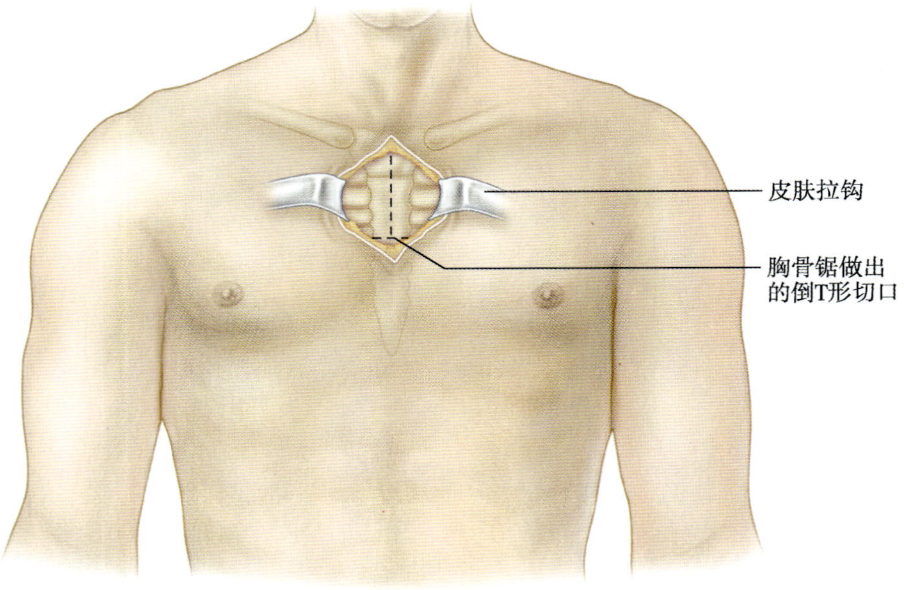

图 21-2

探查

◆ 将被覆纵隔的胸膜沿中线分开以将胸腺和静脉角显露在视野中。当存在胸腺瘤时，亦应对纵隔、胸膜腔和双肺进行彻底的探查。

辨别膈神经

◆ 沿拟切除胸腺的后外侧边缘辨认膈神经。用直角钳在两侧膈神经上方约 1cm 处切开纵隔胸膜（图 21-3），这样做能使胸腺侧部的解剖更加便利并能在切除胸腺时防止膈神经受到误伤。

游离

胸腺的四角

◆ 胸腺切除术通常在解剖出腺体的四角后变得容易。右下角最容易被找到并从心包上分离（见图 21-1D），然后沿心包向头侧继续分离（图 21-4）。在接近胸腺中部时，切面的脂肪组织开始逐渐丰富而且暴露逐渐困难。心包表面和认为可能潜在胸腺组织的脂肪组织均应被清除。在切面变得难以分开时，通常转至左下角并再次沿心包向头侧分离会更容易。在左侧，膈神经通常更近，采用钝性分离技术将膈神经和脂肪组织分离对预防损伤是必要的。仅需用钝性分离就可游离膈神经，因为已预先切开了纵隔胸膜。当再次接近腺体中部且分离困难时，转至游离剩余的两个上极。
◆ 上极可在颈区触及。这两极可在静脉角以上至经确认的甲状腺胸腺韧带周围游离（图 21-5）。两角分别从甲状腺和韧带上分离，韧带以 2-0 丝线结扎。

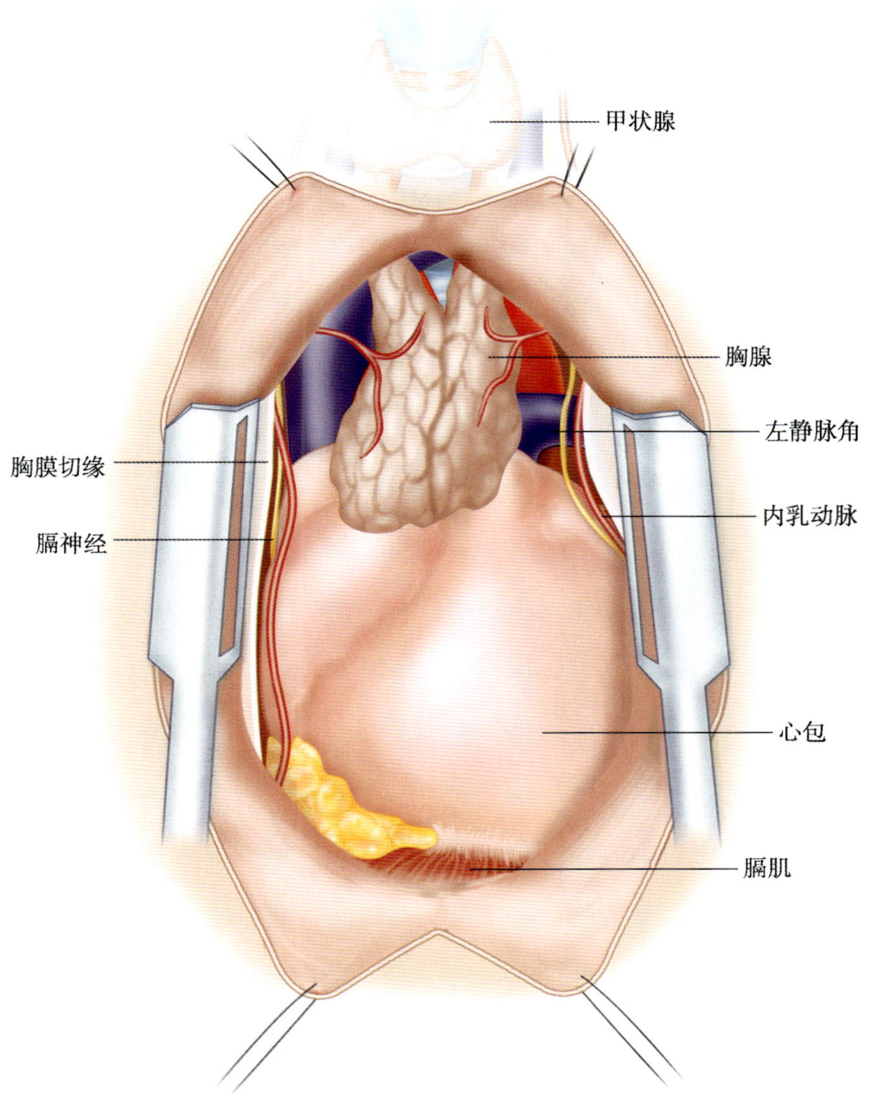

图 21-3

胸腺中部和结扎血管

◆ 回到胸腺中部，将膈神经以上至静脉角与上腔静脉连接点之间区域的相关脂肪组织向中心牵拉（图 21-6）。

◆ 小心地分离并用 3-0 丝线结扎内乳动脉的侧支血管。在将左侧静脉角至中心静脉间的分支辨别、分离并结扎后再处理胸腺（图 21-7）。

标本

◆ 应完全游离胸腺并将带有全部四极的标本完整取出（见图 21-1E）。标本应送检病理做整体评估，

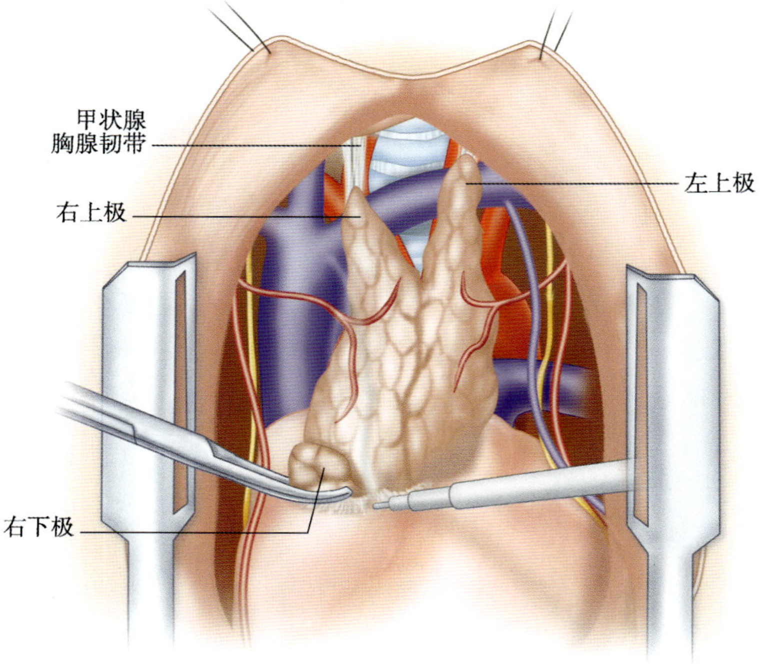

图 21-4

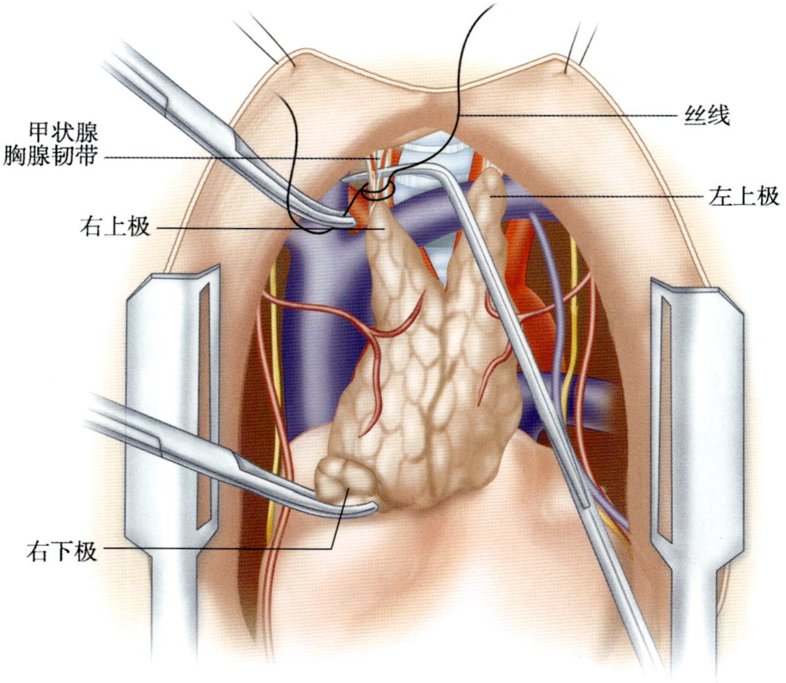

图 21-5

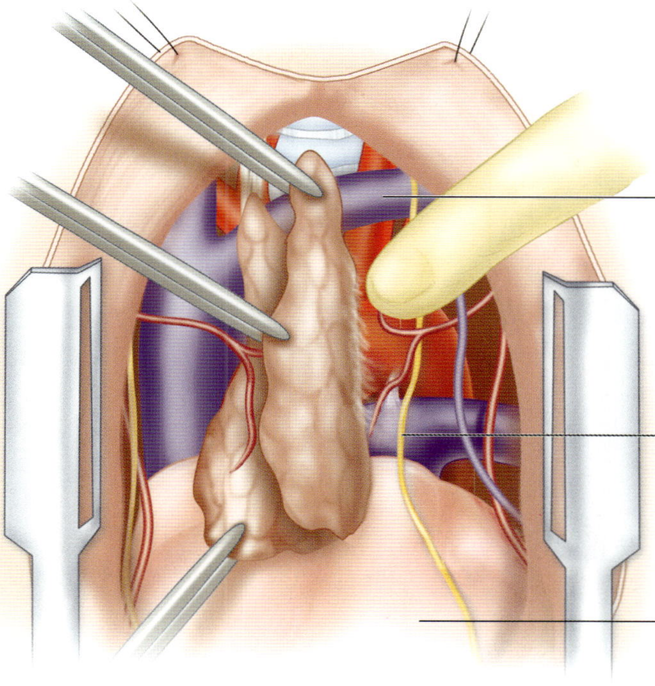

图 21-6

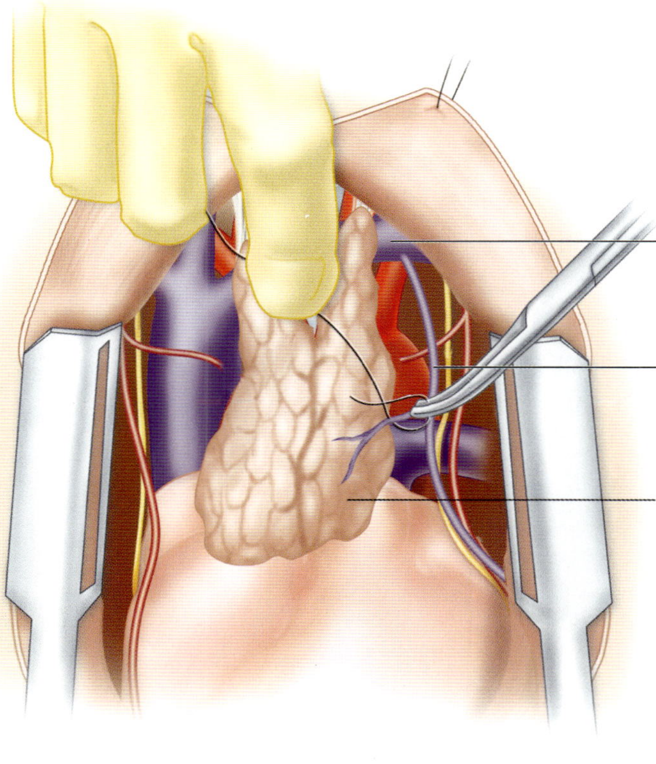

图 21-7

如果存在胸腺瘤，应做冰冻病理检查评估切缘。

关胸

◆ 切除胸腺后，应严格止血。术前接受血液透析的患者术后因凝血功能障碍而发生出血的概率增高。
◆ 应将胸管经胸壁穿至纵隔放置。胸骨用不锈钢丝间断缝合。至少要在胸骨柄上缝两条钢丝并且要带上胸骨间隙周围的剩余组织。
◆ 推荐使用钢丝 8 字缝合深部 T 字形切口。
◆ 其余软组织用可吸收缝线分层缝合，包括使用皮内缝合法缝合皮肤。

四、术后管理

◆ 手术结束后，将患者送至恢复室，唤醒，并由麻醉医师进行评估。
◆ 如果呼吸肌力和血气指标合格，推荐立即拔除气管插管。大多数患者能够拔管，并转至重症监护室密切观察。
◆ 积极地深部排痰和早期下床活动非常重要。神经内科和外科共同参与术后管理至关重要。一旦患者的呼吸状况稳定，就可以改为外科病房常规护理。

五、操作要点和注意事项

1. 术前

◆ 全面评估并了解如何处理以下问题：
  ▲ 如果存在胸腺瘤，应设计手术必需切除的部分。
  ▲ 如果 MG 症状恶化或呼吸功能差，应进行术前血透。
  ▲ 所有团队成员应参与讨论。
  ▲ 患者应接受神经内科最大限度的治疗。
  ▲ 由有经验的麻醉医师进行麻醉。
  ▲ 如果预计机械通气时间长，应做好特级护理和复苏的准备。

2. 术中

◆ 需切除全部胸腺组织。
◆ 应优先保护膈神经。
◆ 止血至关重要。

3. 术后

- ◆ 早期拔除气管插管。
- ◆ 团队协作护理和药物管理。
- ◆ 密切观察。
- ◆ 积极深部排痰。
- ◆ 早期下床活动。
- ◆ 早期拔除引流管。

推荐阅读

Blalock A. Thymectomy in the treatment of myasthenia gravis: Report of twenty cases. J Thorac Surg 1944; 13: 316.

Blalock A, Mason MF, Morgan HJ, et al. Myasthenia gravis and tumors of the thymic region: Report of a case in which the tumor was removed. Ann Surg 1939; 110: 544.

D' Empaire G, Hoaglin DC, Perlo VP, Pontoppidan H. Effect of prethymectomy plasma exchange on postoperative respiratory function in myasthenia gravis. J Thorac Cardiovasc Surg 1985; 89: 592 - 596.

Eisenkraft JB, Papatestas AE, Kahn CH, et al. Predicting the need for postoperative mechanical ventilation in myasthenia gravis. Anesthesiology 1986; 65: 79 - 82.

Frist WH, Thirumalai S, Doehring CB, et al. Thymectomy for the myasthenia gravis patient: Factors infl uencing outcome. Ann Thorac Surg 1994; 57: 334 - 338.

Jaretzki A. Thymectomy for myasthenia gravis: Analysis of controversies regarding techniques and results. Neurology 1997; 48 （suppl 5 ）: S52.

Masaoka A, Yamakawa Y, Niwa H, et al. Extended thymectomy for myasthenia gravis patients: A 20-year review. Ann of Thorac Surg 1996; 62: 853 - 859.

Mulder DG, Graves M, Herrmann C. Thymectomy for myasthenia gravis: Recent observations and comparisons with past experience. Ann Thorac Surg 1989; 48: 551 - 555.

Okkumura M, Miyoshi S, Takeuchi Y, et al. Results of surgical treatment of thymoma with special reference to the involved organs. J Thorac Cardiovasc Surg 1999; 117: 605 - 613.

Riedel RF, Burfeind WR. Thymoma: Benign appearance, malignant potential. Oncologist 2006; 11: 887 - 894.

Seggia JC, Abreu P, Takatani M. Plasmapheresis as preparatory method for thymectomy in myasthenia gravis. Arq Neuropsiquiatr 1995; 53: 411 - 415.

Shimizu N, Moriyama S, Aoe M, et al. The surgical treatment of invasive thymoma: Resection with vascular reconstruction. J Thorac Cardiovasc Surg 1992; 103: 414 - 420.

第 22 章

漏斗胸：微创 NUSS 手术

Jacob E. Perry，James Hoskins，Joseph A. Iocono 著

张文谦 译

一、外科解剖

- 漏斗胸在所有的先天性胸壁畸形中最为常见。其定义是，胸骨下部向内凹陷并伴相应水平连接的肋骨向内弯曲。这种缺陷既可以是对称的也可以是不对称的，而多数偏心性缺陷都是胸骨右侧的凹陷更严重。
- 漏斗胸在儿童中的发病率为 1/400，男孩的发病率是女孩的 3 ~ 5 倍。其与结缔组织病的关联已被证实，特别是马方综合征。漏斗胸同样有可能合并鸡胸。
- 像所有胸壁畸形一样，漏斗胸会对患者造成很多影响，包括生理的和心理的。漏斗胸造成的生理损害包括运动耐力减低、二尖瓣脱垂、每搏输出量减低和限制性肺功能障碍。主要的社会心理影响是由于在青春期时明显的前胸壁畸型影响形象伤及自尊心。
- 理解这种异常的胸壁结构关系对于设计修复方案至关重要。漏斗胸是一种以胸骨体显著凹陷（一般涉及下部 1/2 ~ 2/3）为特点的前部胸廓先天性畸形。通常连接在胸骨柄第 1 ~ 3 肋骨不会受累，畸形常发生在第 4 ~ 7 肋骨及肋软骨。通常凹陷最深点位于剑突连接处之上。Nuss 手术通过在原位重新调整胸骨来矫正畸形而无需切除肋软骨。在手术室内通过植入个体化钛合金钢板用以在 2 年中抬举胸骨至矫正位置从而完成胸壁重塑。当钢板取出时，胸壁已经重塑并保持新的形状。

二、术前准备

- 评估畸形的严重性
- 影像学检查
  - ▲ 胸部 X 线片：前后位，侧位
  - ▲ 胸部计算机断层扫描（CT）（图 22-1），测量 Haller 指数（> 3.5）（图 22-2）
  - ▲ 胸壁横径及前后径
  - ▲ 超声心动图

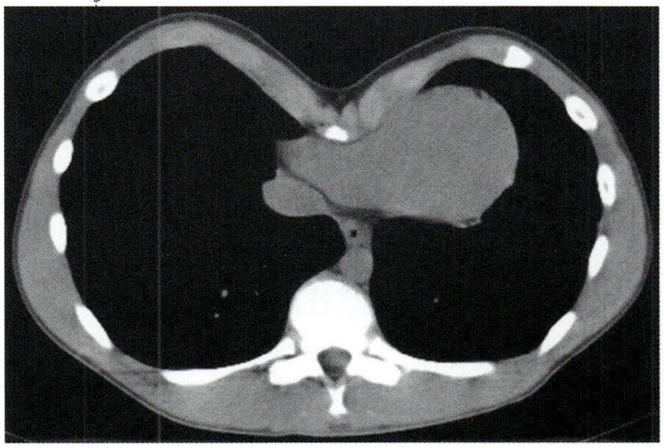

图 22-1

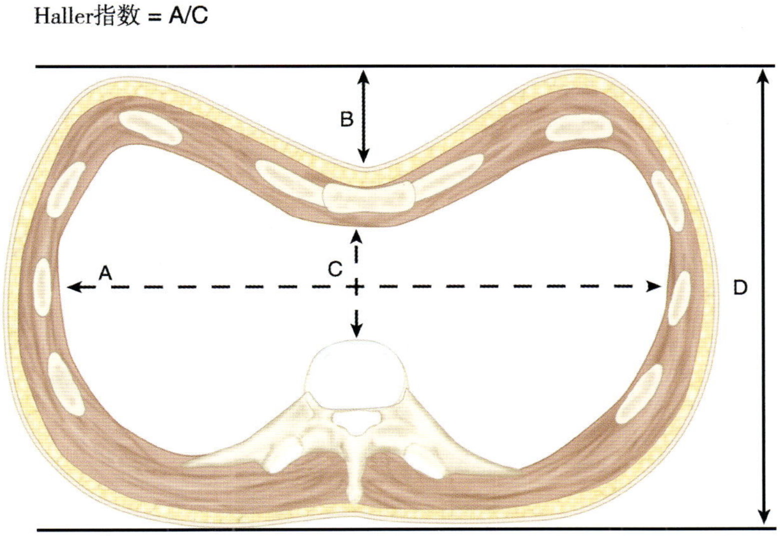

图 22-2

- ▲ 肺功能检测
- ▲ 运动耐力检测
- ◆ 实验室检查：全血细胞计数、骨形态发生蛋白、凝血酶原时间、部分凝血致活酶时间

三、手术步骤

1. 麻醉

- ◆ 为术后镇痛可行硬膜外麻醉。
- ◆ 年龄较大的患者应预防深静脉血栓。
- ◆ 选用两条大孔径的外周静脉注射来保持良好的静脉通路。

◆ 预防性应用抗生素。

2. 体位和准备

◆ 患者取仰卧位，双臂外展固定于手臂固定架，使腋下充分暴露（图 22-3）。
◆ 导尿管、鼻胃管（NGT）应在手术结束后拔除。
◆ 消毒准备区域包括双侧胸部（包括腋下）至床旁水平，上至下颌，下至脐水平。

3. 定位和测量

◆ 标记畸形的最深点。如果最深处在剑突，则以胸骨最低水平做切口并放置钢板。
◆ 标记对应这一水平的两侧肋间隙，并在两侧腋前线或腋中线设计横向切口（长约 2.5cm）。
◆ 标记钢板在前胸进入双侧胸腔的位置，该点应为畸形胸廓的动度最大处（标记为 X）（图 22-4）。
◆ 在手术设计的肋间水平上测量双侧腋中线间的距离。
◆ 以测量结果减 1 英寸（约 2.5cm）来选择适合尺寸的钢板模板和钢板。
◆ 制作符合矫正胸廓畸形需要的钢板模板。

4. 切口和解剖

◆ 在两侧腋前线至腋中线准备置入钢板的肋间水平做两个横向切口。
◆ 切开至肌筋膜水平并向切口至胸廓动度最大处（预先标记为 X）的中点间做皮下口袋。

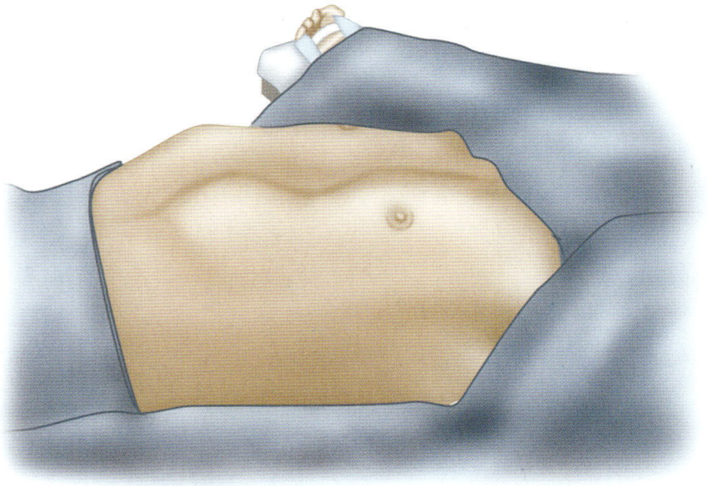

图 22-3

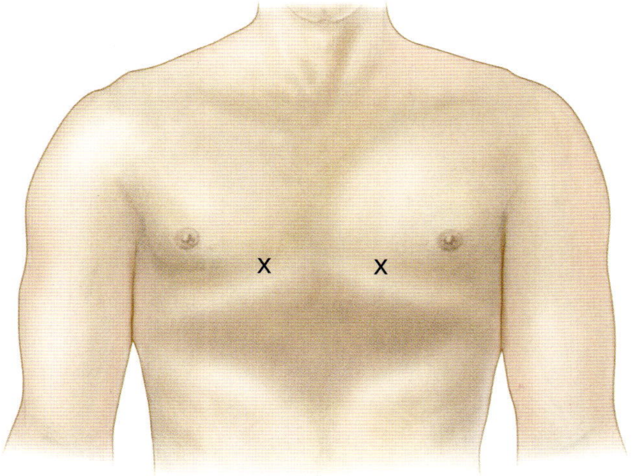

图 22-4：X 所标记点为胸廓动度最大处且为钢板由皮下水平走行转变为胸内走行的位置。

- 做横向的皮下口袋并保证它足够大以能容下钢板固定器。
- 在右侧腋中线低于切口两个肋间处做一个 5mm 切口作观察孔。我们推荐放置腹腔镜套管（注入 CO_2）。
- 用 8 ～ 10mmHg 的压力制造气胸。
- 用 30° 胸腔镜观察胸腔、胸廓动度最大点和右胸内的凹陷最深点。可以只用一个右侧观察孔完成手术并观察钢板从右侧穿至左侧，也可以用两个操作孔观察两侧胸腔。
- 在胸腔镜引导下，放置导引器，导引器有三种尺寸可供选择（取决于患者尺寸），从右侧切口置入做好的皮下口袋中，然后再从 X 点进入胸腔，此时应注视显示屏。
- 用向上的牵引力，轻轻地推进导引器，迅速在心包前与漏斗胸凹陷最深点后方之间水平方向穿过纵隔。
- 观察有无心律失常，如果有则暂停手术。
- 助手应在对侧使用拉钩暴露左侧的 X 点。
- 导引器应精确地在此位置穿出胸腔，然后再走行于左侧皮下口袋并从左侧切口穿出。
- 导引器一旦置于合适位置，就用力向“上”牵拉导引器，并将两侧胸壁凹陷的上下部向下按压以重塑胸骨。在引导器的末端系上两条粗全棉脐带线。
- 撤出导引器，并在工作台上为患者塑造钢板（图 22-5）。

5. 钢板的测量和塑形

- 钢板自身的尺寸：其长度为两侧腋中线的直线距离减 1 英寸（约 2.5cm）。钢板模板应为相同尺寸。
- 使用钢板折弯器（有手持式和台式可供选择）塑造合适尺寸的钢板，并将钢板改造成模板的精确形状。应注意分清钢板的左右端。直到放置好钢板翻转之前应保持左端弯曲的角度较锐。

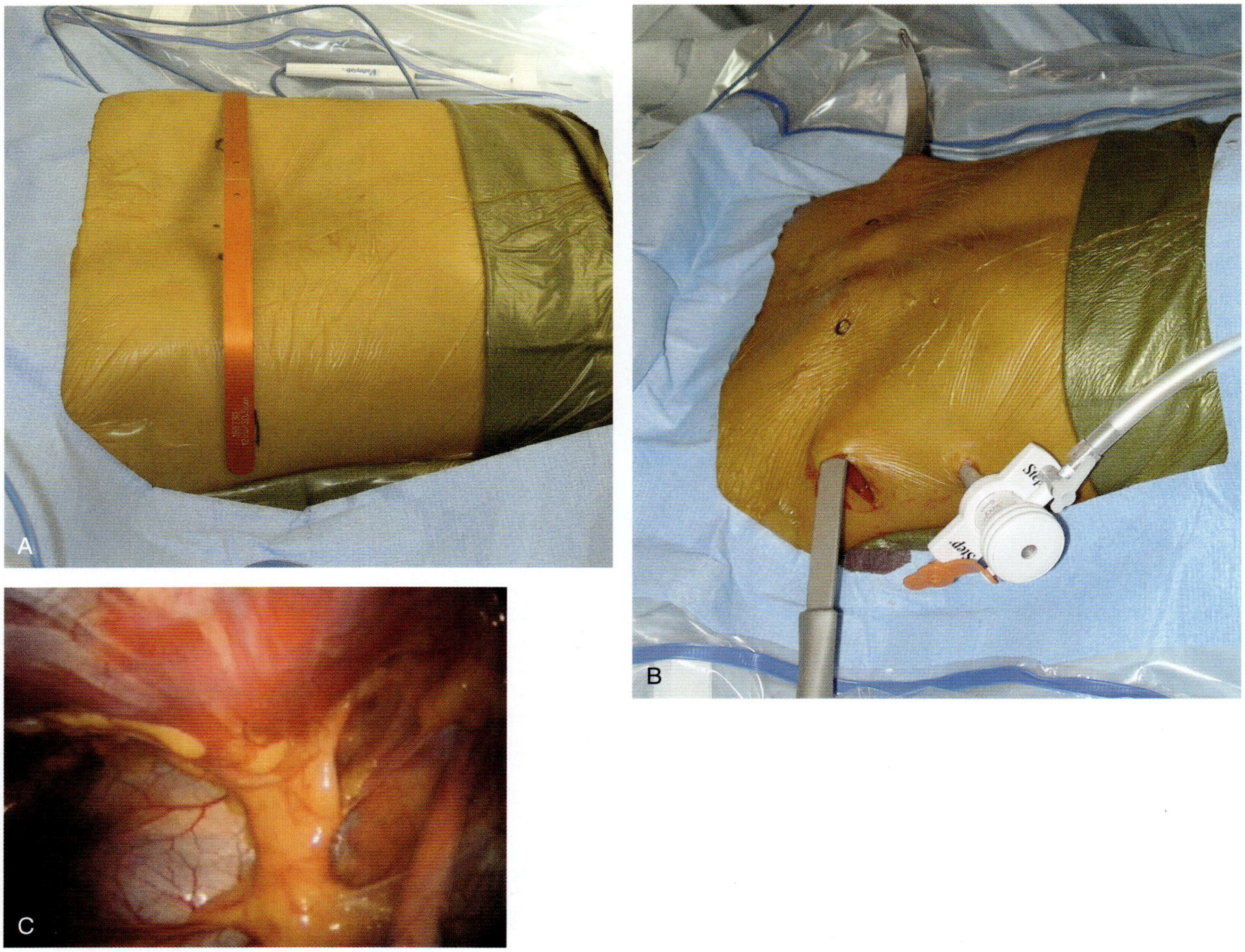

图 22-5

6. 穿过钢板

◆ 个体化钢板一经塑形，就撤出导引器并在通道中留下两条粗牵引带。用一条粗牵引带系在个体化钢板上，并保持另一条在旁边以备第一条断裂时使用。

◆ 使个体化钢板穿过通道，推进钢板使其穿过由导引器做成的纵隔隧道。左侧的助手轻轻牵拉粗牵引带，同时右侧的助手推动钢板穿过，同时通过胸腔镜观察。穿过钢板时使末端向上，这样便于通过并且可以手工弯曲胸外部的钢板末端部分（图 22-6）。

7. 翻转和固定钢板

◆ 一旦钢板两侧末端放置到位，就用翻转器翻转钢板，使胸骨及胸壁变为“隆起”的状态。

◆ 严格检查钢板的位置和稳定性。有时暂不翻转并在原位修正钢板形状。如果钢板塑形正确，则只进行最低限度的修正。

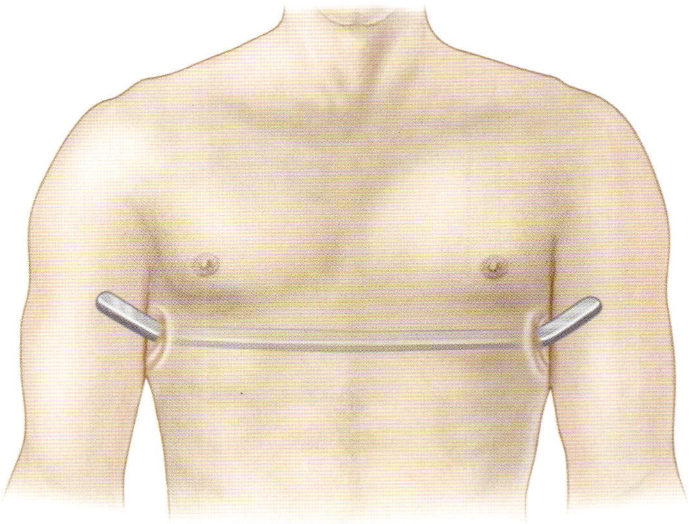

图 22-6

- 检查畸形矫正是否充分。如果胸壁凹陷依旧显著或钢板看上去不稳定，可在距第 1 个钢板的 1 ～ 2 个肋间外放置第 2 个钢板。大多数情况下需要再做两个新切口及皮下口袋和隧道。

8. 钢板固定器

- 在侧面切口处的皮下口袋内放置 1 个或 2 个固定器，并附着在钢板上以增加安全性，防止钢板移位。
- 有两种形状的固定器可供选择。每种类型都以“凹槽嵌入”式与钢板固定。
- 在皮下口袋内固定钢板和固定器，用心脏缝线或粗可吸收缝线（0 号或更粗）以 8 字缝合法缝合钢板固定器的接口及周围组织。
- 在皮下口袋内用水平褥式缝合法在钢板外缝合肌肉。
- 伤口其余部分用可吸收缝线关闭。

9. 排出胸内的 CO_2 气体

- 在观察孔处断开 CO_2 管并将其插入一个盛有无菌水或盐水的容器内水封。
- 让麻醉师连续进行大幅度手控通气使最大气道压达 40 cmH_2O、最大呼气末压达 10 cmH_2O，从而复张右肺并排除气胸。
- 在排气后以水平褥式缝合法缝合观察孔周围肌层。
- 一旦撤离 CO_2 管，就立即将观察孔向侧方推动 5mm 并将褥式缝合缝线打结。观察孔内做皮下缝合（图 22-7）。

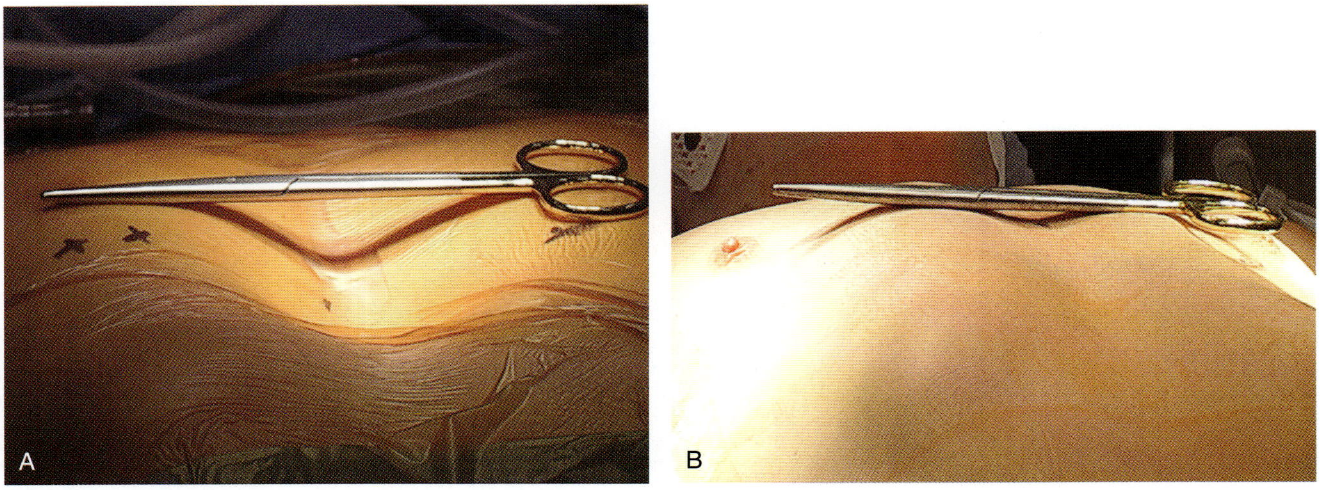

图 22-7

四、术后管理

- ◆ 在手术室或恢复室内查胸部 X 线片以明确有无气胸并证实钢板的位置。
  - ▲ 一般情况下配备有持续血氧监测的病床即可。
  - ▲ 平均住院 2 ～ 5 天。
  - ▲ 逐渐地增加活动量。
    - ●手术当日床头抬高 30° ～ 45° 卧床休息。
    - ●术后第 1 天可起床呈坐位。
    - ●术后第 2 天在帮助下（特别是上下床时）走动。
    - ●术后第 3 ～ 4 天过渡到口服镇痛药。
    - ●住院时间取决于疼痛的控制与活动的情况。
    - ●不要弯曲、扭转胸部或腰部。
    - ●逐渐地恢复活动：2 周；在 6 ～ 8 周开始非身体接触性体育锻炼。

五、操作要点和注意事项

- ◆ 并发症
  - ▲ 气胸发生率约 10%。
  - ▲ 血胸。
  - ▲ 钢板感染。
  - ▲ 钢板移位。
  - ▲ 有很多文献提出应“额外地”将钢板及周围肋骨缝合固定；这样可能会提高钢板的稳定性，但应根据个人情况进行评价及选择。
- ◆ 症状的好转
  - ▲ 主观。
  - ▲ 客观：难于定量。

推荐阅读

Brigato RR, Campos JR, Jatene FB, et al. Pectus excavatum: Evaluation of Nuss technique by objective methods. Interact Cardiovasc ThoracSurg 2008; 7:1084-1088.

Croitoru DP, Kelly RE Jr, Goretsky MJ, et al. Experience and modifi cation update for the minimally invasive Nuss technique for pectus excavatum repair in 303 patients. J Pediatr Surg 2002; 37: 437-445.

Croitoru DP, Kelly RE Jr, Goretsky MJ, et al. The minimally invasive Nuss technique for recurrent or failed pectus excavatum repair in 50 patients. J Pediatr Surg 2005; 40: 181-187.

Nuss D, Kelly RE Jr, Croitoru DP, et al. A 10-year review of a minimally invasive technique for the correction of pectus excavatum. J Pediatr Surg 1998; 33: 545-552.

Park HJ, Chung W-J, Lee IS, et al. Mechanism of bar displacement and corresponding bar fi xation techniques in minimally invasive repair of pectus excavatum. J Pediatr Surg 2008; 43: 74-78.

Vegunta RK, Pacheco PE, Wallace LJ, et al. Complications associated with the Nuss procedure: Continued evolution of the learning curve. Am J Surg 2008; 195: 313-317.

第23章

胸腔镜交感神经切除术

Mark J. Krasna，Lei Yu 著

张文谦 译

交感神经切除术（*sympathectomy*）是一种通过破坏部分交感神经干来治疗多汗症（HH）、颜面潮红及雷诺病等的外科手术方法。离断交感神经本身相对容易，但经由传统开胸方式进行该操作则比较困难。目前，胸腔镜交感神经切除术已成为该手术的标准术式并逐渐应用于其他疾病的外科治疗。

适应证

交感神经切除术适用于治疗 HH（手汗症或腋窝多汗症），包括：头面多汗、颜面潮红以及社交恐惧症。该术式的其他适应证有雷诺病、反射性交感神经营养不良、神经性灼痛、长QT综合征以及心绞痛。

非手术治疗

一般认为，准备行胸腔镜交感神经切除术的患者应先尝试非手术治疗。HH 患者一般局部外用氧化铝，对可耐受刺痛和电击副作用的患者则可考虑离子电渗疗法。口服药物治疗在一些 HH 患者也有成功的报道，包括抗抑郁药或其他精神药物，从而使患者能够应对孱弱的社会交往能力带来的精神压力所致的 HH 症状。而其他药物，如 β 受体拮抗剂和类胆碱能制剂不仅不能明显改善 HH 症状，反而会引起疲乏、心动过缓及口干等副作用。

手术方法

传统的手术方法包括后入路和锁骨上入路，后者较前者对患者所造成的痛苦更小但却更易伤及重要的神经和血管。随着近些年微创手术的发展，经腔镜下胸交感神经切除术（ETS）逐渐得到推广应用。

一、外科解剖

- 交感干由位于脊柱两侧的交感神经链组成，分为颈、胸、腰三部分，自主神经系统支配身体自主机能，如呼吸、出汗及血压调节。离断交感神经后最常受累的区域位于上胸部，而该部分交感神经链在第 1 ～ 5 胸椎之间（图 23-1）。
- 第 1 胸交感神经节（T_1）主要支配颜面和手部的出汗、散热。而部分第 1 胸神经节与颈下神经节合并成为颈胸神经节（星状神经节），主要支配眼睑及瞳孔反射，如果该神经节受到损伤，会出现霍纳征的表现。术中需保留该神经节。
- 第 2 胸交感神经节（T_2）支配颜面（除眶间部分）、头皮、肩部、乳房以上胸部和双手的汗腺，以及面部潮红。
- 第 3 胸交感神经节（T_3）支配部分颜面部、双手、腋窝、肩部、乳房以上胸部的出汗。
- 第 4 胸交感神经节（T_4）分布于双手及腋窝。需要注意的是交感神经对颜面、双手以及腋窝的多重支配。
- ETS 可以切断或破坏沿胸、腰椎分布的交感神经节。

二、术前准备

- HH 患者接受外科手术前应咨询皮肤科医生、神经内科医生、内分泌科医生和心脏科医生进行诊断和治疗的评估。
- 手术禁忌证包括：严重心血管功能不全、肺功能不全、严重胸膜疾病（如气管支气管炎、胸膜炎、脓胸）以及难治性糖尿病。尽管先前胸部手术使 ETS 手术难度加大，但并不是绝对禁忌证。

交感神经离断平面

- 目前认为，T_2 水平离断可用于治疗头面部多汗症及颜面潮红；T_3、T_4 水平离断则用于治疗手

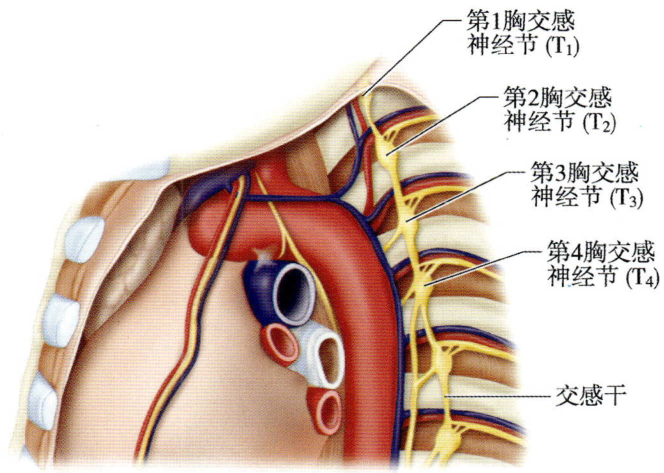

图 23-1

部和腋窝多汗症。对长 QT 综合征的患者，常选择星状神经节以下 T_3 ~ T_5 水平之间，包括转向颈部和侧部的分支。

- ◆ 血管夹夹闭交感神经节的优点是患者术后出现严重不良反应时（如代偿性出汗和味觉性出汗）可及时解除夹闭，同时也可以避免损伤周围的肋间组织。但相对于夹闭或电凝方法，我们更倾向于切断交感神经节。

三、手术步骤

- ◆ 全麻双腔气管插管，取半坐平卧位（semi-Fowler’s position），双上肢外展固定。特别需要注意对双侧尺神经和腕关节的保护。
- ◆ 在腋中线第 2 ~ 4 肋间置入 10mm 的套管用于胸腔镜观察孔。另一套管置于第 3 肋间（切口大小 5mm）。
- ◆ 所有的胸腔粘连通过电灼游离，使肺完全萎陷。我们通常使用一次性的 45cm 腔镜剪刀分离粘连，操作时要注意胸膜顶的血管性粘连，应电灼后切断。
- ◆ 胸腔镜下很容易看到位于壁胸膜下垂直于肋骨走行的交感神经链（图 23-2）。而在胸腔内极易辨识的第 2 肋可作为参照物。电刀切开壁胸膜（图 23-3），切断或电凝交感神经节后，分离出前后交通支，避免热或能量传递至肋间神经（图 23-4）。通过以上操作，交感神经链可被切除（图 23-5）。
- ◆ 交感神经节及其交通支必须被仔细地切除并避免损伤肋间血管，尤其在 T_4 静脉汇入奇静脉水平。
- ◆ 交感神经链断端需要仔细检查确保止血。完成手术后，需在手术部位低点留置胸腔引流管直至双肺恢复正常压力。

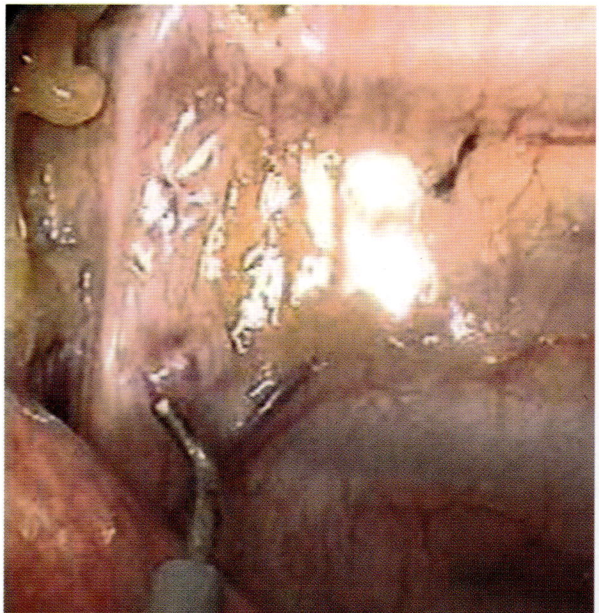

图 23-2

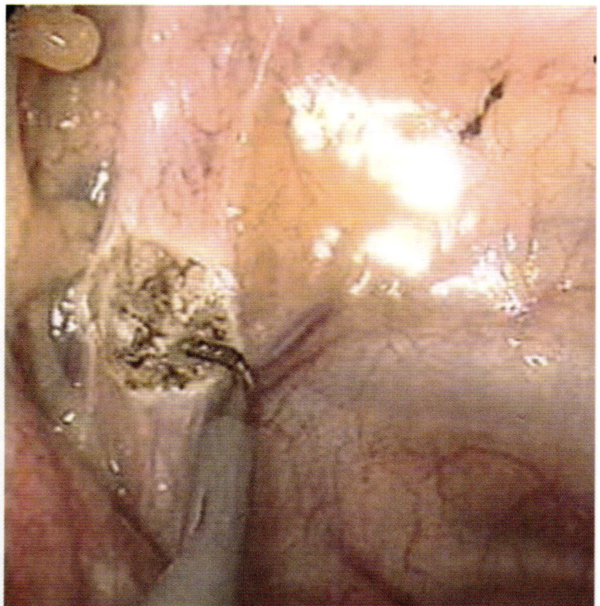

图 23-3

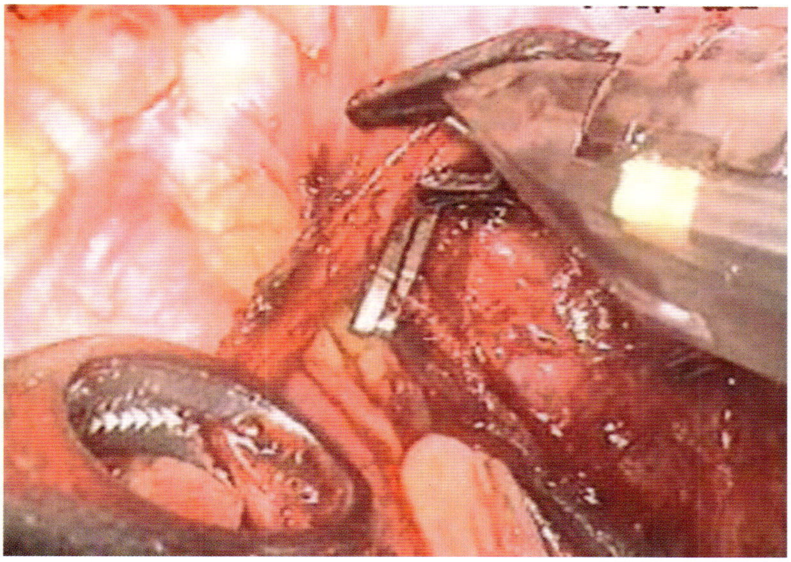

图 23-4

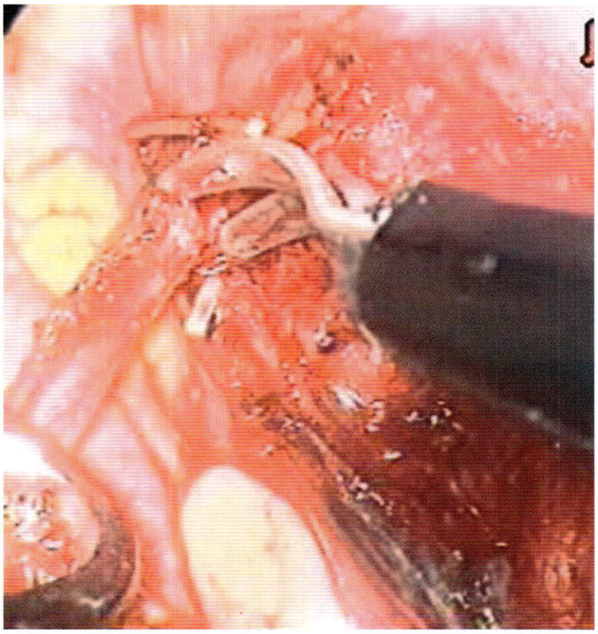

图 23-5

四、术后管理

- 术后患者送入恢复室，按病情需要给予镇痛处理。术后 2 ～ 4 小时，患者可进食。通常第 2 天可以出院。
- 建议适当休息 3 天，并逐渐增加活动量，15 天内避免重体力活动。
- 所有患者出院前必须常规检查以排除心动过缓、霍纳综合征及气胸（胸部 X 线检查排除）等并发症。约 10% 的患者术后会出现气胸，但只有少于 10% 的患者需要胸腔闭式引流。引流管通常保留数小时，患者第 2 天可以出院。

五、操作要点和注意事项

- 使用电刀更容易快速离断交感神经链。
- 必须保证交感神经的完全离断。
- 胸膜至少切开 5cm，以便应对 Kuntz 神经束的畸变。
- 交感神经的断端应距离较远避免神经的生长修复。
- 交感神经切除水平不能高于第 2 肋以避免导致霍纳综合征等不良后果。

结果

目前的研究显示，ETS 在治疗双手多汗症方面疗效显著，且不良反应较少，成功率高达 85% ~ 95%，仅有约 2% 的患者因代偿性出汗再次接受手术治疗。但当具体到某特定患者时，ETS 的治疗效果会因不同患者交感神经的解剖变异以及手术技巧的不同而发生变化。

尽管存在一些永久性的手术并发症，包括代偿性出汗、味觉性出汗、霍纳综合征以及当运动负荷增加时无法提高有效心率，但 ETS 仍然是一项确实有效的手术治疗方法。大多数外科医生认为 ETS 应被限制在严重的多汗症以及雷诺病患者中。

参考文献

1. Lin C, Mo L, Lee L, et al. Thoracoscopic T2-sympathetic block by clipping —A better and reversible operation for treatment of hyperhidrosis palmaris: Experience with 326 cases. Eur J Surg Suppl 1998; 13 - 16.
2. Herbst F, Plas E, Fugger GR, et al. Endoscopic thoracic sympathectomy for primary hyperhidrosis of the upper limbs: A critical analysis and long-term results of 480 operations. Ann Surg 1994; 220: 86 - 90.
3. Ponce Gonz á lez MA, Juli à Serd à G, Santana Rodr í guez N, et al. Long-term pulmonary function after thoracic sympathectomy. J Thorac Cardiovasc Surg 2005; 129: 1379 - 1382.
4. Reisfeld R. The importance of classifi cation in sympathetic surgery and a proposed mechanism for compensatory hyperhidrosis: Experience with 464 cases. Surg Endosc 2007; 21: 1249 - 1250.
5. Reisfeld R. Video-assisted thoracic surgery sympathectomy for hyperhidrosis. Arch Surg 2005; 140: 99.
6. Schwartz PJ, Priori SG, Cerrone M, et al. Left cardiac sympathetic denervation in the management of high-risk patients affected by the long-QT syndrome. Circulation 2004; 109: 1826 - 1833.

第 24 章

肺移植术

Mark R. Bonnell 著

胡　滨　译

一、外科解剖

◆ 扎实的胸部解剖知识，特别是左、右侧肺门的相互关系是至关重要的。其他重要结构的解剖关系必须掌握，包括以下内容：

▲ 膈神经

▲ 心包及其反折

▲ 左侧喉返神经

◆ 因为肺移植可能需要通过胸部或股血管建立体外循环（CPB），其关键是了解有关体外循环的解剖，不论移植手术是何种进胸途径都应有相应的计划（图 24-1）。

二、术前准备

◆ 肺移植是治疗终末期肺部疾病的有效治疗手段。决定行单肺或双肺移植是由多方面的因素决定的，但基本上取决于疾病种类和患者年龄。一般来讲，化脓性肺疾病（如囊性纤维化）需要行双肺移植以防止另一个肺的感染。年轻患者通常考虑双肺移植以提高长期的存活率。

◆ 移植的受体是由一个多学科委员会经过评估而决定的。这项决定的过程超出了本章的内容。但是，这里的移植候选者选择标准和禁忌证是公平而标准的。要认识到这是核心的内容。

1. 受体选择标准

◆ 肺部疾病在 2 ～ 3 年内死亡可能性比较高。

◆ 纽约心脏协会心功能Ⅲ～Ⅳ级。

◆ 可接受的心理状态。

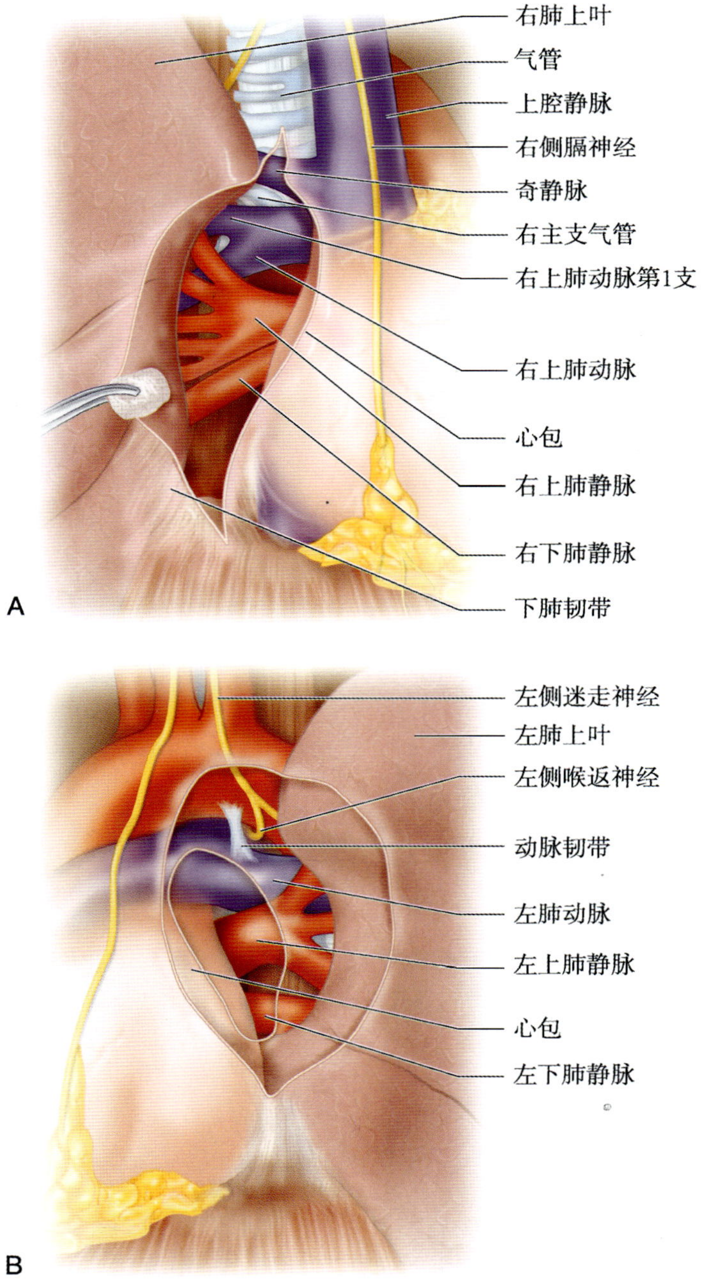

图 24-1

- ◆ 正常的新陈代谢功能。
- ◆ 良好的营养状况［体重指数（BMI）在 16 ～ 35］。
- ◆ 等待移植过程中能在移植中心存活 4 ～ 6 小时。
- ◆ 能依从长期的医学治疗方案。
- ◆ 心脏评估正常，包括心导管或适当的压力监测。
- ◆ 没有免疫抑制治疗的禁忌证。
- ◆ 有潜在康复的能力。

◆ 经过最大努力的合理治疗失败。
◆ 不接受其他已证实有效的外科治疗。

2. 绝对禁忌证

◆ 未治愈的恶性肿瘤。
◆ 活动期肺外感染，包括艾滋病、乙肝和丙肝。
◆ 准备单肺移植而有肺部感染。
◆ 严重的急性或慢性心功能不全。
◆ 严重的肝或胃肠道疾病。
◆ 慢性肾病（肌酐清除率＜ 50ml/min）。
◆ 洋葱假单孢菌持续存在。
◆ 活动性真菌感染。
◆ 活性物质滥用或药物滥用但不接受戒断治疗。
◆ 肥胖（BMI ＞ 35）——体重控制疗法无效。
◆ 恶液质——不接受营养康复治疗。
◆ 严重影响移植效果的急性疾病。
◆ 机械通气使用较长时间。
◆ 在过去的 6 个月内吸烟。
◆ 胰岛素依赖型糖尿病引起的终末器官疾病，其中包括：
　▲ 糖尿病性血管病变。
　▲ 糖尿病性肾病变。

3. 相对禁忌证

◆ 年龄大于 55 岁而需要双肺移植受体。
◆ 使用类固醇大于 10 mg/d，不能停用强的松。
◆ 既往有心胸外科手术史或引起胸膜粘连的基础病。
◆ 胰岛素依赖型糖尿病引起的终末器官疾病，其中包括：
　▲ 糖尿病性视网膜病。
　▲ 糖尿病性周围神经病变。
◆ 依从性差或有精神障碍者可能会严重干扰术后治疗。
◆ 存在耐药铜绿假单胞菌感染。
◆ 呼吸机依赖（如患者已被列入肺移植候选名单）。
◆ 严重的骨质疏松。
◆ 难治性系统性高血压。

4. 供体的评估

- 在手术前已决定单侧或双侧移植时，必须确认以下内容：
  - ▲ ABO 血型匹配。
  - ▲ 尺寸匹配（纵向测量从胸顶到膈顶，横向测量从主动脉弓平面到膈肌顶平面）。应该牢记，一些疾病（如慢性阻塞性肺部疾病）可以造成肺过度膨胀，而其他一些疾病（如特发性肺纤维化、肺动脉高压）往往肺容积正常或减小。
  - ▲ 了解供体的既往史，进行动脉血气及其趋势分析，支气管镜检查，革兰染色和胸部 X 线片。

5. 关于受体的具体事项

- 医院的位置和转运时间。
- 在通知手术时受体的身体状况，有无任何新出现的禁忌证（如发烧）。
- 有无先前的胸部手术史。
- 肺动脉压，血流动力学的稳定性，以及需要体外循环的风险。
- 卵圆孔未闭。
- 单侧或双侧。
- 药品：医疗机构的诱导协议。

三、手术步骤

1. 供体的获取

- 查看所有 X 线片和化验结果，确定 ABO 血型。行支气管镜检查以确保解剖是正常的，所有肺段的分泌物是清亮的。如果存在轻至中度脓性分泌物，用生理盐水灌洗。如果分泌物容易清除并且不再积聚，供肺仍可使用。这要求取肺医师应具备经验，并且程序是特定的。
- 与腹部移植小组配合经正中胸骨切开进胸。尽量大的十字切开心包和双侧胸膜，游离下肺韧带。全面检查双肺有无结节、肺不张、严重挫伤或外伤以及其他移植禁忌证。分离上腔静脉并套带牵引，避免损伤奇静脉与右肺动脉。从肺动脉侧面和右肺动脉后面游离主动脉并套带牵引。在距主肺动脉分叉 1cm 处使用 4-0 Prolene 线做 U 字缝合或菱形荷包缝合并插入灌注管。全身肝素化（与其他小组协同配合）（图 24-2）。
  - ▲ 在阻断前经主肺动脉注射 500μg 的前列腺素 E（PGE）（图 24-3），并等待全身平均动脉压（MAP）下降。阻断主动脉，切开左心耳，50% 的肺活量通气。 在 30 cmH_2O 的压力下灌注 3L 的 LPD 液，肺表面给予冰屑降温，并使用压力足够的吸引器，以避免肺浸泡在热血中。使用套带阻断上腔静脉。
  - ▲ 灌注完成后，在奇静脉上方分离上腔静脉以及下腔静脉，然后在头臂干上方分离主动脉；包括所有头侧血管（如果需要重建）和分叉处的肺动脉（图 24-4A）。在冠状静脉窦和左下肺静脉中间切开左心房（图 24-4B）；然后向头侧右上方分离，确保右侧有足够的心房袖。分离上面时要小心右肺动脉。切除心脏。

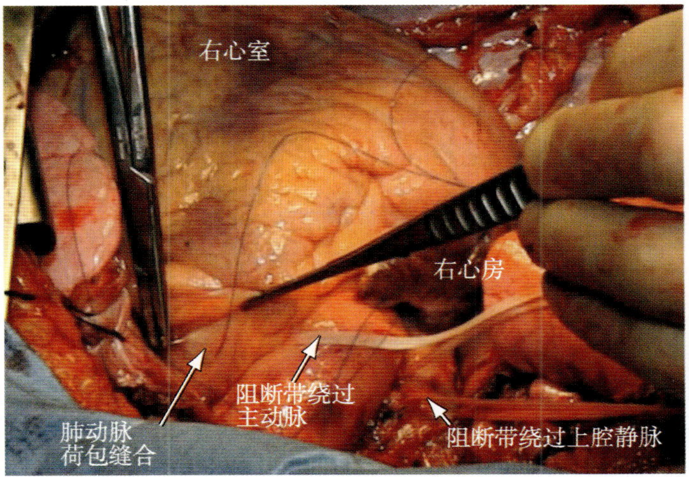

图 24-2

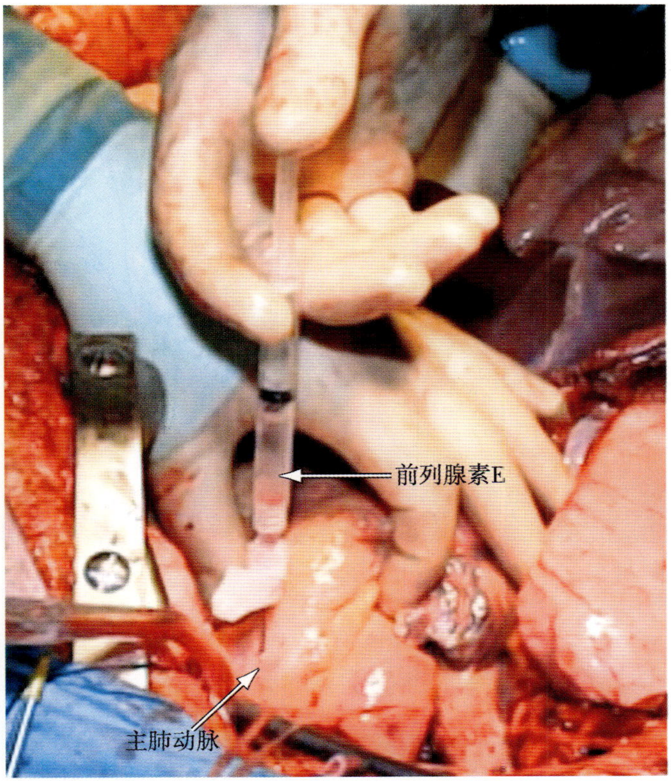

图 24-3

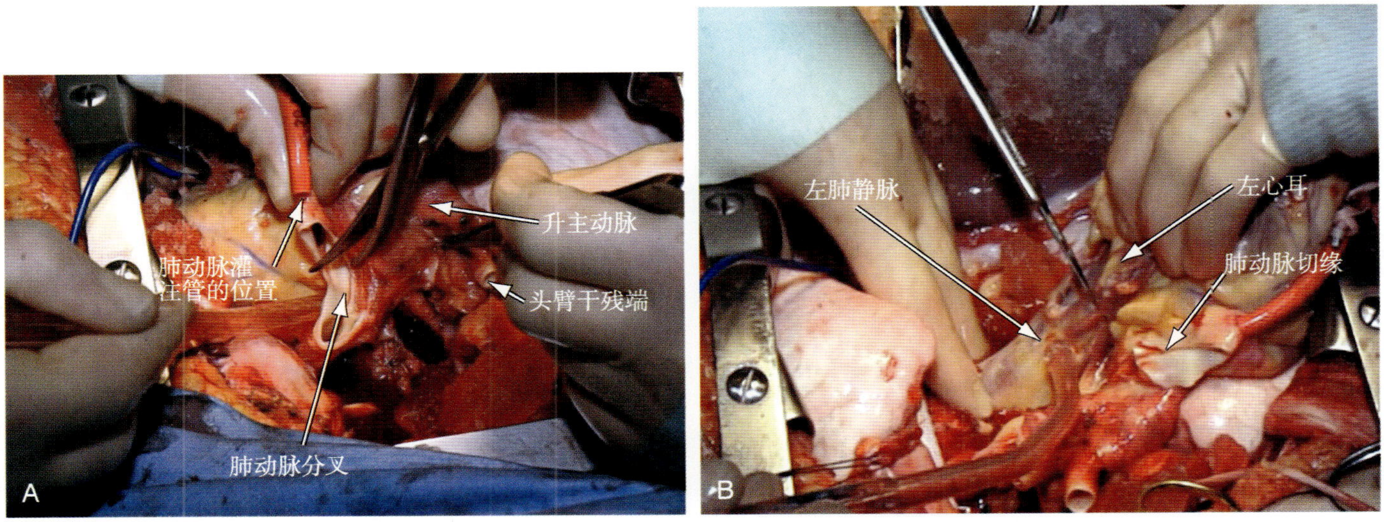

图 24-4

- ▲ 抬高心包的下方，并在食管和心包之间分离直至隆突水平（图 24-5）。
- ▲ 牵拉气管，用 20 cmH_2O 压力膨肺，在隆突上用闭合器切断气管（图 24-6）。
- ▲ 从降主动脉的动脉导管韧带处解剖左肺动脉。左右肺整块切除。

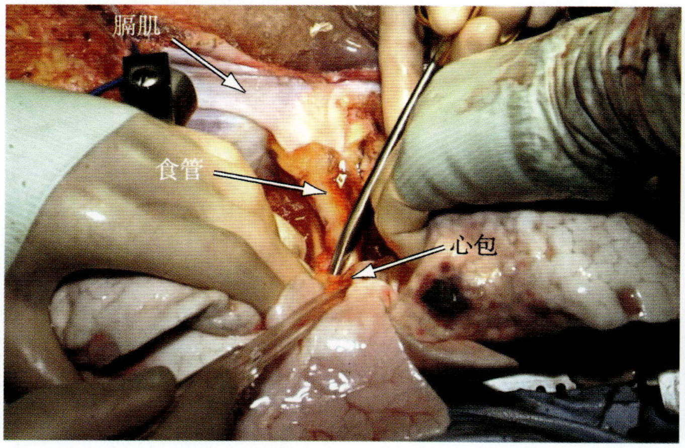

图 24-5

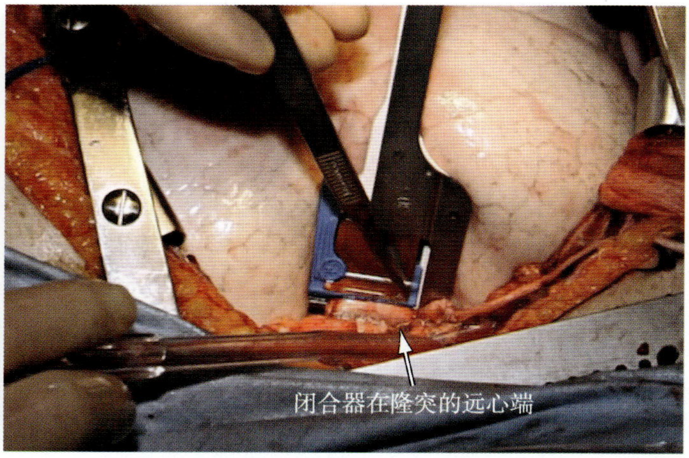

图 24-6

2. 手术台旁分离

- ◆ 经各肺静脉口逆行灌注，轻轻按摩供肺，可以从肺动脉流出液中看到血凝块。从下缘向隆突方向分离心包。同样分离左心房的后壁，并使左右房袖等长。
- ◆ 从心包的后方分离肺动脉的第一支，以防止肺动脉扭转；在分叉处分离。保留左主支气管周围组织，在左主支气管开口处用直线切割缝合器分离（图 24-7）。

3. 手术步骤（以双肺移植为例）

- ◆ 切口：对于双肺移植我们首选“蛤壳”式双侧前外侧开胸入路。一些外科医生可能更喜欢双侧

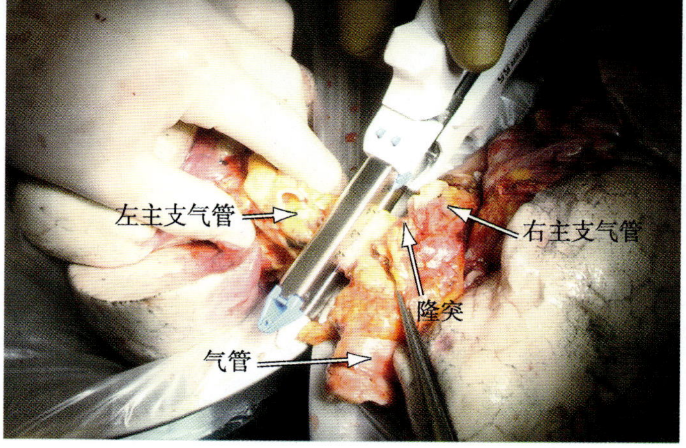

图 24-7

后外侧开胸手术，这需要翻转患者。蛤壳切口的优点是可以减少第二个供肺的缺血时间，并为可能实施的体外循环提供方便的入路。

- 切口在第 4 肋间的乳房皱褶下面，横断胸骨（图 24-8）。
- 结扎双侧内乳动脉和静脉。

4. 全肺切除

- 全肺切除时应仔细钝性分离肺静脉和主肺动脉。请牢记这是移植手术，需要重新植入新的器官,因此应该尽可能保存足够的血管长度。注意受体肺门通常比较固定并有成团的肿大淋巴结。用阻断带控制各血管的近心端。
- 在分离血管前，给予约 100U/kg 肝素。通常首先分离肺动脉，但在某些情况下，先分离一支或两支肺静脉更容易。
- 使用内镜切割缝合器切断肺血管。为获得长度，尽可能把每个血管的主干解剖清楚。
- 使用相同的内镜切割缝合器切断上、下肺静脉。
- 最后使用 10 号刀片切断支气管。应切除大块的淋巴结，但要特别注意保留支气管周围组织，并记住血液供应沿侧方进入，必须完好保存。修剪支气管到距隆突三个软骨环。 肺动脉和左心房应游离至心包返折。
- 全肺切除术后，彻底冲洗并确保胸腔无活动性出血，因为当供肺放入胸腔后这些部位将很难直视下观察到。

5. 供肺植入

- 用含冰的纱垫包裹供肺。
- 切开、修剪支气管并将支气管残端送细菌培养。
- 吻合支气管。可以将供肺放入胸腔内进行吻合，也可以先在胸腔外吻合，方法是缝合数针后

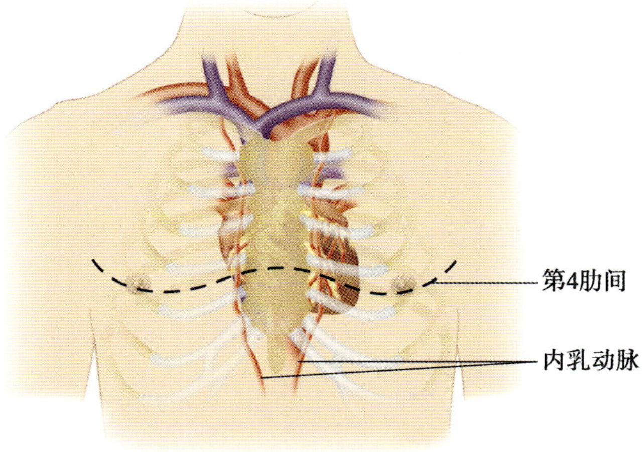

图 24-8

再采用“降落伞”方式将供肺植入胸腔内。我们使用 3-0 PDS 线，在每个角采用单纯缝合。然后第 3 针缝合后壁（膜部）。前壁采用间断“8”字缝合。尽可能将供体支气管套入受体。受体侧进针要深。不要把缝线收得太紧以免导致坏死。

◆ 第二步吻合肺动脉。用大心耳钳夹闭肺动脉，有时可能需要在心包内阻断。由于肺动脉很容易扭曲，要十分留意血管的方向。采用带 RB-1 针的 4-0 Prolene 线进行肺动脉吻合。

◆ 最后吻合左房袖。使用大的侧壁钳钳夹受体左心房。在闭合器缝钉处分别剪开上、下肺静脉，然后在二者之间剪开，使之形成心房袖，尽量多保留心房袖后壁组织。使用 3-0 Prolene 线。助手牵拉缝线时不要过紧以免形成荷包缝合方式。最后几针暂不要拉紧以便通气和灌注后排出血管中的气体或气泡（图 24-9）。

◆ 如果供体的心房袖口较短或长度不足以吻合，我们利用供体的心包采用两种不同的技术吻合，如图 24-10 所示。

6. 通气

◆ 放松左房袖吻合口的最后两针，先缓慢开放肺动脉，然后膨肺并将气泡排出，然后将心房袖的心耳钳缓慢放开。此时一定要与麻醉师及时沟通，因为有容量的丢失并可能会出现心律失常。

7. 关闭胸腔

◆ 放置两根 34F 胸管，前方的直管到达胸顶，弯管放置在膈角。注意不要将胸管放置到胸顶太

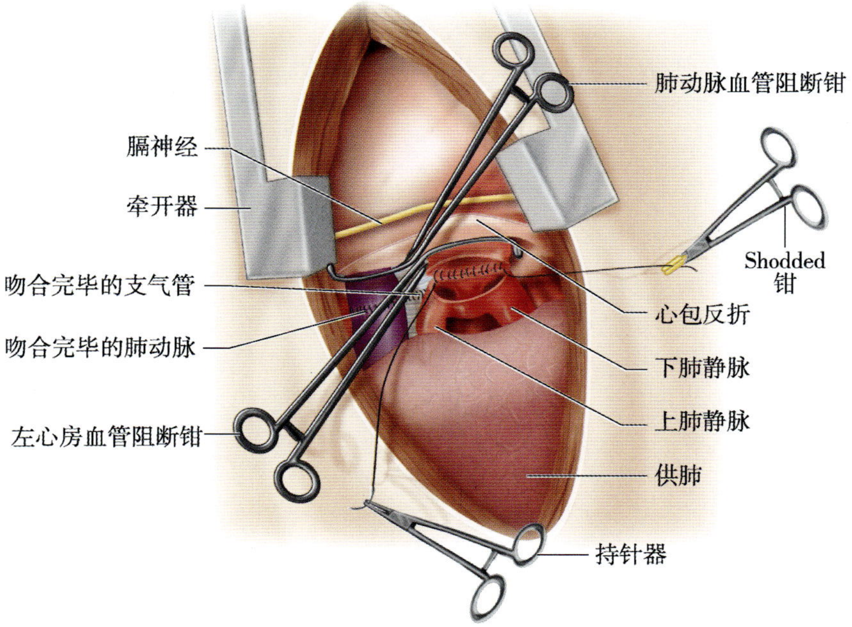

图 24-9

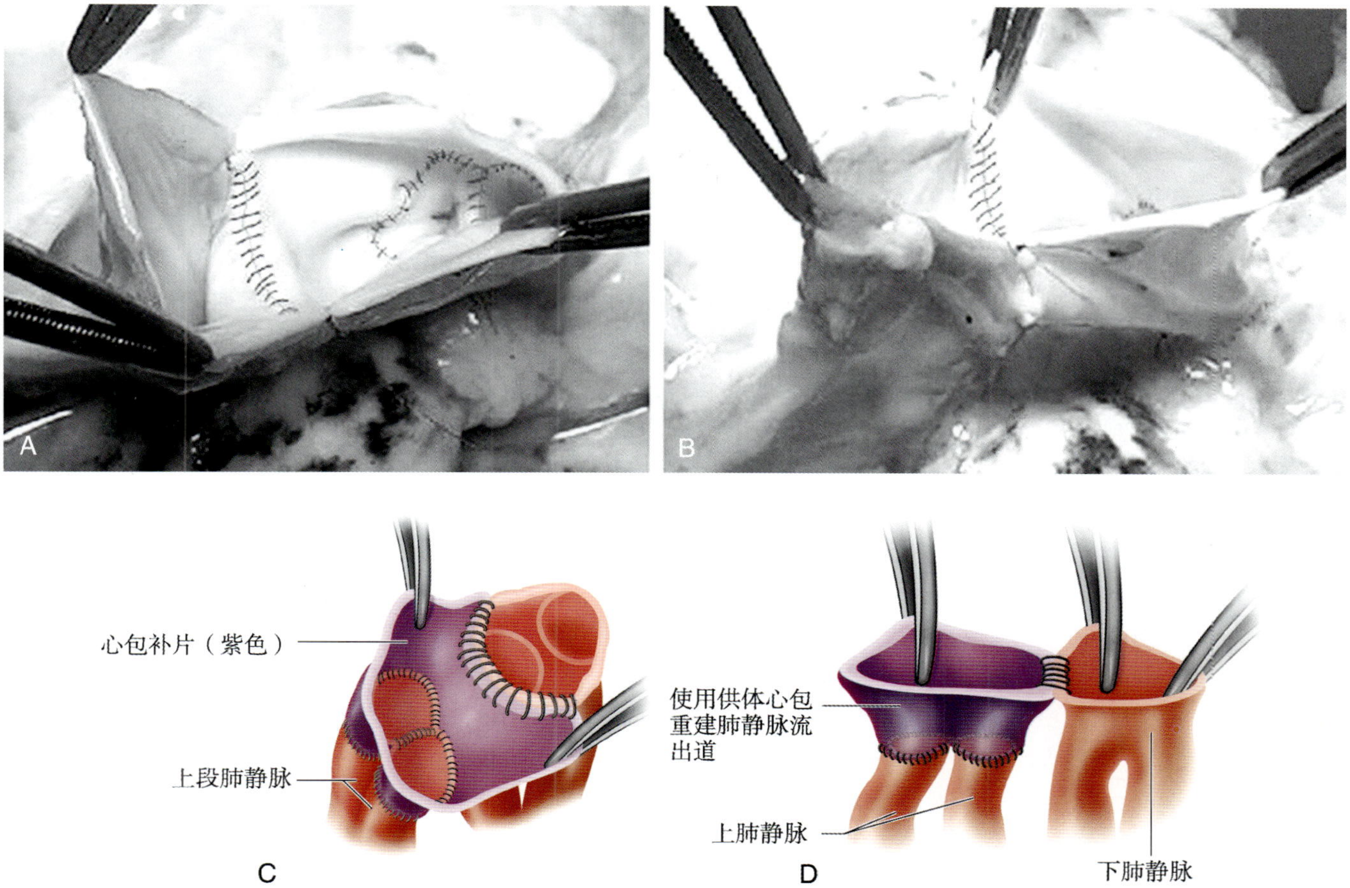

图 24-10

多致使其打折而堵塞胸管。应拉回数厘米以避免伤害星状神经节。

◆ 用钢丝单纯“8”字缝合胸骨。每侧肋间需要用 1-0 PDS 或薇乔线缝合 4 针。用 2-0 和 3-0 薇乔线缝合肌肉层，皮肤缝合器缝皮。不常规放置引流。

8. 替代方法

◆ 对于单肺移植，使用第 5 肋间的标准后外侧切口（图 24-11）。双肺移植的一种替代方法是采用分步的后外侧开胸入路，通过改变体位完成双肺移植。这种方法能够更好地显露肺门，尤其是左心房，一些患者基于术前影像学可以优先选择。在术中如需要体外循环时必须注意准备和显露腹股沟以便置管。

四、术后管理

◆ 术后管理开始于手术室。拔出双腔气管插管换置单腔插管，并行纤维支气管镜检查以确定插管位置，检查每个吻合口，并行转运前支气管吸痰。

- 在重症监护室（ICU），应仔细观察和监测，包括持续血压、血氧饱和度、尿量和心率。术后24 ~ 48小时常规使用肺动脉漂浮导管，如需要可以延长放置时间。中心充盈压应保持较低水平，血管活性药可持续应用或根据需要开始使用。肺血管扩张剂如米力农或一氧化氮可能是非常有用的。控制液体的入量。早期呼吸机的设置应在保持适当的氧饱和的基础上使用最低的吸入氧浓度以减少气压伤。通常终末呼气压的峰值为5cmH_2O。放置胃管用于早期的营养支持。使用标准方法预防深静脉血栓的形成，无活动性出血时再使用肝素，尤其是使用体外循环的患者。
- 尽早拔管，下床活动。拔管前行纤维支气管镜检查吻合口并吸痰。注重心理关怀，患者有吞咽困难时应注意评估。拔管后应加强肺部物理治疗、微波震荡排痰和增加肺活量。
- 免疫抑制治疗开始于术前并贯穿围术期以及终生。每个医疗中心都有自己的方案，一般均有钙神经素抑制剂（他克莫司、环孢素），抗增殖剂（骁悉、硫唑嘌呤、ERL-080肠溶制剂）和类固醇。药物治疗的长期目标是最大限度降低闭塞性细支气管炎和淋巴细胞增生性疾病的发生率，这需要在感染和排斥间寻找最佳的平衡点，然而医疗机构的偏好、教条和区域环境问题影响着治疗方案。遵守规章制度和“双重检查”是要确保患者采取恰当的免疫抑制治疗，减少因服用钙调磷酸酶抑制剂剂量不当而引起的中性粒细胞减少或肾毒性。根据术前的培养指导预防性抗生素的使用。
- 离开ICU的患者将被转到移植病房，应提供适当的空气过滤和隔离。物理治疗，咳痰、药物知识和依从性均是很重要的。通过活检监测排斥反应。无创性的标准正在研发，但尚未被接受为标准检查。更敏感的线索，如氧饱和度下降或FEV_1降低，可能是早期排异反应的征象，应引起注意。肺活量测定装置对日常测试肺容量是非常有用的。出院前，患者和家属将得到如何照顾患者方面的教育，包括所有方面的知识，如：药物、活动、随访、饮食以及任何其他方面的指导，通常概括在患者手册里。多数患者的出院计划和教育是由移植协调员负责。

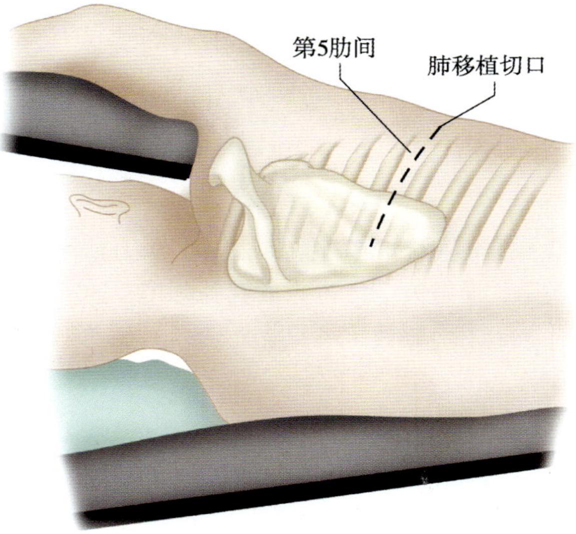

图 24-11

五、操作要点和注意事项

- ◆ 供体肺尺寸略小优于过大。
- ◆ 在支气管开放时应避免血细胞回收。
- ◆ 在支气管吻合前使用冰盐水彻底地进行支气管灌洗——是清除肺内分泌物的最佳时机。
- ◆ 在游离操作需要剪开心包时应减少对血流动力学的影响。
- ◆ 在某些情况下（尤其是左侧），不停跳心脏手术使用的心尖吸引装置便于显露，从而避免使用体外循环。
- ◆ 如果受体肺动脉口径比供体大，可以使用肺动脉的上或下分支。
- ◆ 结扎时应避免缝线牵拉的过紧造成肺动脉狭窄。
- ◆ 阻断和开放血管时与麻醉师要有良好的沟通。
- ◆ 容量控制，包括在手术室。
- ◆ 准备一氧化氮，其应用可能有助于避免使用体外循环。
- ◆ 缝合肺动脉前应检查肺动脉漂浮导管。
- ◆ 优先选择左侧双腔管。

推荐阅读

Christie JD, Edwards LB, Aurora P, et al. Registry of the International Society for Heart and Lung Transplantation: Twenty-fifth Official Adult Lung and Heart/Lung Transplantation Report — 2008. J Heart Lung Transplant 2008; 27: 957- 969.

Iribarne A, Russo MJ, Davies RR, et al. Despite decreased wait-list times for lung transplantation, lung allocation scores continue to increase. Chest 2009; 135: 928 - 935.

Mason DP, Batizy LH, Wu H, et al. Matching donor to recipient in lung transplantation: How much does size matter? J Thorac Cardiovasc Surg 2009; 137: 1241 - 1248.

Oto T, Rabinov M, Negri J, et al. Techniques of reconstruction for inadequate donor left atrial cuff in lung transplantation. Ann Thorac Surg 2006; 81: 1199 - 1204.

Ⅲ

食管恶性病变

第25章

经胸食管切除术

Daniel J. Boffa 著

李洪泉 译

一、外科解剖

- 胸段食管走行于中纵隔后方。大部分患者的食管位于正中线上，但是轻度偏向右侧或左侧也很常见。尽管整个胸段食管可以从任一侧胸腔进行游离，但是对肿瘤侵及食管组织深度的风险评估决定了手术路径。生长在食管上 2/3 段的肿瘤一般从右侧进胸（评估气道、奇静脉和心包等），生长在食管下 1/3 段的肿瘤一般从左侧进胸（评估主动脉、心包等）。
- 上段食管的血液供应主要来自于甲状腺下动脉。其余食管的血液供应主要来自于支气管动脉的分支以及直接发自主动脉的食管分支。因为颈段、胸段、腹段食管之间有广泛的侧支循环，如果手术不能完成，胸段食管在游离后可以放回原处。
- 食管整块切除术是指切除从食管裂孔到奇静脉弓之间的所有组织，其切除边缘是左侧和右侧壁胸膜、主动脉的外膜、椎体外膜、心包后壁、隆突水平的气管外膜。术中需要切除的部分包括食管、迷走神经、食管周围淋巴结（第 7 组和第 8 组）、奇静脉（根据术者习惯而定）、胸导管、双侧壁胸膜、双侧下肺韧带淋巴结和心包后壁（图 25-1）[1-3]。
- 胸部淋巴结清扫主要包括食管旁淋巴结（第 8 组），双侧下肺韧带淋巴结（第 9 组），隆突下淋巴结（第 7 组），根据手术入路还要清扫右侧气管旁淋巴结（第 4 组）或左侧主肺动脉窗淋巴结（第 5 组）。一般来说，可以清除超过 15 个淋巴结。

二、术前准备

- 营养状况能够通过病史（如体重下降＞ 20%）和实验室生化检查（如前白蛋白＜ 15）来评估。尽管经皮胃造瘘术不会影响到后期的重建手术，但一般还是主张经口营养支持治疗[4]。需要指出的是，大部分接受新辅助化疗的患者，其吞咽困难症状都可以明显改善来维持他们的体重[5,6]。
- 外科医生应该通过上消化道内镜检查（在手术室或在门诊）来决定食管切除的长度。为了完整切除肿瘤，所有不典型增生的食管黏膜都必须去除。肿瘤距离食管切缘和胃的切缘都必须超过 5cm[7]。

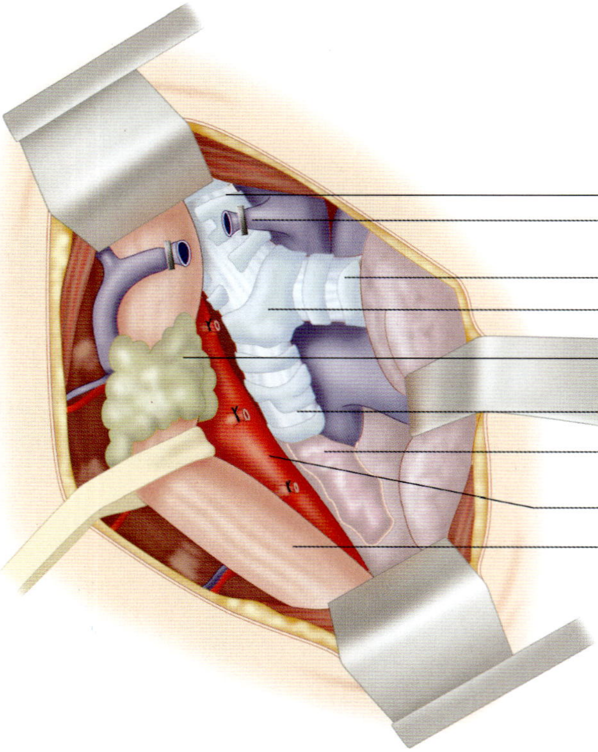

图 25-1

◆ 如果判断残胃长度不够的患者术前需要做肠道准备。对有先前胃手术病史的患者，CT 血管造影可以帮助评估胃网膜右动脉弓的情况。

◆ 手术入路由以下因素决定

▲*肿瘤位置*：如果肿瘤位于胸部食管上段或中段，则应选择右胸入路，在很大程度上可以评估肿瘤侵犯周围气管的程度。如果肿瘤位于食管下段，则可以从任意一侧进胸。如果肿瘤侵犯到左侧膈肌，则左侧开胸会更有帮助。

▲*承受单肺通气的能力*：如果因为解剖原因限制了单肺通气的能力，这需要术前良好的评估，据此调整进胸路径（在肺功能差的一侧做手术）。

▲*术者的习惯和经验*：这两种进胸方式从肿瘤治疗学角度看无明显差异，安全才是决定术式的主要因素。

三、手术步骤

三切口食管癌切除术

1. 胸部操作

◆ 右开胸切口一般选在后外侧第 6 肋间。首先触摸肺部以排除微小肺转移。应当先解剖游离有最大外侵风险的部位（T_4）。

- 游离下肺韧带直至下肺静脉。清扫第 9 组淋巴结。沿肺门后纵行切开胸膜，跨过右侧气管向上直至奇静脉弓。靠近气道膜部使用电刀时一定要小心操作。奇静脉弓根据术者的习惯决定离断还是保留。

前方的游离

- 从下肺静脉下方开始分离心包和食管（如果一个体积很大的肿瘤正好位于这个水平，则心包后部应予以切除）。
- 向各个方向分离肿瘤直到肿瘤与后侧心包游离并且到达左侧胸膜（避开左侧下肺韧带，直到左侧胸膜与后面的食管分离）
- 提起隆突下淋巴结以显露左主支气管，从而防止从下方游离食管时损伤左侧气道（在双腔插管的条件下触摸气道会有坚实感）（图 25-2）。

后方的游离

- 沿食管后方切开胸膜，提起奇静脉与食管之间的脂肪层，向食管一侧游离。如果沿奇静脉旁壁胸膜层游离，胸导管将会包含在整块切除标本中（即食管后方反折的薄层胸膜内含有胸导管）（图 25-3）。
- 继续游离食管上至奇静脉弓下至食管裂孔。后续的游离可以显露主动脉的侧前方。
- 随着游离的逐渐深入，到达左侧胸膜并且切开。将左肺沿切开胸膜向上推，显露左下肺韧带。
- 切断左下肺韧带，将左侧壁胸膜连同标本一同切除。继续向上游离到达左侧下肺静脉。
- 切除左侧第 9 组淋巴结。用一个乳胶管套过食管并牵拉，这样可以更好地显露切除标本的左侧部分。

上方的游离

- 对于生长在食管中段到下段的肿瘤，所有向头侧到奇静脉弓的解剖游离都应该紧贴食管壁（以避免损伤喉返神经）。
- 而对于生长在食管上段的肿瘤，解剖游离时就必须包含尽可能多的食管周围组织。
- 向胸腔入口方向解剖游离时必须非常小心，因为这一水平极有可能损伤右侧喉返神经。
- 胸导管在奇静脉弓附近从右侧穿到左侧。如果肿瘤在这个水平外侵比较广泛，应结扎食管周围组织防止淋巴瘘。

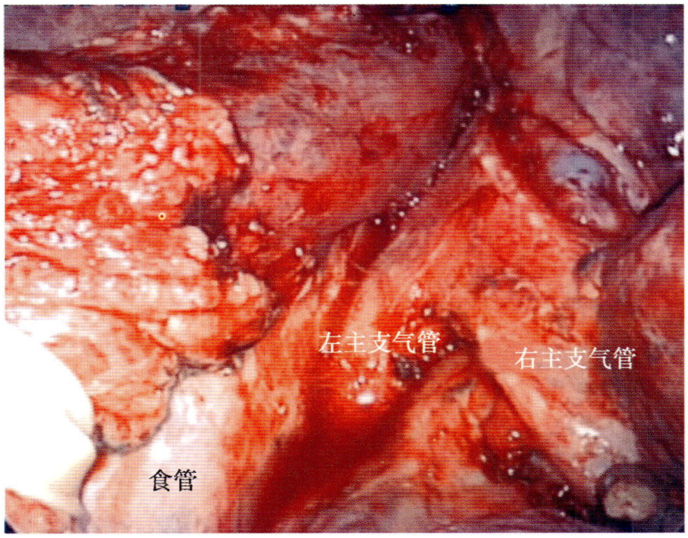

图 25-2

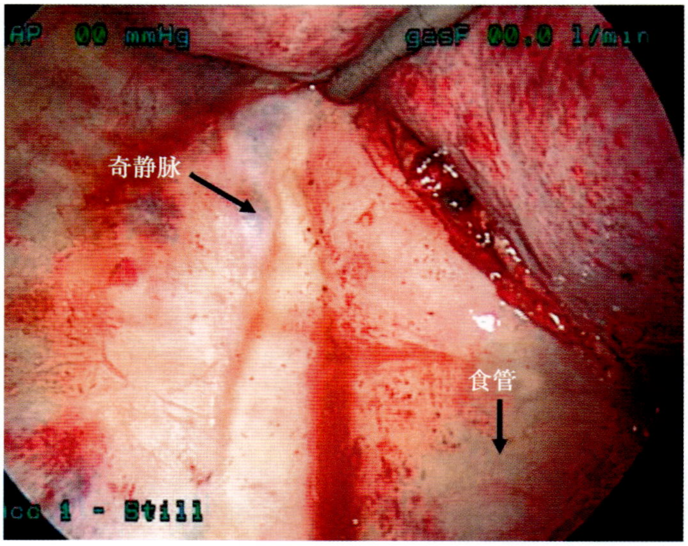

图 25-3

下方的游离

- 在食管裂孔水平沿右膈脚切开胸膜。
- 切开膈食管韧带和腹膜进入腹腔。切开的时候要围绕食管。
- 胸导管一般走行于主动脉与奇静脉之间，在这一区域离断软组织之前必须先结扎。
- 如果肿瘤在此处侵犯周围组织，应当切除膈脚以保证肿瘤的完整切除。操作时一定要小心防止损伤膈神经。

关胸

- 肋骨间隙用薇乔缝线（2 号）间断缝合。
- 软组织用可吸收线分层缝合。

腹腔操作

- 由上腹正中切口进腹，游离肝镰状韧带和左侧三角韧带。这样可以使左肝向右上腹回缩。
- 将剑突和肋弓向前上牵拉可以显著改善上腹部和膈肌裂孔的显露。

胃的游离

- 切开位于肝尾叶表面的疏松或半透明的网膜，从而暴露右膈脚。
- 游离右侧膈脚前方的食管周围软组织。随后显露左右膈脚后方的连接处。
- 继续向前分离，将食管周围软组织从左膈脚分离。钝性游离食管周围组织，将一个乳胶管套过食管用于牵拉。

胃短血管

- 网膜囊可以从胃大弯侧任一点进入，但是，必须清楚地辨认从胃网膜右动脉到胃短动脉的连接点，因为胃网膜右动脉需要保留。推荐的方法是在接近胃大弯中点处辨别出胃网膜血管弓，然后在距离血管弓 1 ～ 2cm 处切开网膜，向上直至胃底。
- 当游离到胃短血管时，应当在距离胃壁 1cm 处切断胃短血管。游离脾门附近时必须要谨慎操作，因为胃短血管常与脾被膜有粘连。通过分离小网膜囊内的粘连，游离胃后壁，可使游离过程更顺利。

胃左动脉

- 将胃向食管裂孔方向提起，即可以在后腹膜与胃小弯之间看到包含胃左动脉的脂肪血管束（此血管也可以从右侧游离）。应该剥离血管束根部的脂肪组织，从而使胃左淋巴结包含在切除标本范围内。
- 与动脉伴行的静脉相对来说比较脆弱。因为脾动脉走行在胃左动脉起点处同一水平侧方，所以操作必须谨慎以防损伤。

管状胃

- 管状胃的形状主要取决于肿瘤的位置以及术者倾向于选择全胃[8]还是缩缝管状胃[9]。无论哪种情况，胃食管连接处必须切除，这就要求切断小网膜囊最高点的至少 2 条血管分支。管状胃直径越小，就要结扎越多的通向幽门的血管分支。
- 使用切割缝合器切断胃，切缘从胃小弯侧开始直到胃底并且与胃大弯平行（图 25-4）。
- 许多外科医生认为小管状胃有助于胃排空，而大管状胃有助于保持胃的血运。一般来讲管状胃直径不得小于 4cm，因为这样会增加吻合口狭窄和瘘的概率。

科克尔手法

- 此手法的目的是使管状胃上提时其幽门部能够到达肝尾状叶水平。

胃排空术式

- 可以做幽门成形术或幽门肌切开术（两者最后都应该用网膜覆盖）。
- 近来我们开始向幽门部注射 200U 肉毒素 A（可以沿肌肉分成三个注射点）。

空肠造瘘术

- 营养支持性的空肠造瘘术（16F 管或者更小，这取决于肠腔的大小）的造瘘位置在 Treitz 韧带远端 30cm。应用一个短的 Weitzel 隧道（< 2cm），将空肠固定在腹壁上，注意不要造成空肠的梗阻性狭窄。

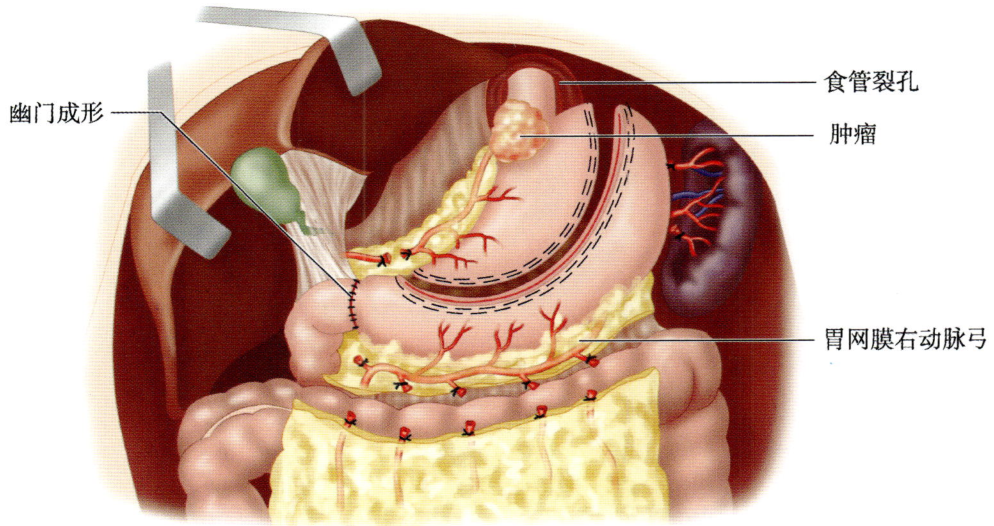

图 25-4

吻合

颈部吻合

- 术者（站在患者左侧）在左侧颈部沿胸锁乳突肌（SCM）前缘做一个斜行切口（起点为胸骨柄上方 1cm，长度为起点至乳突距离的一半）。选择左颈切口是因为左侧喉返神经的走行变异较少，有时候也可以在右颈部进行该操作。
- 将胸锁乳突肌向旁边牵拉以暴露肩胛舌骨肌，并用电刀将其切开。
- 助手将气管向右前侧牵拉（最好用食指以减少损伤）。随着游离的深入，可以看到颈静脉并将其向后方牵拉。改用 Metzenbaum 式剪刀。
- 助手逐渐深入到气管食管沟进行牵拉（此时鼻胃管是很有用的）（图 25-5）。在颈静脉深处可以看到伴行的颈动脉。从颈动脉和食管之间可以进入椎前间隙。在颈动脉下方可以看到一条重要的动脉分支通向气管食管沟，这是甲状腺下动脉的一个分支。结扎并切断这支血管。
- 这支血管的中部（食管旁）是气管食管沟的一个重要的标志，向前游离食管的时候应该从这条血管下方开始。用闭合的剪刀进行钝性分离可以扩大食管和前方软组织之间的间隙，这样可以使左侧喉返神经与食管分开。继续向食管右侧钝性分离至椎前间隙。穿过最后一层组织使前后游离的部位连接起来有时较困难。
- 一般来说，胸廓入口周围的游离会比较容易。用 Penrose 管将食管拉起，然后将食管周围的软组织钝性分离直到胸腔入口，使颈部和胸部的食管完全游离。分离过程完成的标志是可以将食管在颈部上下移动几厘米。
- 食管用切割缝合器切断，保留 4cm 长已游离的颈段食管。在颈段食管断端的远端留置一根牵

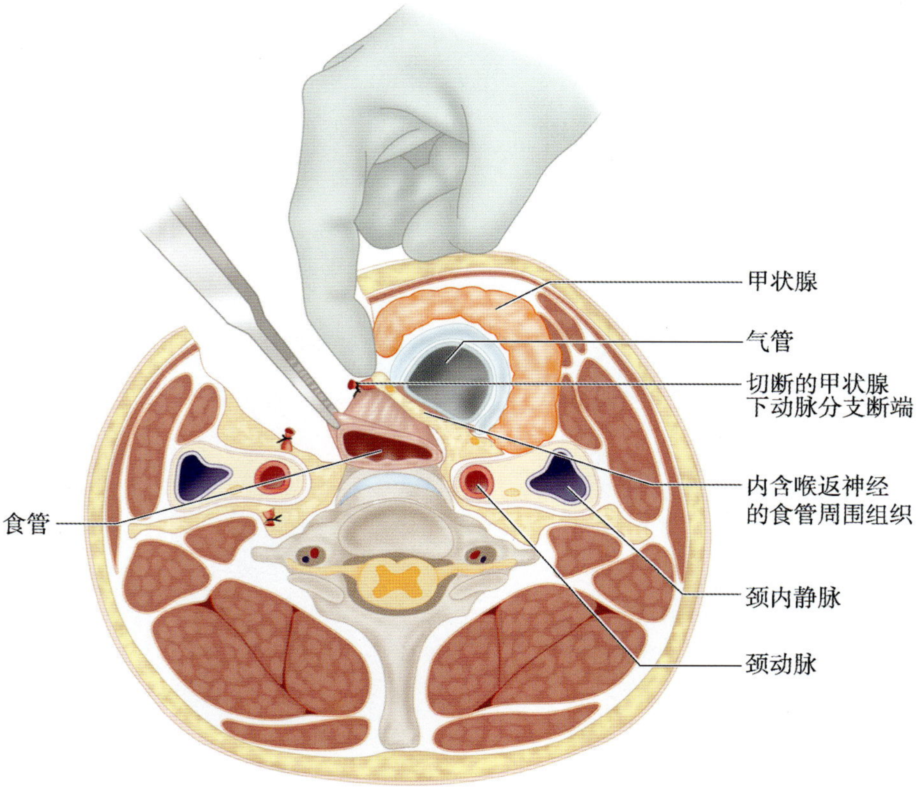

图 25-5

拉带，然后将标本拉到腹腔（这根线要穿过已关闭的胸腔，连接颈部和腹部）。一旦确认食管残端（肿瘤细胞）阴性的时候就可以开始吻合。

- ◆ 通过牵拉带将一个腹腔镜摄像头保护袋穿过胸腔（开口的一端在腹腔，闭合的一端在颈部）。管状胃放置在这个袋子里，通过从颈部切口牵拉袋子将管状胃从腹腔拉至颈部。
- ◆ 在管状胃的最高点切开胃壁，同时开放食管断端将内镜切割缝合器钉夹部分放在胃侧，钉砧部分放在食管侧。缝合器击发后，形成吻合口的后壁（图 25-6A）。将鼻胃管送至吻合口以下。
- ◆ 吻合口前壁用 4-0 的可吸收缝线连续缝合（图 25-6B）。将多余的管状胃经食管裂孔拉回腹腔，并轻轻牵拉使吻合口降入胸廓入口下方。颈部放置一根 Jackson-Pratt 引流管，跨过吻合口直到胸廓入口。

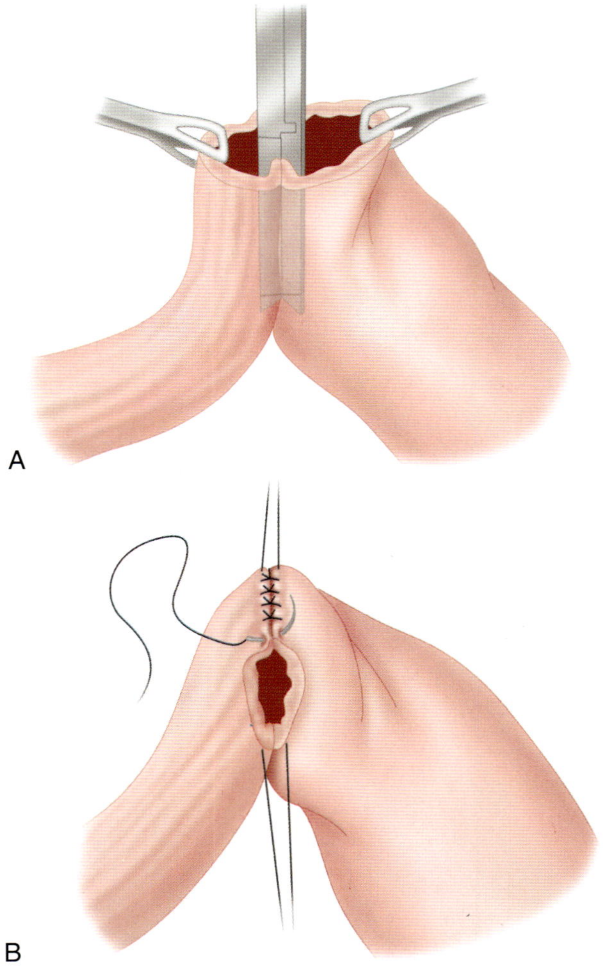

图 25-6

Ivor Lewis 食管切除术

腹腔部分

◆ 经上腹正中切口游离胃，制作管状胃，放置空肠造瘘管，行幽门成形术（操作方法与三切口食管癌根治术中所描述相同）。将管状胃最高点与食管断端缝线连接，以保证胃不发生扭转。

胸腔部分

◆ 切口和胸段食管的游离与三切口食管癌根治术中所描述的相同。在食管下段游离完成后，将管状胃牵拉到胸腔内。一定要注意保证胃的方向不发生扭转（管状胃钉合的一侧朝向右侧）。

吻合

◆ 胸段食管切断的位置应当在奇静脉弓以上至少 3cm。当快速冰冻病理检查证实残端阴性的时候就可以进行吻合。

◆ 选用大小合适的端端吻合器（EEA，通常选用25号或28号）。食管断端做全层荷包缝合，确保包括黏膜层。将吻合器的钉砧置入断端，收紧荷包线，确认食管壁完全环绕钉砧中心杆，然后打结完成钉砧放置。如果荷包缝合不满意，应行二次荷包缝合加固。

◆ 将管状胃提到右侧胸腔内，避免扭转，然后在胃切缘钉合处的远端开口。将吻合器机身放进胃腔并且将吻合器的钉头由胃大弯侧的胃壁穿出。吻合器的钉头和钉砧接合后击发吻合器（图 25-7）。旋转旋钮松开吻合器并向外退出，使钉砧从吻合口缓慢滑出。检查钉砧上两个环状组织（分别是食管壁和胃壁）是否完整。

◆ 保持吻合口方向的正确，并在周围缝合加固。胃壁开口连同周围多余的胃组织用内镜切割缝合器切除并关闭。注意不要将吻合口拉入切除范围。

◆ 将鼻胃管放进管状胃，在管状胃后方放置引流并跨过吻合口。

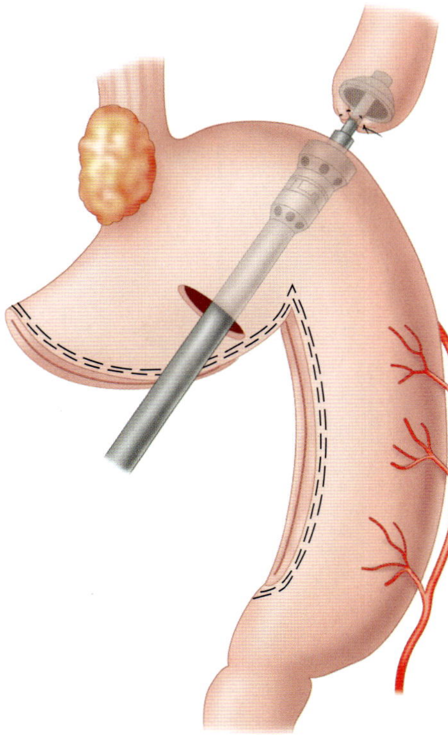

图 25-7

经左侧胸腹联合切口胸部食管切除术

◆ 患者取右侧卧位。左臂、左颈部、左胸部及腹部属于手术准备区域。经前外侧切口第 6 肋间进胸。

切口从肋弓斜行延伸到腹部 5 ～ 8cm（足够一只手进入即可）。

- 首先探查腹部，如果有腹水、腹膜种植、肝转移和局部侵犯等情况，则停止手术。
- 打开胸腔，暂不切断肋弓，探查有无肺部转移。切口一般延伸到背阔肌的前缘。如果没有发现明显的转移，用剪刀剪断肋弓。用牵开器将肋骨撑开，将其上臂缝到胸壁上以避免移位（图 25-8）。
- 从距离胸壁 2 ～ 3cm 处打开膈肌，防止膈肌内膈神经损伤同时也可以保证有足够的组织用来关闭切口。一般来说，切口需要延伸到可以看见脾的顶端（10cm）。在膈肌切口的右侧缝 2 根线从而使膈肌更好地向上或向下牵拉以分别暴露胸腔或腹腔。
- 开始切除之前应先探查病变向周围组织侵犯的情况以确定是否可以切除。

胸段食管前方的游离

- 游离下肺韧带至下肺静脉水平。清扫左侧第 9 组淋巴结。将食管与心包后方剥离开。小心地用 Kocher 钳夹住心包向前牵拉可以使分离的过程变得更容易（避免损伤膈神经），继续游离直至右侧胸膜。可以在这个部位切开胸膜，但应注意右侧下肺韧带在这个区域。一般从后方进入右侧胸腔会更好一点。

胸段食管后方的游离

- 将食管与主动脉分开。结扎所有通向食管的血管。游离至食管裂孔处，进入右侧胸控。游离右侧下肺韧带。
- 用烟卷引流条牵拉食管并向上游离。应当一并切除隆突下淋巴结。继续游离直到主动脉弓。到达主动脉弓水平要小心地贴着食管壁以防损伤左侧喉返神经。
- 在右侧胸腔底部缝合胸导管。方法是牵开主动脉将食管向前侧方牵拉，在主动脉右侧壁和奇静脉之间缝合一根垫片缝线（也可以包含奇静脉）。
- 像前面描述的经右胸手术那样完成胃的游离、切断、缩缝以及营养性空肠造瘘（膈肌上的缝线可以改变牵拉的方向以暴露腹腔或胸腔）（图 25-9）。进行腹腔部分的操作时，可以恢复左肺的通气。
- 像三切口手术那样于左颈部做斜切口进行颈部食管的游离。
- 一个大的 Babcock 钳可以通过颈部切口放入，引导（而非拉动）管状胃从左胸向上推送到颈部。
- 在切缘阴性的情况下像前面三切口手术描述的那样行胃食管颈部吻合。
- （吻合后）将冗余的管状胃向下推挤（管状胃通常会坠入右侧胸腔）。在腹腔一侧将管状胃与膈脚缝合以防止管状胃周围疝的形成。
- 连续缝合膈肌。离肋弓近的部分（大约 5cm）特别脆弱。缝线要穿过这个区域时不能拉得太紧。紧贴切断的肋弓下方用一根新的缝线缝合腹内斜肌，缝合肋床，拉紧膈肌缝线，与腹内斜肌缝线打结。用薇乔缝线间断缝合肋弓。腹壁分两层缝合。

四、术后管理

- 患者通常在手术室拔除气管插管，在重症监护室观察一夜。

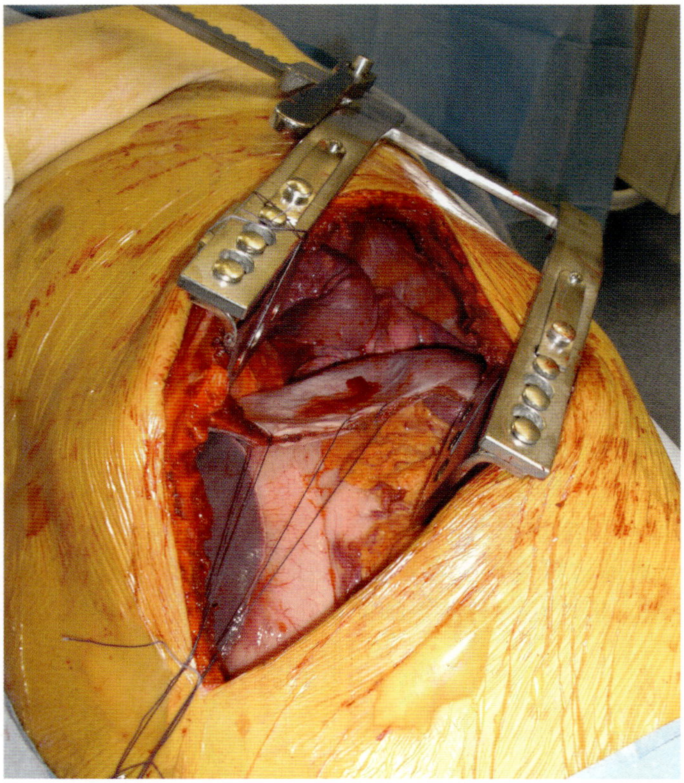

图 25-8

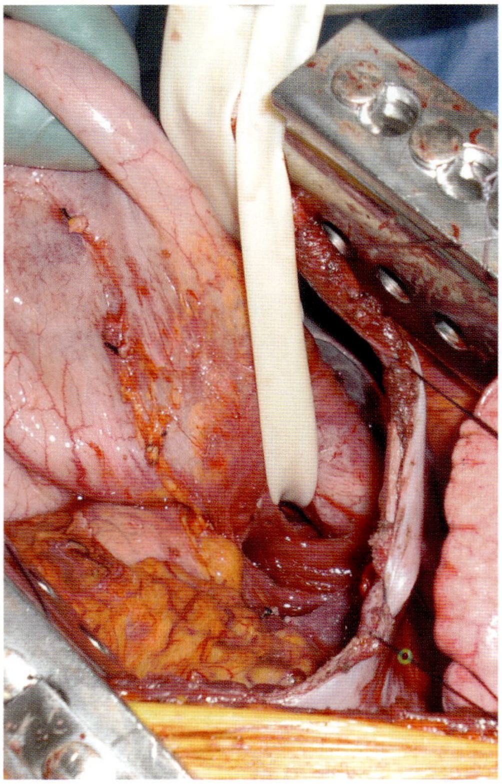

图 25-9

- 在手术当天就应该下床，术后第一天可以行走。
- 如果没有腹胀的情况，从术后第 2 天起就可以经空肠造瘘管给予肠内营养。只要没有乳糜瘘的证据，在术后第 3 天的时候经空肠营养的量就可以加到正常需要量。只要胸腔引流量 24 小时内少于 250ml 并且没有发现吻合口瘘，就可以在术后第 2 天或第 3 天拔除胸腔引流管。胃管可以在术后第 4 天拔除而颈部引流可以在术后第 5 天去除。
- 在术后第 5 天可以口服清流食。
- 患者一般在术后第 8 ~ 10 天就可以出院，主要进食清流食以及经空肠造瘘管行肠内营养。

五、操作要点和注意事项

- 食管周围组织出血可以通过填塞压迫止血处理。
- 对管状胃的操作要尽可能轻柔，并尽量避免抓挤胃底部用于吻合的区域。

参考文献

1. Rizzetto C, DeMeester SR, Hagen JA, et al. En bloc esophagectomy reduces local recurrence and improves survival compared with transhiatal resection after neoadjuvant therapy for esophageal adenocarcinoma. J Thorac Cardiovasc Surg 2008; 135: 1228 - 1236.
2. Mariette C, Castel B, Toursel H, et al. Surgical management of and long-term survival after adenocarcinoma of the cardia.

Br J Surg 2002; 89: 1156 - 1163.

3. Altorki N, Kent M, Ferrara C, Port J. Three-fi eld lymph node dissection for squamous cell and adenocarcinoma of the esophagus. Ann Surg 2002; 236: 177 - 183.
4. Margolis M, Alexander P, Trachiotis GD, et al. Percutaneous endoscopic gastrostomy before multimodality therapy in patients with esophageal cancer. Ann Thorac Surg 2003; 76: 1694 - 1697.
5. Steyn RS, Grenier I, Darnton SJ, et al. Weight gain as an indicator of response to chemotherapy for oesophageal carcinoma. Clin Oncol （R Coll Radiol） 1995; 7: 382 - 384.
6. Forshaw MJ, Gossage JA, Chrystal K, et al. Symptomatic responses to neoadjuvant chemotherapy for carcinoma of the oesophagus and oesophagogastric junction: Are they worth measuring? Clin Oncol （R Coll Radiol） 2006; 18: 345 - 350.
7. Barbour AP, Rizk NP, Gonen M, et al. Adenocarcinoma of the gastroesophageal junction: Infl uence of esophageal resection margin and operative approach on outcome. Ann Surg 2007; 246: 1 - 8.
8. Collard JM, Tinton N, Malaise J, et al. Esophageal replacement: Gastric tube or whole stomach? Ann Thorac Surg 1995; 60: 261 - 266.
9. De Giacomo T, Francioni F, Venuta F, et al. Complete mechanical cervical anastomosis using a narrow gastric tube after esophagectomy for cancer. Eur J Cardiothorac Surg 2004; 26: 881 - 884.

第26章

经裂孔食管切除术

James E. Lynch，Kiasha James，Joseph B. Zwischenberger 著

张 进 译

历史

经裂孔食管切除术（THE）在过去25年得到广泛认同。1978年Orringer和Sloan重新关注这一术式，将其作为传统的经胸食管切除术的备选方案。THE无需开胸，对人体生理功能影响小，可降低并发症发生率和死亡率。

手术适应证

拟行食管切除术的患者都应考虑为THE备选患者。经裂孔食管切除术已被用于切除食管任何部位的肿瘤，但最适合位于远离气管膜部的下段食管肿瘤和位于食管胃交界处的肿瘤。这一术式允许在不开胸的情况下完全切除食管。对于那些放疗后和多种原因（例如腐蚀性损伤、贲门失弛缓症、既往开胸手术史）引起的食管周围粘连的患者仍可进行THE手术；但是对于那些伴有局部主要结构受侵犯或是有远处转移的患者（Ⅳ期）是不可手术切除的，因为这部分患者的手术风险远大于手术获益。

一、外科解剖

◆ 对于食管解剖学的全面理解是任何食管手术的基础。图26-1描述了在进行THE手术前应辨认的主要解剖结构。

二、术前准备

◆ 有效的术前评估应包括对患者心肺储备功能和手术风险的全面评价。以及运动负荷试验，肺

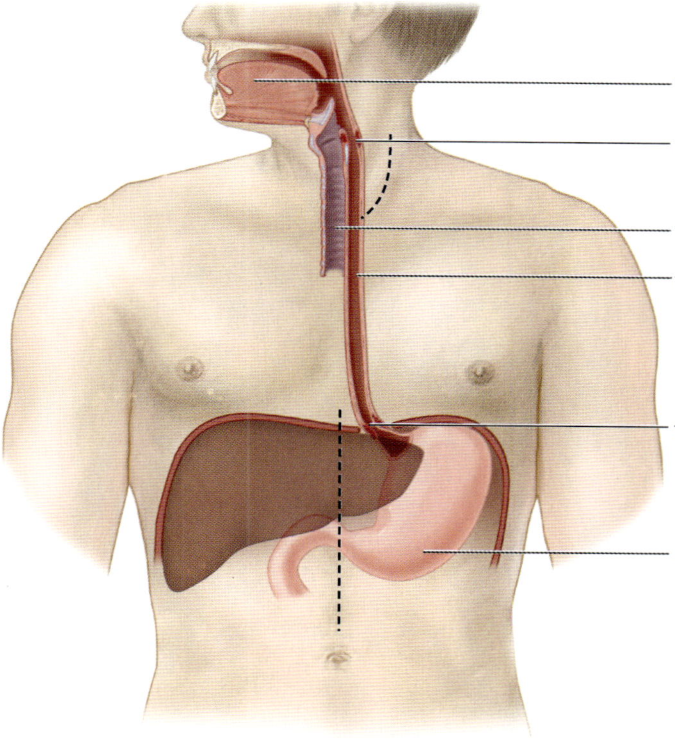

图26-1

活量测定，动脉血气分析。

- 食管切除手术前应进行食管超声内镜检查，胸 / 腹增强 CT 以及 PET-CT 检查。特别是对于初诊患者，还应进行吞钡造影检查。
- 吞钡造影有助于确定肿瘤位置，评估肿瘤是否扩展至近端胃。食管镜检查可直接对食管黏膜进行观察和评价，并可进行细胞学或组织学活检。超声内镜检查可对食管周围结构成像，并可进行食管周围结构和腹腔淋巴结的针刺细胞学检查，从而完成术前分期。胸 / 腹 CT 用来评估食管壁增厚的范围、腹腔或纵隔淋巴结肿大以及肿瘤是否向外侵犯气管支气管树和主动脉。
- PET 结果阳性有助于确定远处转移，而结果阴性则可排除远处转移。术前至少戒烟两周，可减少并发症发生的可能并有利于术后早期活动。良好的口腔卫生有利于降低术后感染的风险。
- 对于体重降低过多和因严重食管梗阻而脱水的患者应经鼻饲进行营养支持。
- 术前给予空肠造瘘管行肠内营养以及经皮胃造口术都会增加胃游离的难度，建议术前进行完全肠外营养支持。
- 术后可能发生吞咽困难、倾倒综合征、反流、反胃和易产生饱腹感等并发症，与患者讨论这些手术并发症十分重要，可帮助患者做出合理的决定并可使患者对于手术效果有更实际的预期。

麻醉管理

- ◆ 应留置桡动脉管行持续性动脉血压监测，以便观察因外科医生术中操作移动心脏引起的低血压。
- ◆ 应在外周上肢静脉留置两个大孔径的静脉置管以方便在手术过程中快速地进行容量复苏。值得注意的是，手术的平均失血量一般少于 500ml。
- ◆ 硬膜外置管可加强术后疼痛管理，改善术后肺功能。
- ◆ 手术应采用标准的单腔气管插管。当在切除肿瘤过程中出现气管后膜部撕裂时，单腔插管可进一步插入到气管远端或左主支气管内，保证修复时进行单肺通气，因此可尽量避免使用双腔气管插管。

三、手术步骤

- ◆ 经裂孔食管切除术（THE）由三个主要的步骤组成：腹部游离，颈部游离，纵隔游离。

1. 腹部游离

切口

- ◆ 切口采用由剑突延伸至脐的脐上切口（图 26-1）。

游离

- ◆ 向右牵拉肝左叶，切断三角韧带（图 26-2）。
- ◆ 检查肿瘤侵犯胃的情况，有无既往手术造成的胃容积减小和手术瘢痕。
- ◆ 在手术早期确认并保护胃网膜右动脉，特别是对于有腹部手术史的患者更应如此。
- ◆ 沿胃大弯开始游离大网膜，此处右侧胃网膜血管终止并穿入胃壁。
- ◆ 距胃网膜右动脉 2cm 游离大网膜。
- ◆ 胃网膜左动脉和胃短动脉予以分离结扎，注意避免损伤胃壁和脾。
- ◆ 切开覆盖于裂孔的腹膜，游离胃食管连接部并套一根乳胶管牵引。
- ◆ 游离肝胃韧带，由胃小弯中点开始游离直至裂孔处。
- ◆ 定位、结扎、切断胃左静脉后，将胃左动脉在腹腔干的起始段予以结扎切断。
- ◆ 对于肿瘤患者，腹腔淋巴结应送病理检查以进行分期。大的腹腔转移结节是预后不良的表现，应进行病理活检。
- ◆ 胃右动脉在游离胃的过程中应予以保护。
- ◆ 运用 Kocher 手法进行幽门部的游离。
- ◆ 行幽门肌切开术。用电刀和尖嘴蚊式钳将胃和十二指肠的肌层与黏膜下层分离。部分术者更愿意采用 Heineke-Mikulicz 幽门成形术，特别是当长度足够时。
- ◆ 在幽门肌切开的位置留置金属夹作为标记，以便术后行影像学检查。

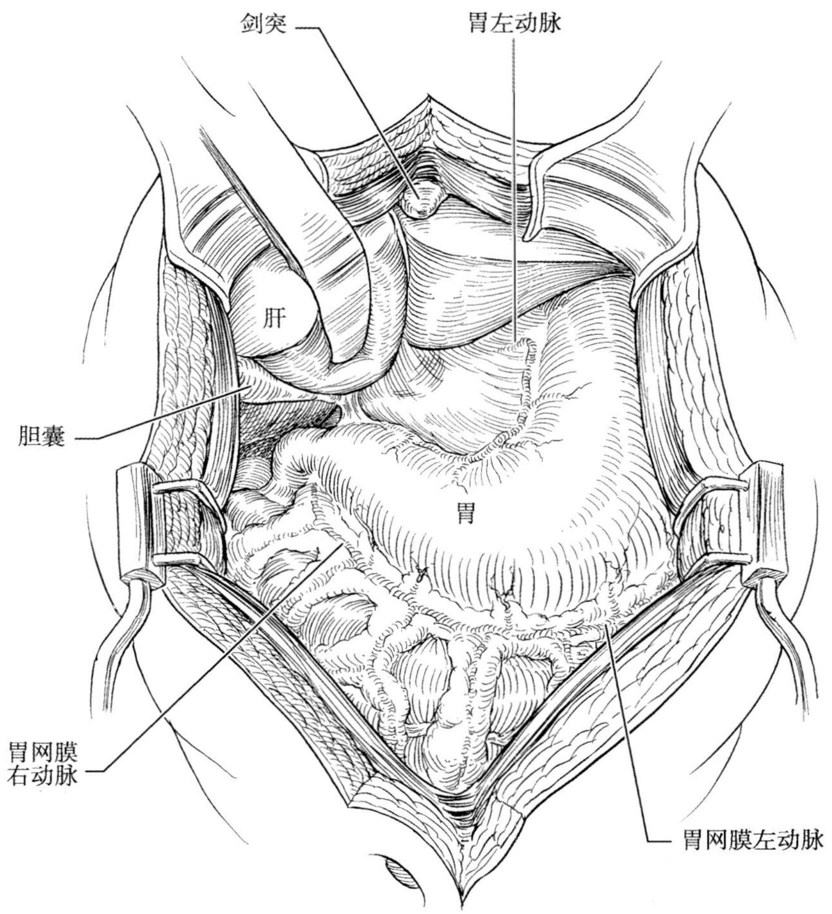

图26-2
（From Townsend CM Jr, Evers MB. Atlas of General Surgical Techniques. Philadelphia: Saunders; 2010.）

◆ 将留置在食管胃连接部的乳胶管向下牵拉，通过膈肌裂孔游离食管下段 5 ～ 10cm。
◆ 食管在后纵隔的活动度用来评估确定食管未侵犯主动脉、椎前筋膜或纵隔周围等结构。三种技巧可用于食管游离：(1) 沿椎前筋膜的钝性剥离；(2) 直视下扩大食管裂孔；(3) 胸腔镜游离胸内段食管。
◆ 若无禁忌证，应留置空肠造瘘管。

2. 颈部游离

切口

◆ 沿左胸锁乳突肌前缘做 5 ～ 6cm 的“曲棍球棒”样切口（图 26-3）。

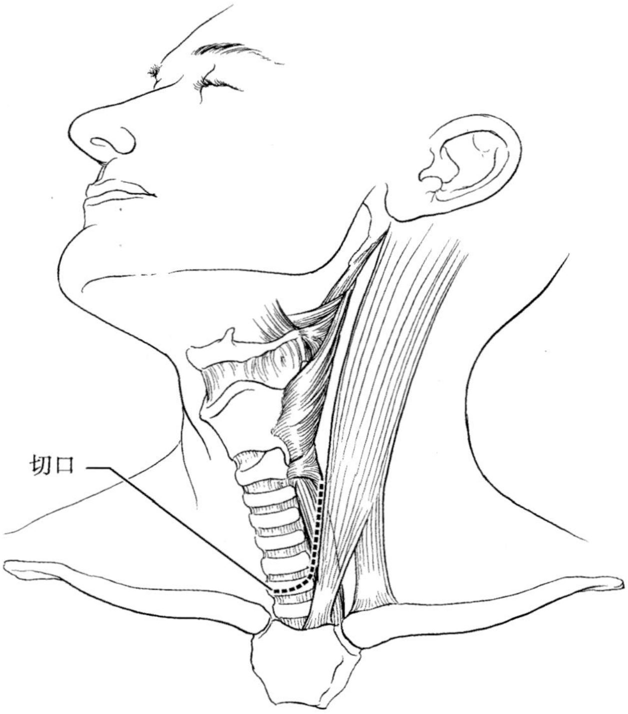

图26-3
（From Townsend CM Jr, Evers MB. Atlas of General Surgical Techniques. Philadelphia: Saunders; 2010.）

游离

- 分离颈阔肌，暴露肩胛舌骨肌。
- 胸锁乳突肌和颈动脉鞘向两侧牵拉。钝性分离至椎前筋膜。如有必要，可结扎甲状腺中静脉和甲状腺上动脉。
- 喉返神经位于血管深部；应以术者手指代替牵引器置于气管食管沟以此避免损伤这些结构（图26-4）。
- 靠近食管壁游离气管食管沟。可用手指轻柔地牵拉将甲状软骨移向右侧。必须小心谨慎操作以避免损伤喉返神经。
- 颈部食管套以乳胶管并向上牵拉，用手指钝性分离上胸段食管。
- 游离食管长度约 10cm 至接近隆突水平。

3. 纵隔游离

- 三种基本方法可用于纵隔游离：
  - ▲胸腔镜：采取右侧入路的电视胸腔镜技术，由胸廓入口至膈肌裂孔游离食管，可直视下游离奇静脉弓、主动脉、气管膜部等结构，避免损伤。以内镜切割缝合器切断闭合奇静脉弓。这一手术入路易于定位和切除淋巴结。一旦胸段食管被游离，颈段和腹段则更易于游离。这一术式已得到广泛的应用。
  - ▲直视下经裂孔：最初在裂孔处游离胃食管连接部，左、右膈肌脚于多处各切除 1 ～ 2cm 以使膈

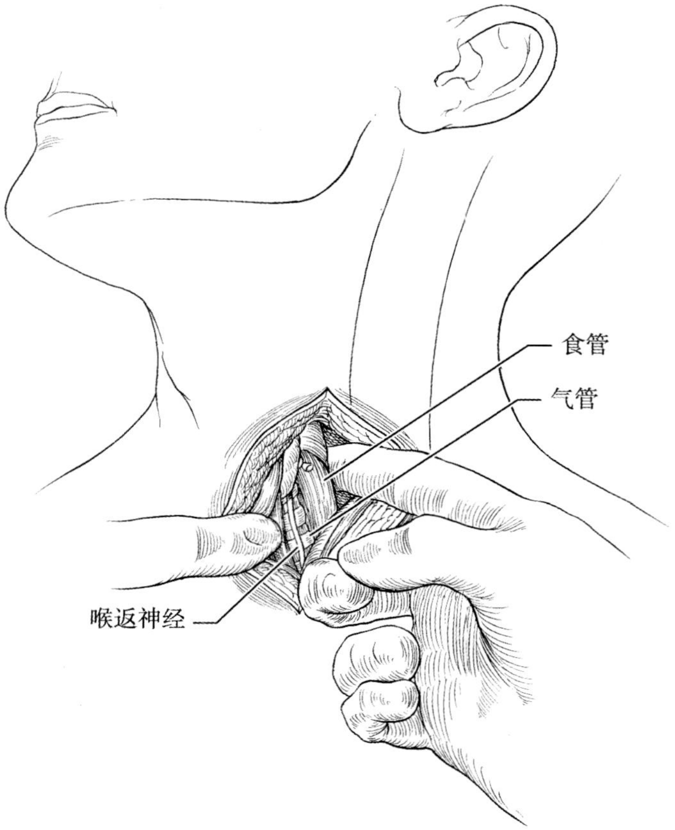

图26-4
(From Townsend CM Jr, Evers MB. Atlas of General Surgical Techniques. Philadelphia: Saunders; 2010.)

脚扩大。膈静脉直接走行于膈脚上方，应将其结扎或避免损伤。一旦膈脚扩大，可暴露下纵隔至中纵隔术野，从而便于游离食管。但奇静脉弓和气管膜部很难得到良好暴露，至少应部分采用钝性分离技术进行游离。

▲经裂孔钝性分离：一只手于食管背侧穿过膈肌裂孔同时另一只手或用半海绵棒通过颈部切口插入，并沿椎前筋膜向下进行顿性分离（图 26-5）。

◆ 术者在分离过程中应当保持手向后伸平以避免手向前抬高引起左心房受压导致低血压。
◆ 从颈部切口至腹部切口，食管予以彻底游离。
◆ 游离食管前面，应首先向下牵拉留置的乳胶管，同时以手指进行食管前组织的钝性分离。
◆ 游离食管过程中应仔细操作，避免损伤气管膜部。
◆ 将一只手从裂孔插入，在上纵隔内以中指和食指夹持食管，向下移动食管，使未完全游离的组织彻底游离（图 26-6 和图 26-7）。
◆ 可用窄拉钩放入膈肌裂孔从而便于游离食管的侧部连接。
◆ 向上牵拉留置于食管的乳胶管，在胸廓入口水平游离食管。
◆ 游离食管时应紧贴食管壁进行操作，避免损伤奇静脉。
◆ 食管完全游离后，可将其向后牵拉进入上纵隔。
◆ 将食管轻柔地拉入颈部切口，以切割缝合器在颈部食管远端距环咽肌 5 ～ 6cm 处斜行切断食管（图 26-8）。
◆ 密切关注血压变化十分重要，因为纵隔挤压和短暂回心血量减少可导致低血压。

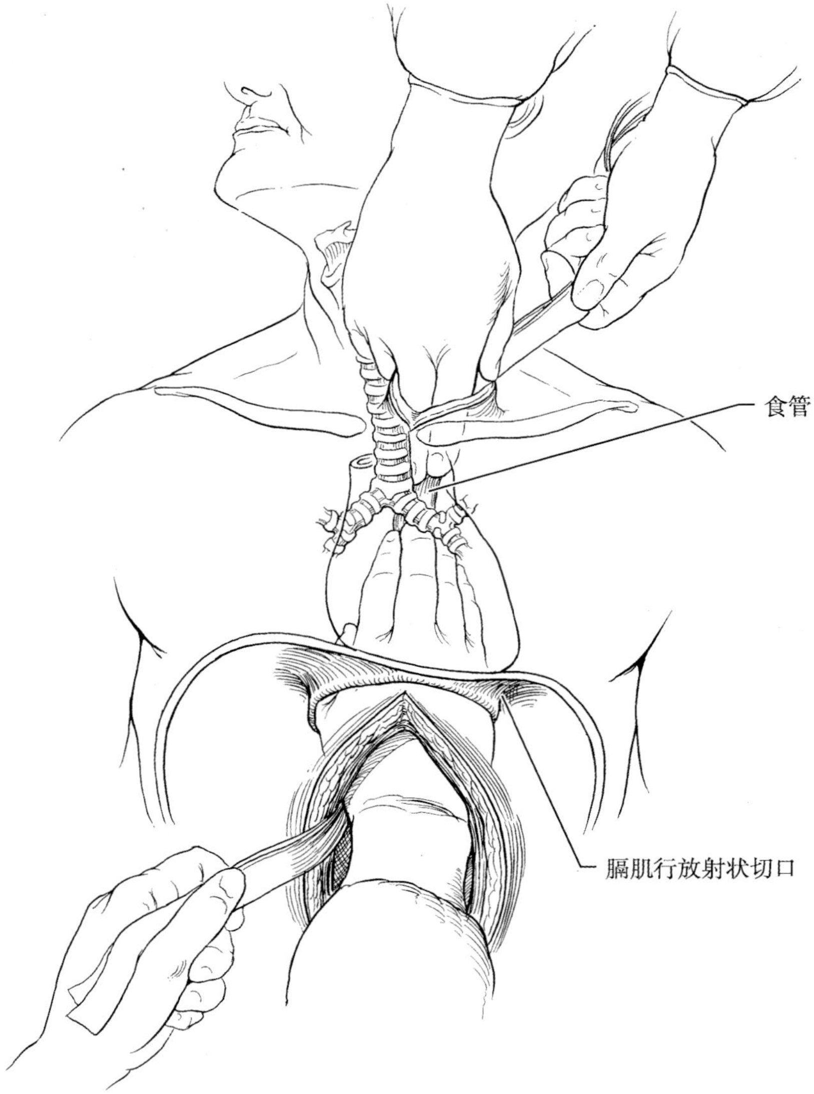

图26-5
（From Townsend CM Jr, Evers MB. Atlas of General Surgical Techniques. Philadelphia: Saunders; 2010.）

- ◆ 如果发生低血压，首先应调整拉钩位置或移开进行分离操作的手。多数情况下血压可以恢复正常。
- ◆ 可将深部拉钩置入膈肌裂孔，评估后纵隔有无出血。检查有无清亮或浑浊的液体以提示有无胸导管损伤造成的淋巴瘘。
- ◆ 为控制轻微出血，可将大纱布垫放入后纵隔以填塞小出血点。
- ◆ 将全部游离的胃和与其连接的食管放置在患者胸部前方，抓住胃底，沿胃的长轴轻柔牵拉。
- ◆ 此时应决定远端切缘位置，理想状况下，切缘应当距食管胃连接处 4 ～ 6cm 。
- ◆ 将胃底向上牵拉，用 50mm 闭合器从胃小弯至胃底方向横断胃。
- ◆ 为了使管状胃尽量长，在用闭合器闭合的过程中必须将胃维持一定张力，且每次闭合都将胃向头侧方向牵拉。
- ◆ 这一处理方式有效地将胃从 J 形变为直管形。

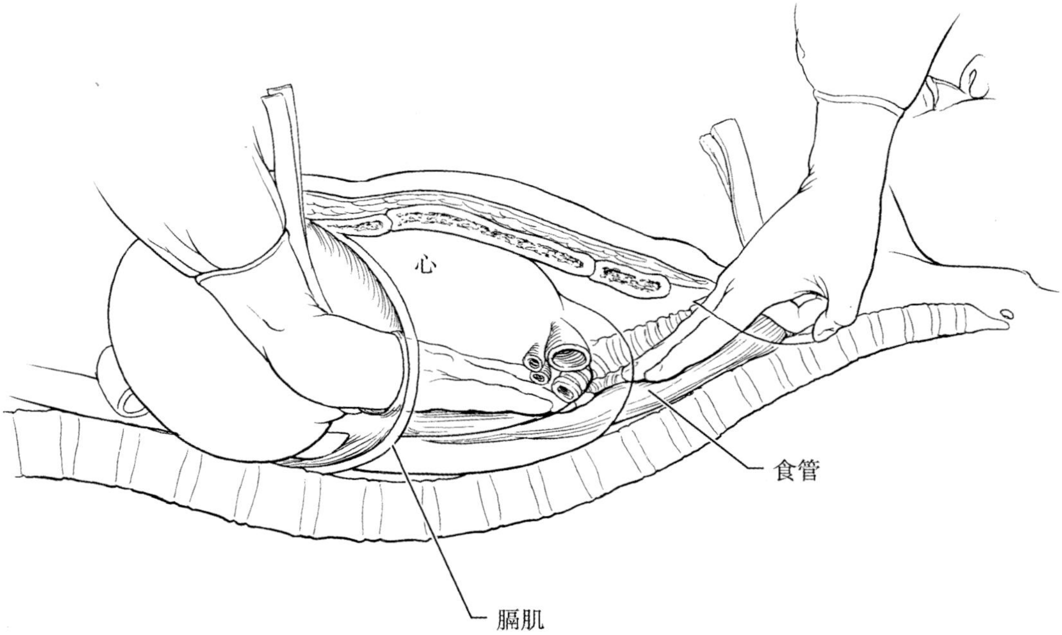

图26-6

（From Townsend CM Jr, Evers MB. Atlas of General Surgical Techniques. Philadelphia: Saunders;2010.）

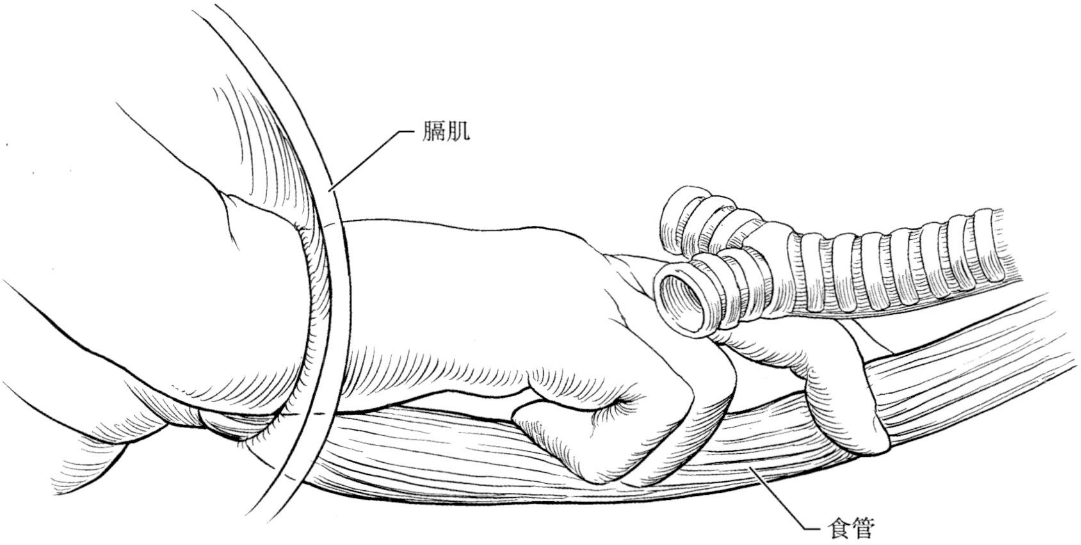

图26-7

（From Townsend CM Jr, Evers MB. Atlas of General Surgical Techniques. Philadelphia: Saunders;2010.）

◆ 对于位于上中段食管的肿瘤和需要行食管切除的良性病变，重要的是尽可能保留足够多的胃以保证胃底有持续的侧支循环。

◆ 食管标本移除后，应将远端切缘送冰冻病理检查。

◆ 胃完成闭合后，闭合器闭合创面应用 4-0 聚丙烯缝线进行连续浆肌层缝合覆盖或至少在闭合器与闭合器缝线交接部位进行 Z 形缝合（“8”字缝合）。

◆ 再次强调，在进行闭合器闭合创面的缝合覆盖时必须沿长轴牵拉胃并维持一定张力，以此防止胃缩短或沿胃小弯皱缩，否则将影响胃上提所能达到的高度。

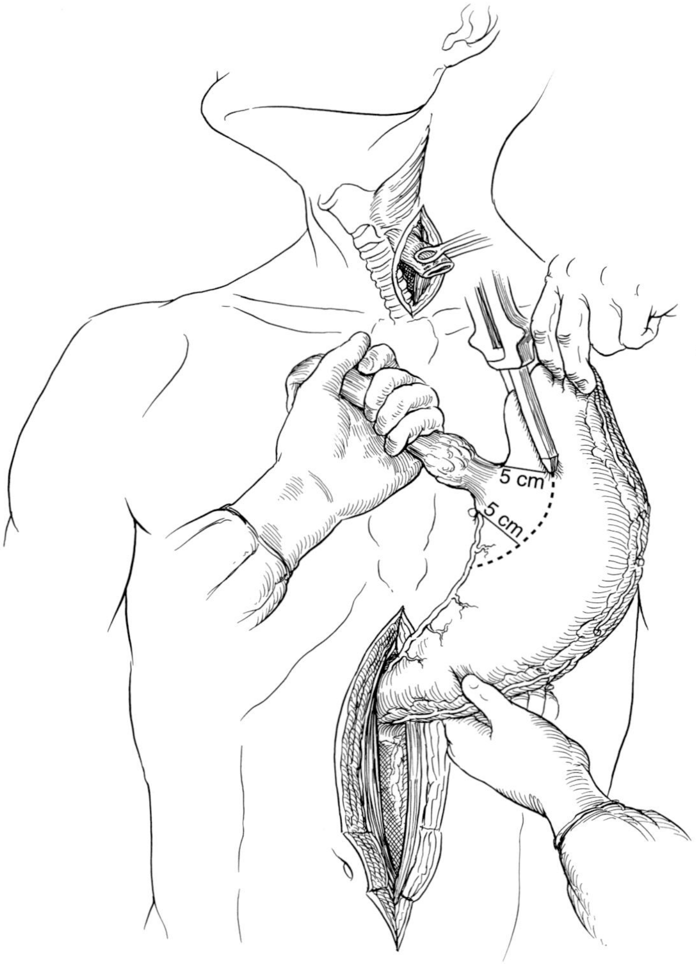

图26-8
（From Townsend CM Jr, Evers MB. Atlas of General Surgical Techniques. Philadelphia: Saunders; 2010.）

- 取出先前放入后纵隔的大纱布垫。
- 固定胃以保持胃大弯朝向患者左侧。仔细检查避免发生扭转，以免影响手术效果（图 26-9）。
- 术者将手掌面向下置于胃表面，将手插入并穿过后纵隔，手和前臂进一步向前伸，直至三根手指从颈部切口露出。这样可以保证在后纵隔有足够的空间可以容纳管状胃。
- 用一只手的指尖夹持胃底，引导其穿过膈肌裂孔，向前上方至脾，继续通过主动脉弓下方，最终进入上纵隔。
- 用 Babcock 钳或圈钳将胃底送入上纵隔，通过颈部切口将其送至颈部。
- 可通过从下面轻推胃底使其进一步向上进入颈部。
- 胃被拉入颈部 4 ～ 5cm（图 26-11）。
- 可将湿纱布垫从胸廓入口插入至胃后或与皮肤缝合以防止胃滑回后纵隔。
- 观察胃是否呈健康的粉红色，以此判断确认胃的活力。
- 2-0 丝线行“8”字缝合闭合膈肌裂孔，以胃旁容纳两指为宜。用 3-0 丝线间断缝合将胃前壁固定于膈肌裂孔，以此防止腹腔脏器由胸胃旁疝入胸腔。
- 接下来进行胃食管重建。
- 胃前壁造口的位置应选在胃小弯闭合缝线至胃底部胃大弯的中点。胃短血管末端的结扎端可

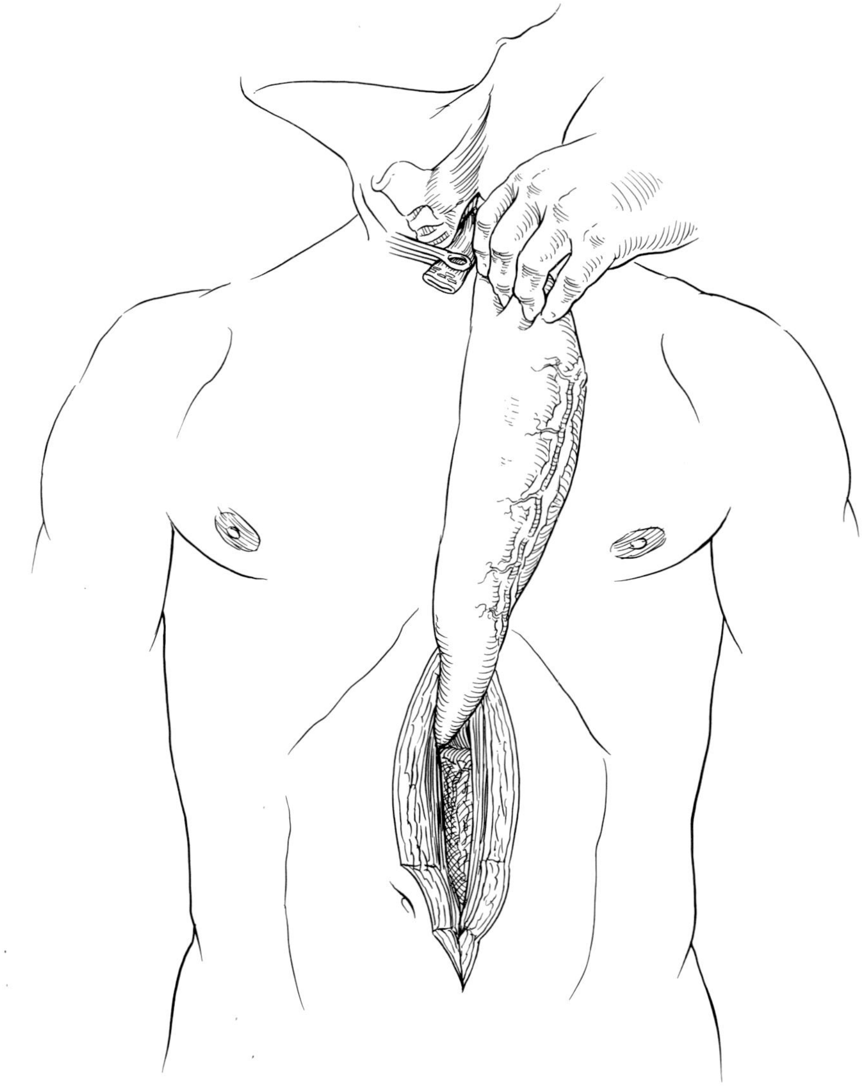

图26-9

(From Townsend CM Jr, Evers MB. Atlas of General Surgical Techniques. Philadelphia: Saunders; 2010.)

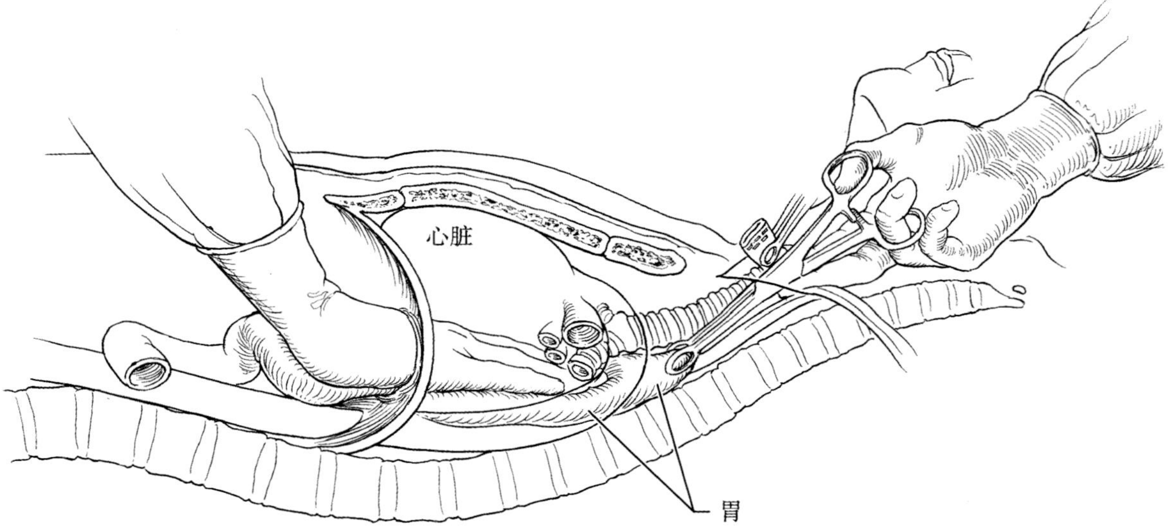

图26-10

(From Townsend CM Jr, Evers MB. Atlas of General Surgical Techniques. Philadelphia: Saunders; 2010.)

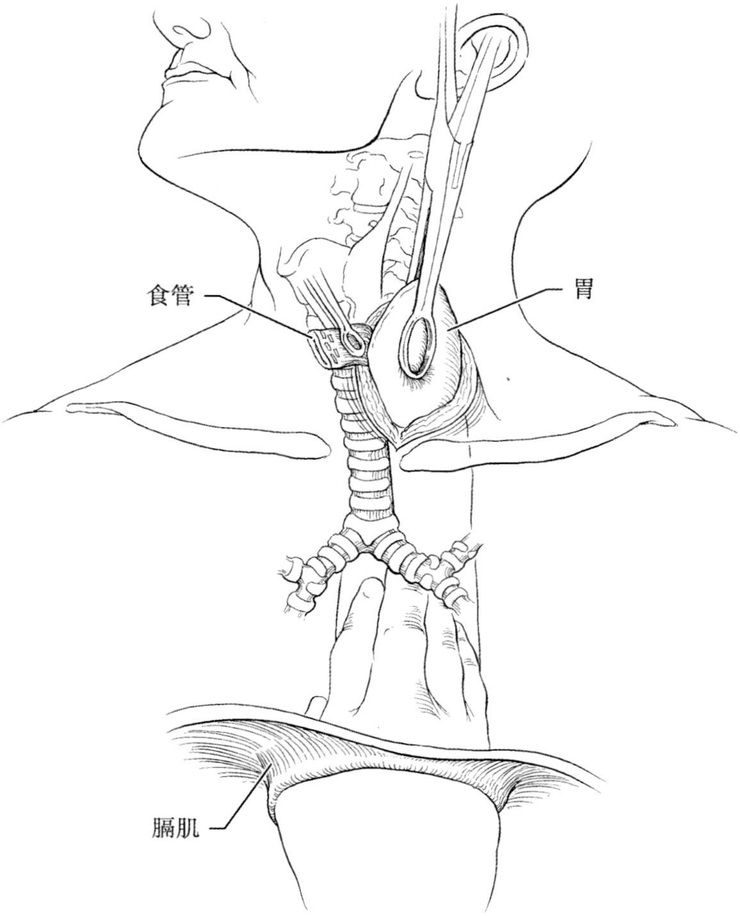

图26-11
（From Townsend CM Jr, Evers MB. Atlas of General Surgical Techniques. Philadelphia: Saunders; 2010.）

作为确认胃底部胃大弯的标志。

- ◆ 在直血管钳的引导下锐性切开颈部食管的闭合缝线。
- ◆ 2 根 4-0 薇乔于两处进行缝合：一处位于食管前切缘的中点，一处位于对应的食管后切缘的相同位置。后切缘的缝线从食管腔内进针缝合，缝针暂不取走待继续缝合用（图 26-12）。
- ◆ 用电刀做一个 2 ～ 3cm 的胃全层切开（胃造口）。
- ◆ 胃造口取横切口，将之前食管后壁缝线的缝针在胃造口的 6 点钟位置进针，全层缝合穿过胃造口的头侧部。通过牵拉缝线将食管拉向胃。
- ◆ 食管胃吻合口的后部用 3cm 长的 3.5mm 钉高的内镜切割缝合器闭合。
- ◆ 缝合器钉夹应朝向头侧伸入胃腔，而闭合器钉砧应放入食管腔（图 26-13）。
- ◆ 闭合器尖端指向患者右耳方向，牵拉缝合胃与食管的预留缝线，尽量使食管胃缝合端靠近闭合器开口的近端。
- ◆ 确保闭合器的闭合缝线与之前胃小弯的闭合缝线没有交叉非常重要，因为两条闭合缝线的交叉点易出现缺血。
- ◆ 关闭切割缝合器，但暂不击发。
- ◆ 击发闭合器，闭合吻合口后部。
- ◆ 吻合口的前部用 4-0 的 PDS 缝线行单纯间断全层缝合进行吻合（图 26-14）。
- ◆ 吻合口完成前插入胃管，使胃管尖端直接通过吻合口。应特别注意内外侧角，这些位置上手

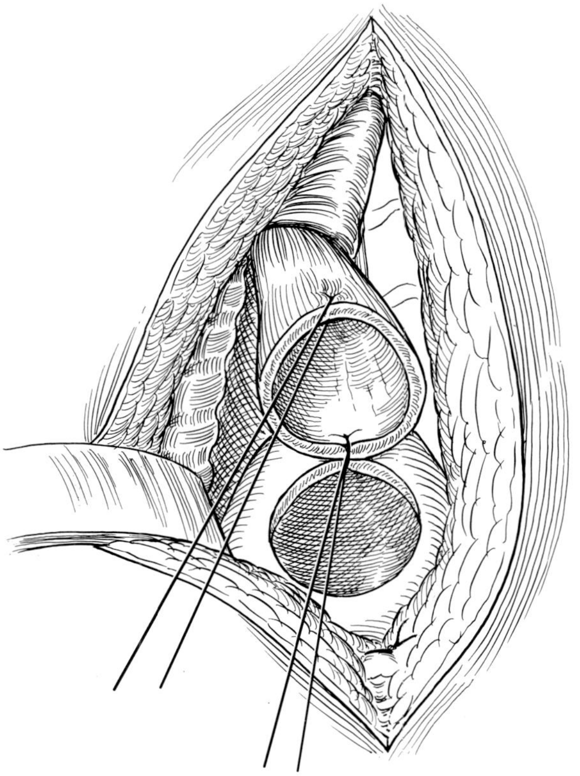

图26-12
（From Townsend CM Jr, Evers MB. Atlas of GeneralSurgical Techniques. Philadelphia: Saunders; 2010.）

工缝合与闭合器缝合交接，过度的牵拉会造成吻合口沿闭合器的缝合裂开，使手术复杂化，需要重新闭合处理。

◆ 胃管放置于幽门肌切开部位上方 4 ～ 6cm。

引流与关闭切口

◆ 在于胸廓入口低于吻合口平面的位置放置 Jackson-Pratt 引流管并从颈部切口的下端引出。
◆ 4-0 薇乔缝线间断缝合 2 针将颈部带状肌疏松地固定在胸锁乳突肌的下方。
◆ 4-0 薇乔缝线间断缝合将颈阔肌固定回原位置并关闭皮肤。

四、术后管理

◆ 术后即刻行胸部 X 线检查以确认引流管位置并评估是否有血胸、气胸或有无纵隔增宽以排除术后出血。
◆ 多数情况下，患者可于术后立即拔除硬膜外置管。
◆ 鼓励使用诱发性肺计量仪以改善和维持气道通畅，防止肺不张。
◆ 术后第一天开始下床活动，每天 3 ～ 4 次。
◆ 术后 2 天起开始从空肠造瘘给予肠内营养。空肠营养应包含 5% 的葡萄糖，以 30ml/h 的速度

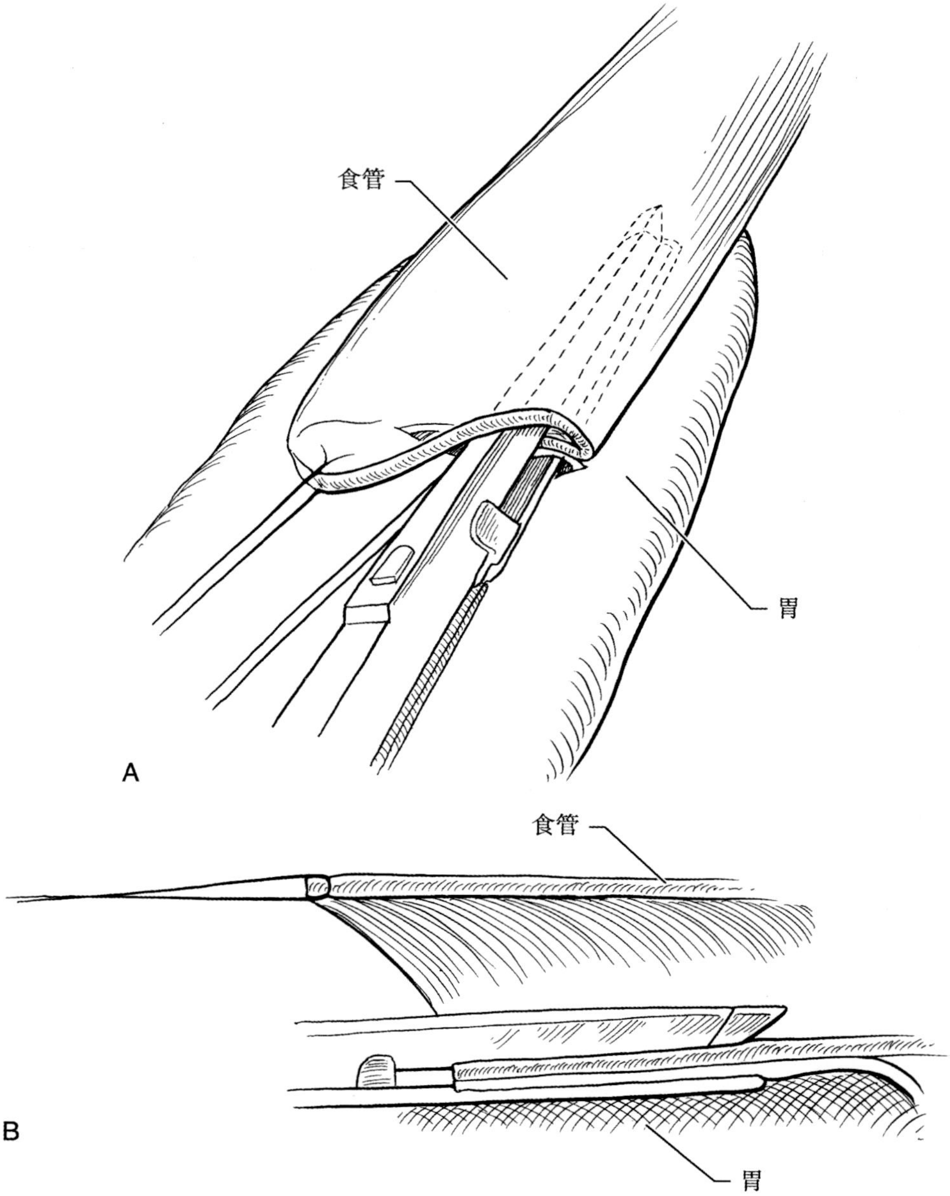

图26-13

（From Townsend CM Jr, Evers MB. Atlas of General Surgical Techniques. Philadelphia: Saunders; 2010.）

灌注。如果患者耐受良好，12 小时后可将速度增快至 60ml/h。

- 术后第 4 天，可开始半量营养支持，1 日后可转换为足量营养支持。
- 胃管，Foley 管，硬膜外置管和动脉置管于术后 3 ～ 5 天拔除。
- 胃管拔除 24 小时后，空肠营养减量，开始经口流质饮食。如果患者不能耐受经口进食可夜间经十二指肠营养管给予肠内营养支持。
- 术后第 7 天可行钡餐造影评估吻合口情况，同时钡餐还可用来评价胃排空的情况。
- 多数患者术后 7 天可出院。

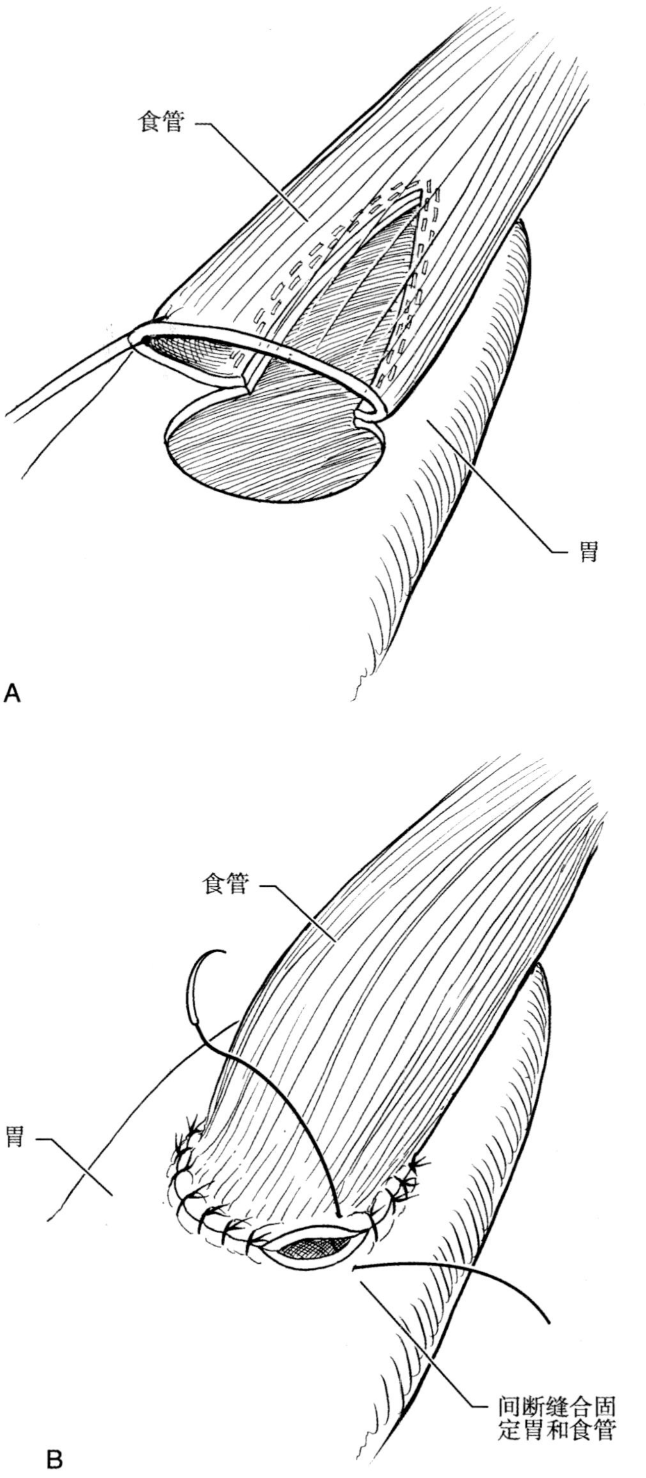

图26-14
（From Townsend CM Jr, Evers MB. Atlas of General Surgical Techniques. Philadelphia: Saunders; 2010.）

◆ 术后 4 周可拔出空肠营养管。

可能的术后并发症

◆ 术后并发症多发生于术后前 10 天。包括声嘶、颈源性吞咽障碍（因喉返神经受损引起）、心律失常、乳糜胸、吻合口瘘、胸腔积液。少于 1% 患者出现极早期并发症，包括硬膜外血肿、脊柱骨髓炎、气管食管瘘、肺微小脓肿、胃坏死。

五、操作要点和注意事项

◆ 经裂孔的食管切除术（THE）使患者免于开胸手术，THE 的患者有更好的耐受性，与开胸手术相比降低了肺部并发症的风险。
◆ 吻合部位位于颈部，一旦发生吻合口瘘，可避免发展为致死性的纵隔炎。
◆ THE 手术对于纵隔的暴露不充分，多采用胸腔镜经胸游离食管。
◆ 患者可出现术后正常进食困难，可能需要采取少食多餐的方式。
◆ 吞咽困难很常见，患者可能需要饭后立位 1 ～ 3 小时，反流症状也很常见。

推荐阅读

Goh A, Park K. Transhiatal oesophagectomy: A simple technique to carry out gastric or colonic conduit pull-up. Surgeon 2007; 5: 51-53.

Lin J, Iannettoni M. Transhiatal esophagectomy. Surg Clin North Am 2005; 85: 593-610.

Low D, Kunz S, Schembre D, et al. Esophagectomy-it's not just about mortality anymore: Standardized perioperative clinical pathways improve outcomes in patients with esophageal cancer. J Gastrointes Surg 2007; 11: 1395-1402.

Orringer MB. Transhiatal esophagectomy without thoracotomy. In Shields TW, LoCicero J, Ponn RB, Rusch V, eds. General Thoracic Surgery, 6th ed. Philadelphia: Lippincott Williams & Wilkins; 2005: 2004-2022.

Vita M, Piraino A, Tessitore A, et al. Transhiatal esophagectomy （THE）. Rays 2006; 31: 63-66.

Yee J, Finley RJ. Open esophageal procedures. In Souba WW, Fink MP, Jurkovich GJ, eds. ACS Surgical Principles and Practice. New York: WebMD; 2005: 446-461.

第 27 章

微创食管切除术

Joseph J. Wizorek，Omar Awais，James D. Luketich 著

李 辉 译

一、外科解剖

◆ 食管由颈段、胸段和腹段食管组成，经后纵隔穿过膈肌食管裂孔进入腹部与胃连接。前后迷走神经干伴行始终。

◆ 食管是一个管状肌性器官，长约 25cm，缺乏浆膜层。食管内膜覆盖鳞状上皮，横纹肌转换为平滑肌。食管血供是节段性的，仅有有限的交叉覆盖。淋巴解剖的特点是黏膜内、黏膜外和跨黏膜有丰富的淋巴管，这就是早期局限性肿瘤快速转移的原因。

◆ 外科切除仍然是可切除食管癌的首选治疗方案，经食管裂孔食管切除术和 Ivor Lewis 食管切除术是两种最主要的手术方式。

▲ 经食管裂孔食管切除术是通过腹正中切口进行，经食管裂孔钝性游离胸段食管，游离胃后上提，于颈部行胃食管吻合。

▲ Ivor Lewis 食管切除术是通过上腹正中切口游离胃并制作管状胃，然后经右胸游离和切除胸段食管并进行胸内胃食管吻合。

▲ 无论是经食管裂孔食管切除术还是 Ivor Lewis 食管切除术，都是复杂的手术，在有经验的医疗中心仍具有相当的术后并发症发生率和 6% ～ 7% 的死亡率。但是，一项全国性调查发现，在手术量大的医疗中心食管切除死亡率是 8%，而在手术量少的单位死亡率可高达 23%。

◆ 腹腔镜已经成为治疗各种食管良性疾病的标准术式，例如胃食管反流和贲门失弛缓症等。临床观察已经证实，与开放手术相比，微创外科可以获得相同治疗效果，但减少疼痛并能够使患者尽早返回工作岗位。然而，由于有以下疑问，开放途径仍然是食管癌患者的标准治疗方法：（1）微创外科可能在淋巴结清扫和根治性切除无法保证；（2）在并发症发生率上，微创入路尚无可测指标；（3）大多数食管外科医生没有受过微创外科的训练。

◆ 支持微创食管切除（MIE）的死亡率和并发症发生率低于开放手术的证据是存在的并且在继续积累之中。食管切除术后最常见的两种并发症是肺炎（高达 20% 的死亡危险）和呼吸功能不全。避免同期胸部和腹部切口可以减少这些并发症的发生率。尽管没有随机研究证实，但是我们和其他同行的经验提示，MIE 并发症发生率和死亡率均低于开放食管切除术。

二、术前准备

- 拟接受 MIE 患者的术前评估与开放手术没有区别。
- 两个最基本的问题是食管肿瘤是否可切除以及患者是否有足够的心肺功能储备。
- 食管癌的分期包括上消化道内镜、内镜超声（EUS）、CT 扫描和 PET。上消化道内镜的目的是明确肿瘤的上下缘位置，以便决定实施手术的方式。这项检查可在手术当天麻醉前施行。
- EUS 的优势是明确肿瘤侵及食管壁的深度。T_3 或 N_1 期患者经常进行术前新辅助化疗。CT 扫描可以明确腹腔内是否存在肿大的淋巴结。肿大淋巴结局限于腹腔血管区域并不妨碍食管切除，而恰恰提示新辅助化疗有效。最后，PET 和 CT 扫描被用于评估远处转移，阳性结果是食管切除禁忌证。我们没有发现 PET 在确定食管周围淋巴结转移上有特殊之处，因为这些淋巴结内的活性经常由于原发肿瘤而变得模糊不清。
- 最后一项分期检查是腹腔镜检查。通常情况下，患者在为新辅助化疗留置灌注泵时接受腹腔镜检查。我们发现腹腔镜检查简单易行、安全有效，可以明确 CT 扫描没有发现的腹腔转移灶(肝或腹膜)。此外，肿大淋巴结也可以通过腹腔镜进行进一步评估并可以活检证实。对于这些患者，放射治疗可以列入新辅助治疗计划中。腹腔镜检查通常在 30 分钟内完成，患者当天可以出院。
- 患者还应进行全面的系统评估以确定对手术的耐受性。这些评估包括心脏负荷试验，必要时进行冠状动脉造影。有吸烟史的患者应进行肺功能检查。此外，大多数局部晚期肿瘤的患者在诊断前就有不同程度的吞咽困难和体重下降。新辅助化疗可以减轻吞咽困难症状。假如患者有严重的吞咽困难，可以在腹腔镜检查时放置空肠造瘘管，但我们并不经常这样做。我们强烈反对对于任何可能有手术机会的患者放置食管支架或经皮胃造瘘。尽管食管切除术在这种情况下是可能的，但是手术技术上有很大难度。

三、手术步骤

- 我们早期的技术包括胸腔镜游离食管，随后腹腔镜下完成管状胃制作，胃上提至颈部行胃食管吻合。1999 年 Watson 等报告了微创 Ivor Lewis 食管切除技术，他们的步骤是首先腹腔镜下制作管状胃，而后胸腔镜游离食管，于胸腔内进行胃食管吻合。
- 微创 Ivor Lewis 食管切除术的优势在于避免了颈部切口，因此降低了喉返神经损伤的可能性。此外吻合口张力较小，管状胃血运好，进而减少了吻合口瘘的发生率。最初阶段，微创手术方式是多种多样的，例如腹腔镜联合胸部小切口。随着经验的积累，我们可以在全腔镜下完成微创食管切除手术。我们已经完成了 250 例微创 Ivor Lewis 食管切除术。手术细节与三孔手术相似，但我们的手术首先在腹腔镜下制作管状胃，然后经右胸进行胸腔镜下操作。

1. 腹部游离

- 患者平卧位，双腔气管插管。首先进行内镜检查确定肿瘤位置及长度。胃的状况也一并作出评估。内镜检查期间应注意避免过度充气。
- 腹腔镜手术时术者站在患者右侧，助手站在患者左侧。
- 腹部 6 个孔的位置见图 27-1。采用开放技术制作第一个孔，其余 5 孔皆在腹腔镜直视下完成。

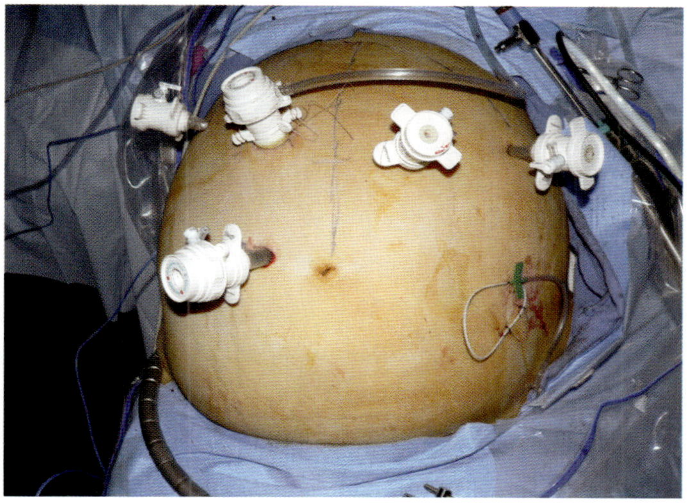

图27-1

检查腹膜及肝除外转移灶后，打开肝胃网膜囊。

- 确认胃左动脉根部，检查其周围淋巴结。清除所有可疑肿大的淋巴结并送快速冰冻病理检查。如果淋巴结阴性，可以分离右侧膈肌脚，游离食管侧面。
- 进行胃前面和上部的分离，游离食管裂孔前方，并转向左侧膈肌脚，游离胃底。为保证腹腔操作过程中良好的气腹状态，在完成腹腔镜手术前应避免完全切断膈食管韧带。
- 通过完全游离右侧膈肌脚的下方打开食管后方，然后开始游离胃大弯侧血管（胃结肠血管）。轻轻牵拉胃窦部，在大网膜囊上打开一个小口进入网膜囊开始处理胃网膜血管，但要注意保护好胃网膜右血管。
- 沿着胃大弯侧游离直至胃网膜血管弓边缘。游离胃短血管采用超声刀（Harmonic Scalpel, Ethicon Endo-Surgery Inc, Somerville, NJ）或 LigaSure（Covidien, Mansfield, MA）。有时对于直径较大的血管也可采用血管夹处理。随着胃大弯侧血管的游离，胃底被牵向肝一侧，暴露胃后壁结构，继续游离至胃左动脉和静脉，向上游离至食管裂孔，使胃底和末端食管完全游离。然后继续非常仔细小心地向幽门区域游离。
- 胃网膜血管弓或胃十二指肠动脉的损伤将导致胃血供障碍以至于无法作为食管替代物。胃窦后部和十二指肠周围严重的粘连必须彻底分离，以保证胃的充分游离。由于我们已经改变为胸腔内吻合，我们认为广泛的 Kocher 手法（Kocher maneuver）是不必要的。当胃游离到达右侧膈肌脚并且胃没有张力的情况下，幽门部游离即可完成。
- 一旦胃完全游离，应用内镜切割缝合器处理胃左动、静脉，但应注意要尽量靠近胃小弯侧根部，并清扫周围的腹腔淋巴结（图 27-2）。胃左血管处理完毕后，末端食管、胃底以及胃窦部就彻底游离了。
- 先制作管状胃，然后再行幽门成形术和放置空肠造瘘管，其优点就是在将管状胃提到胸腔前有充分的时间评估其血运情况。
- 制作管状胃的第一个切割缝合器应采用白色血管钉仓横跨胃小弯血管（但不要在胃窦上）。最初右侧锁骨中线上的 5 ～ 12mm 的戳卡要更换为 15mm 戳卡以便置入钉高 4.8mm（绿色钉仓）的内镜切割缝合器。
- 在制作管状胃的过程中，在右下腹要另做一个 12mm 的操作孔。在这一步骤中，助手沿着胃大弯提起胃底近端并向脾侧牵拉是非常重要的，另一把牵引钳要提住胃窦并向下轻轻牵拉。

这样使得胃被展平以便于制作管状胃。

◆ 内镜切割缝合器的方向应平行于大弯侧的胃网膜血管弓。这时使用 4.8mm 钉仓跨过胃窦，最终制作一个 5 ～ 6cm 宽的管状胃（图 27-3）。我们早期的经验发现，3 ～ 4cm 宽的管状胃增加了胃顶部缺血坏死和吻合口瘘的发生率。胃窦横断后要继续保持胃处于展平状态。右侧锁骨中线上操作孔换回到 5 ～ 12mm 的戳卡，采用钉高 3.5mm 内镜切割缝合器（蓝色钉仓）离断胃底。随着胃底的离断调整抓钳以保证胃的展平状态。如果考虑到肿瘤侵及贲门部，应扩大切除范围以保证切缘的无瘤。我们并不常规行浆肌层缝合包埋管状胃切缘。注意保护胃右血管。

◆ 接下来行幽门成形术。于幽门拟切开处的上下缘缝牵引线将幽门展平，用超声刀纵行切开幽门全层，而后用内镜缝合器以 Heineke-Mikulicz 方式关闭幽门。通常缝合 3 ～ 4 针（图 27-4 和图 27-5），并用大网膜覆盖。腹部操作结束。我们的体会是腹腔镜下幽门成形术操作困难并且耗费时间。

◆ 于左下腹采用针刺套管装置将 7F 的空肠造瘘管置入（Seldinger 法）。首先于横结肠前腹膜反

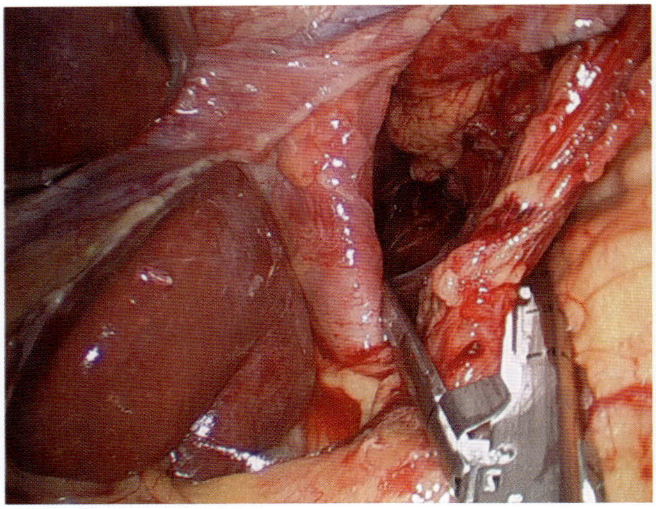

图27-2

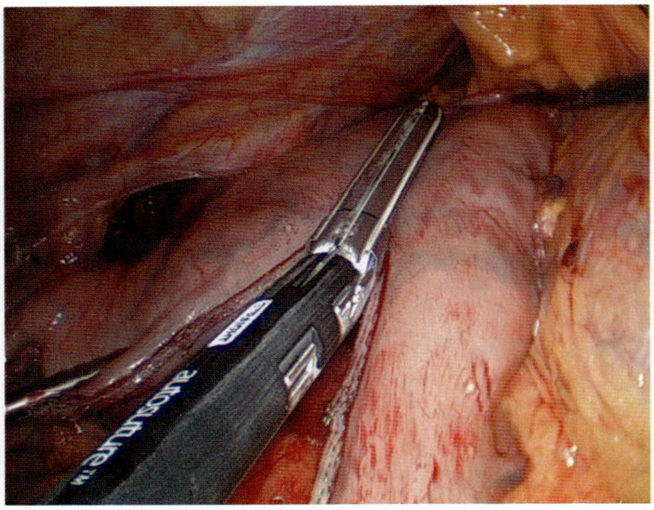

图27-3

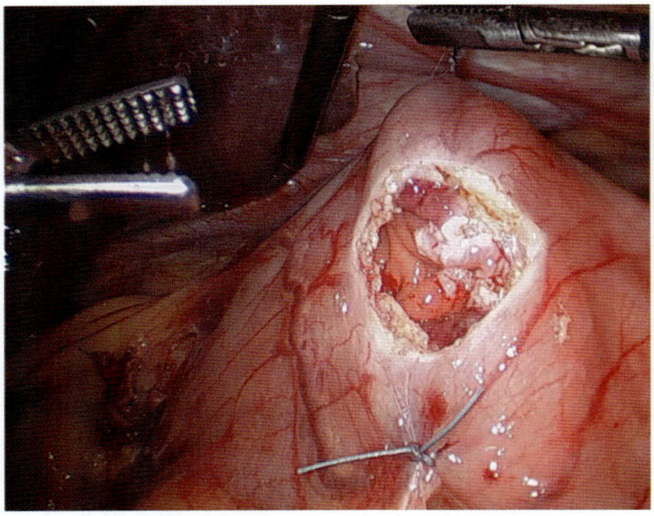

图27-4

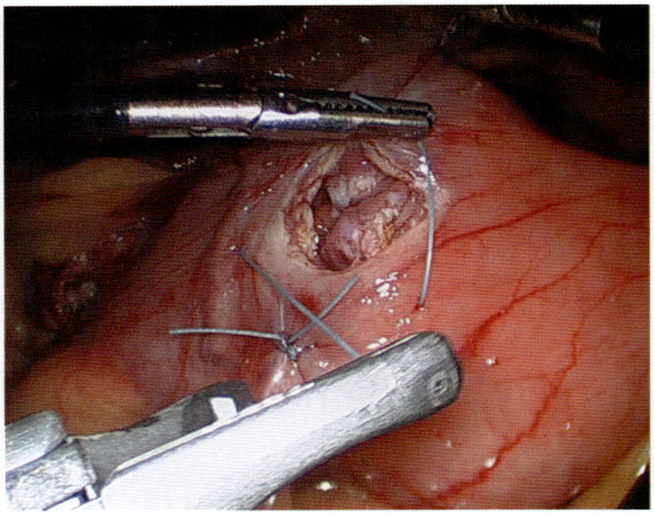

图27-5

折处找到 Treitz 韧带，在距其 30 ～ 40cm 处将空肠袢与腹膜缝合固定。为操作方便，还可以于右下腹另开一个 10mm 操作孔。在腹腔镜直视下将套管针经皮穿刺进入空肠，然后置入导引线。通过向穿刺针内注气可以看到空肠膨胀以确认合适的置管位置。营养管周围的空肠与腹膜缝合数针固定。将距营养管置入点 5cm 的远端空肠也固定到腹膜上以防止肠扭转（图 27-6）。

- 最后，采用内镜缝合器将管状胃最高点与拟切除标本缝合连接（图 27-7），通过缝线保持管状胃的正确方向以便上提到胸腔后不会发生扭转(图 27-8)。完成全部腹腔操作前,分离膈食管膜。然后评估膈肌脚是否需要缝合以防止术后膈疝。

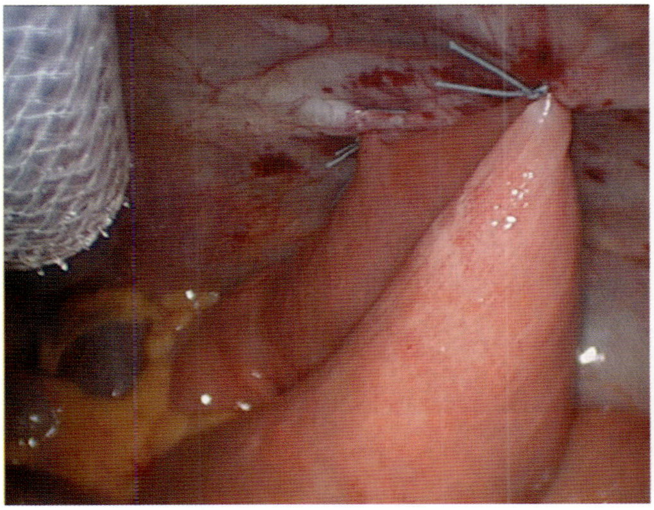

图27-6

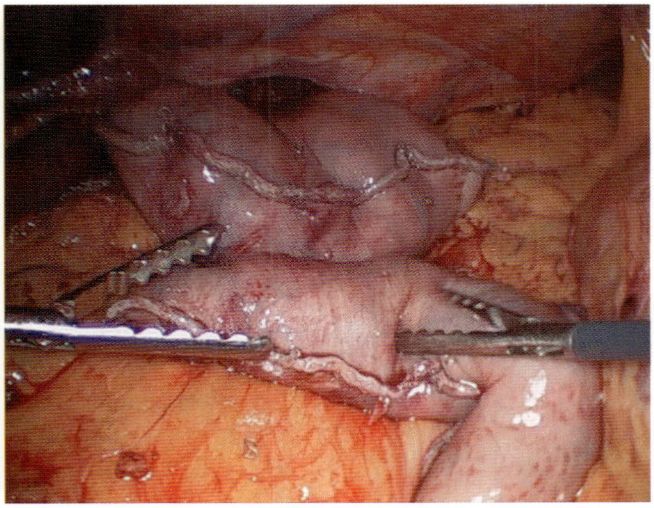

图27-7

2. 胸部游离和吻合

- 为进行胸部食管的游离和胸内吻合，将患者体位改换为左侧卧位。术者站在手术台的右侧（面对患者的背侧），助手站在左侧。胸部手术需要 5 个操作孔（图 27-9），分别是：腋中线前方第 7 或第 8 肋间的 10mm 操作孔用于放置胸腔镜；腋后线后第 8 或第 9 肋间 10mm 操作孔用于术者右手操作；腋前线第 4 肋间 10mm 操作孔用于使用扇形拉钩向前方牵拉右肺以便于暴露食管；肩胛角前方 5mm 操作孔用于术者左手操作；最后一个操作孔位于腋前线第 6 肋间用于吸引器和放置吻合器。第一步是在膈肌中心键部位缝合牵引线，在前胸壁膈肌水平做一个 1mm 切口将牵引线牵出并将膈肌向下牵拉以便暴露膈肌裂孔和胃食管交界处（GEJ）。
- 首先游离下肺韧带至下肺静脉水平，将下肺静脉牵向前方，清扫隆突下淋巴结，这时要辨别清楚右主气管膜部以免误伤。随着隆突下淋巴结的清除，左主气管也清晰可见。然后于肺门处打开纵隔胸膜至奇静脉弓水平，游离奇静脉弓并用内镜切割缝合器将其切断。将食管套带以便牵引和暴露（图 27-10）。
- 继续游离食管后壁和侧壁。通常情况下在食管和主动脉之间壁胸膜层面有一个可以辩认的沟，沿着这个沟打开壁胸膜以避免损伤胸导管和主动脉。这时，助手可将扇形拉钩换成抓钳，利用抓钳将食管向前方牵拉以暴露术野。对于任何可疑为胸导管的组织或主动脉—食管血管在使用超声刀离断前要用血管夹夹闭。食管侧面的游离要从奇静脉到 GEJ，游离最深处可达对

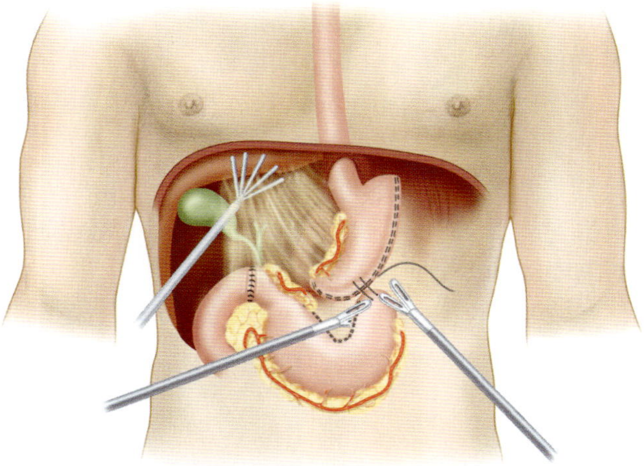

图27-8

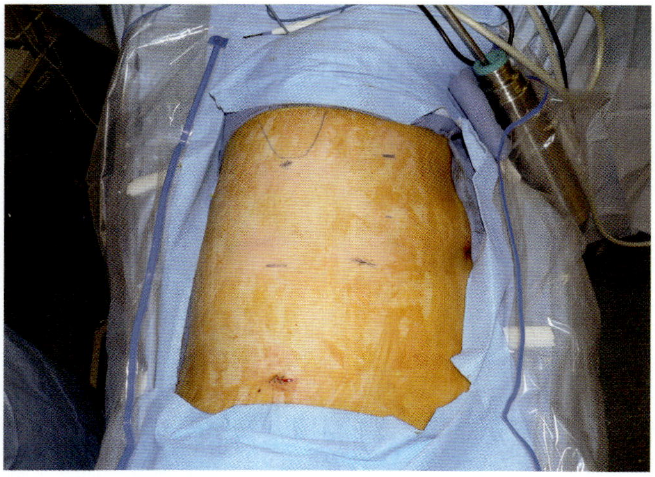

图27-9

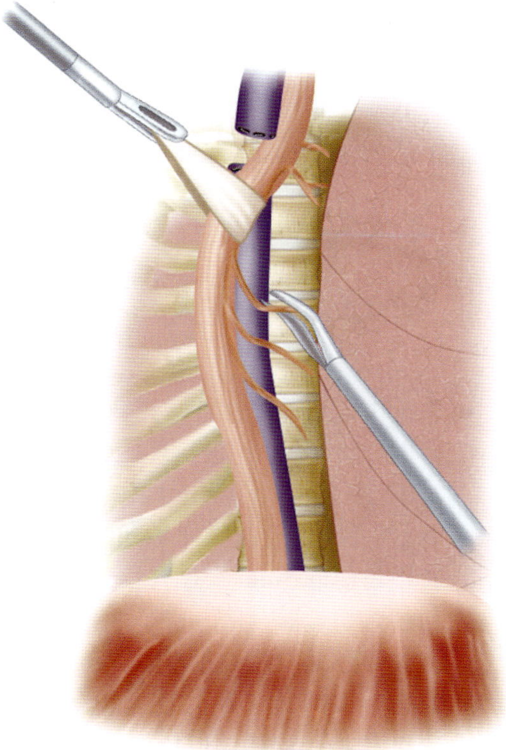

图27-10

侧胸膜。

◆ 食管全周游离完毕后，将拟切除的胃食管组织连同管状胃拉至胸腔。特别重要的是要保证管状胃的方向，其标志就是钉合的一侧朝向侧胸壁。剪断其间的缝线，将拟切除组织牵向前上方，游离其余食管和纵隔之间的结缔组织。在奇静脉弓水平以上游离食管时，其游离层面应紧贴食管壁，以免损伤喉返神经。

◆ 食管游离完毕后，将后下操作孔延长至 3cm 并放置伤口保护器，在食管拟切除平面，应用超声刀于切断食管，取出手术标本并送快速冰冻病理确认食管切端情况。于食管断端行荷包缝合，将 28mm 端端吻合器（EEA）的钉砧放入食管断端（图 27-11），收紧并结扎荷包线。再次进行荷包缝合以确保钉砧位置。将管状胃牵至胸膜顶水平，于管状胃最高点采用超声刀切开胃壁全层。通过后下操作孔将 EEA 吻合器机身置入管状胃内，然后于管状胃大弯侧将吻合器顶端戳出并与钉砧对接（图 27-12）

◆ 击发前，应仔细确认胸腔胃的大小。常见的错误是为了减小吻合口张力而将残胃过多地提入胸腔，形成膈肌上方残胃折叠扭曲（呈 S 形），进而造成明显的胃排空障碍。

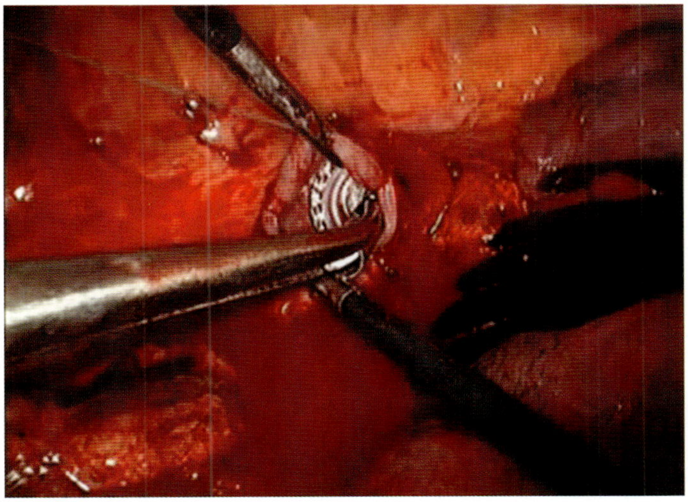

图27-11

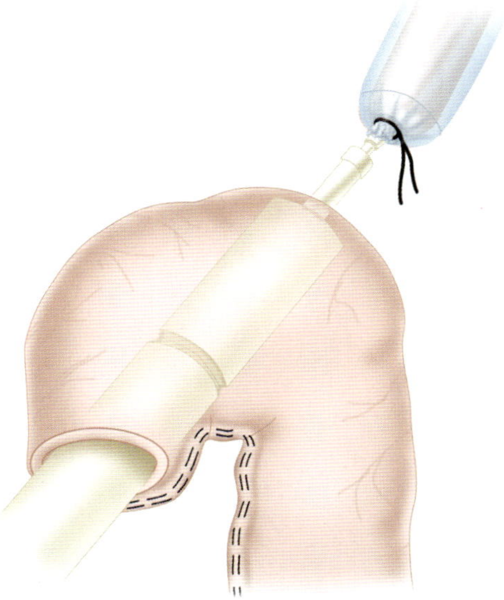

图27-12

◆ 此外，确保胃的方向不扭转是非常关键的步骤（图 27-13）。最后，击发吻合器，完成胃食管吻合（管状胃的一侧与食管断端吻合）。管状胃顶部以及切开部分用 2 ～ 3 个带关节的内镜切开缝合器切除并关闭（图 27-14）。一根 28F 胸腔引流管，放置于右侧胸腔，一根 Jackson-Pratt（JP）引流管沿管状胃走行放置并跨过吻合口（图 27-15）。管状胃与膈肌脚之间潜在的间隙采用间断缝合关闭以预防术后膈疝。切口上下的肋间神经处注射长效镇痛药。胸腔镜直视下将胃管放置到吻合口以下。大多数患者于手术间拔除气管插管。

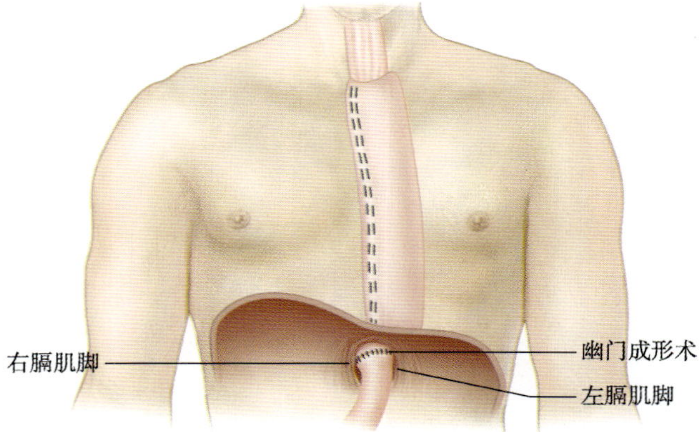

图27-13

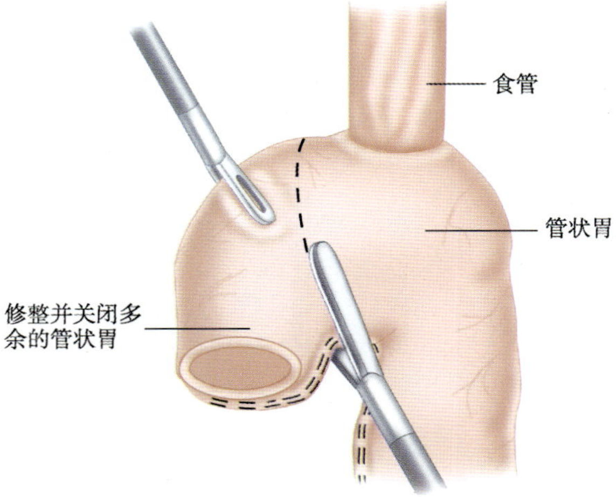

图27-14

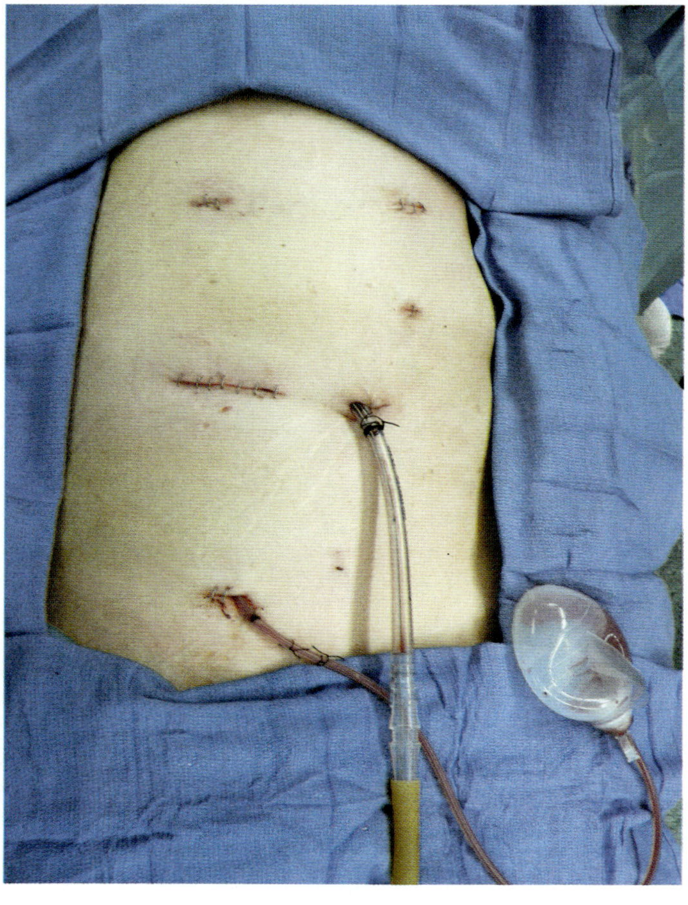

图27-15

四、术后管理

- 术后患者常规在重症监护室（ICU）监护 12 ～ 24 小时，而后转回普通病房。术后第 2 天开始于空肠营养管灌注营养液并于术后第 3 天达到目标量。术后第 4 ～ 5 天常规进行食管钡餐造影，如果没有发现吻合口瘘，可以拔除胸腔闭式引流管，开始清流饮食（1 ～ 2oz / h），拔除 JP 引流管。术后第 5 ～ 6 天患者出院。出院后 2 周第一次门诊复查随访。

五、操作要点和注意事项

- 术前评估一定要行 CT、EUS 和 PET 检查。术日手术台上内窥镜检查确定肿瘤的范围也是必要的。
- 术中仔细保护胃网膜动脉非常重要，在游离胃的过程中不要损伤血管弓。
- 胃及幽门的充分游离是必要的。全部游离后幽门部位应达到右侧膈肌脚水平。
- 在离断胃左动脉与静脉前应清扫所有的腹腔淋巴结。
- 为避免管状胃上提至胸腔后扭转，在腹腔操作过程中保证管状胃的正确方向非常重要。
- 胸部切除的范围应包括心包、对侧胸膜以及主动脉—胸导管。我们不常规切除胸导管。
- 游离奇静脉弓平面以上时，注意紧贴食管壁以免损伤喉返神经。
- 在保证吻合口无张力的前提下避免将残胃过多地提入胸腔。
- 硬膜外穿刺不是常规步骤。我们的经验是在关胸前进行肋间神经阻滞。
- 术后第 2 天开始空肠营养管灌注，术后第 4 ～ 5 天进行食管钡餐造影以决定是否经口进食。

推荐阅读

Birkmeyer JD, Siewers AE, Finlayson EV, et al. Hospital volume and surgical mortality in the United States. N Engl J Med 2002;346（15）:1128-1137.

Bonavina L, Bona D, Binyom PR, Peracchia A. A laparoscopy-assisted surgical approach to esophageal carcinoma. J Surg Res 2004;117（1）:52-57.

Collard JM, Lengele B, Otte JB, Kestens PJ. En bloc and standard esophagectomies by thoracoscopy. Ann Thorac Surg 1993;56（3）:675-679.

Cuschieri A, Shimi S, Banting S. Endoscopic oesophagectomy through a right thoracoscopic approach. J R Coll Surg Edinb 1992;37（1）:7-11.

Daly JM, Karnell LH, Menck HR. National Cancer Data Base report on esophageal carcinoma. Cancer 1996;78（8）:1820-1828.

de Paula AL, Hashiba K, Ferreira EA, et al. Laparoscopic transhiatal esophagectomy with esophagogastroplasty. Surg Laparosc Endosc 1995;5（1）:1-5.

Enzinger PC, Mayer RJ. Esophageal cancer. N Engl J Med 2003;349（23）:2241-2252.

Jagot P, Sauvanet A, Berthoux L, Belghiti J. Laparoscopic mobilization of the stomach for oesophageal replacement. Br J Surg 1996;83（4）:540-542.

Kelsen DP, Ginsberg R, Pajak TF, et al. Chemotherapy followed by surgery compared with surgery alone for localized esophageal cancer. N Engl J Med 1998;339（27）:1979-1984.

Luketich JD, Nguyen NT, Weigel T, et al. Minimally invasive approach to esophagectomy. JSLS 1998;2（3）:243-247.

Luketich JD, Alvelo-Rivera MA, Buenaventura PO, et al. Minimally invasive esophagectomy: Outcomes in 222 patients. Ann Surg 2003;238:486-495.

Swanstrom LL, Hansen P. Laparoscopic total esophagectomy. Arch Surg 1997;132（9）:943-947; discussion 947-949.

Watson DI, Davies N, Jamieson GG. Totally endoscopic Ivor Lewis esophagectomy. Surg Endosc 1999;13（3）:293-297.

第 28 章

机器人辅助食管切除术

Raymond J. Gagliardi，Almudena Moreno Elola-Olaso 著

何　伟　译

◆ 食管切除总是与高并发症发生率和高死亡率密切相关，这不仅因为食管手术本身涉及腹部、胸部和纵隔操作，而且术后往往伴有营养不良等多种并发症的出现。

◆ 在 20 世纪 90 年代初，经胸腔或是在腹腔镜辅助下经膈肌入路作为一种微创技术，在食管手术中被视为一种降低并发症发生率和死亡率的方法。尽管如此，由于硬质器械在上纵隔操作的困难和二维视觉效果的限制制约了这些微创技术的推广应用。此外，并不是所有的外科医生都能掌握此项技术，因为微创技术要求外科医生具备过硬的开放式手术和微创手术技术。

◆ 机器人技术的应用克服了腹腔镜和胸腔镜的不足。它可以提供更高清晰度的立体视觉和器械设备的足够空间，允许在一个局限的手术空间进行精确的操作。

◆ 机器人手术系统是有 4 只操作臂和手术器械组成的一个可移动的操作平台，通过特定的切口进入人体。外科医生坐在远程主控台操作，通过观察腹腔镜头所拍摄的立体影像，得到现场的实况，其手指的动作通过达芬奇机器人操作系统传送到操作平台，使得机器臂根据术者指令使用腹腔镜器械（图 28-1）。

一、外科解剖

◆ 食管解剖学知识对于微创技术和机器人辅助食管切除术是至关重要的。针对食管不同部位的手术，其手术入路也各有不同，因此，食管解剖学知识对制订手术计划非常重要。

◆ 颈段食管和其下 3 ～ 4cm 的胸段食管手术通常选择颈部切口。在颈椎前方食管与气管关系密切，在解剖时应采取钝性分离，避免损伤位于气管食管沟之间的左喉返神经。

◆ 腹段食管和胸下段食管通常选择腹腔镜切除，而且可以通过扩大食管裂孔，借助较长的腔镜器械可及到达隆突水平的食管。

◆ 在微创技术中，胸段食管是最难游离的部位。在前方，食管与气管和左主支气管紧密相邻；在后方，食管紧贴胸主动脉，胸导管经膈的主动脉裂孔进入胸腔，在胸段食管的后方上行，一直到第 5 胸椎的水平转向左继续上行。虽然运用电视胸腔镜技术，可以在直视下进行操作，但它涉及更多微创技术，需要辅助一个小的胸腔切口和两个操作孔。而腹腔镜则由于视觉上和空间

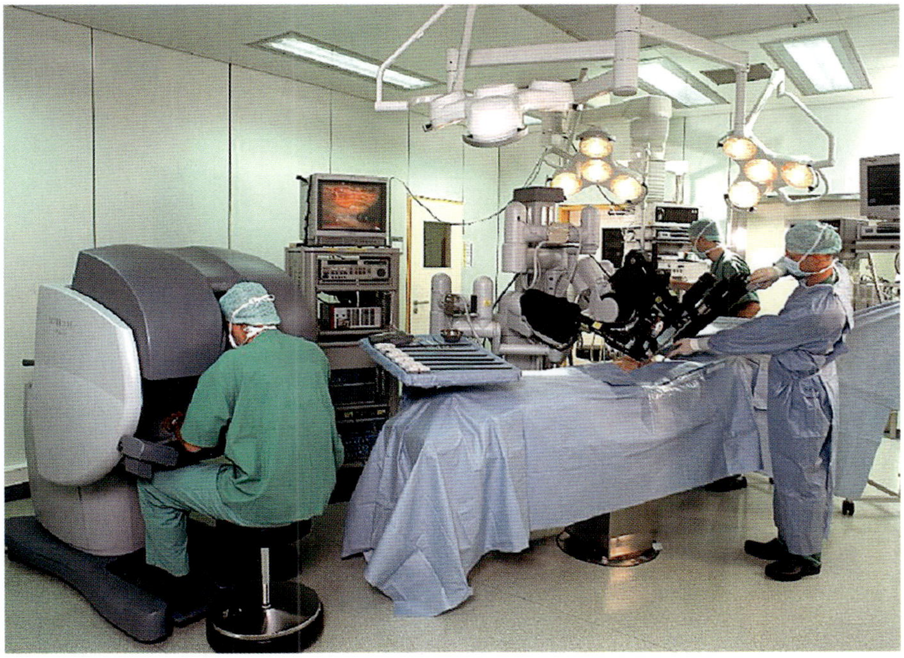

图 28-1

（From Intuitive Surgical Inc, Sunnyvale, CA.）

上的限制，对于上纵隔区域的操作受到明显的制约。因此，机器人辅助的微创技术提供了术野更好的视觉效果，以及通过特殊挂接设备获得更大的操作空间，使这些手术操作变得更容易。

二、术前准备

- ◆ 对于所有的患者在麻醉和外科手术前进行正确评估是必要的，这样可以明确患者的全身状况和手术风险。所有患者术前必须戒烟。
- ◆ 术中及术后通过运用气动加压袜和皮下注射肝素来预防深静脉血栓的形成。

三、手术步骤

1. 食管裂孔入路

- ◆ 患者体位：改良截石位（仰卧，头高脚低）。在手术过程中患者的头部稍微向右转。
- ◆ 机器人定位：达芬奇机器人操作平台放置于患者的左肩上方。操作间的设置如图 28-2 所示。
- ◆ 切口布局（图 28-3）：
  - ▲ *腹腔镜镜头*：一个 12mm 观察孔套管放置在腹部中部，在肚脐和剑突之间连线大约 1/3 处。
  - ▲ *主操作孔*：一个附加孔在右侧肋缘下，放置可重复使用的 8mm 套管。同样，另一个附加

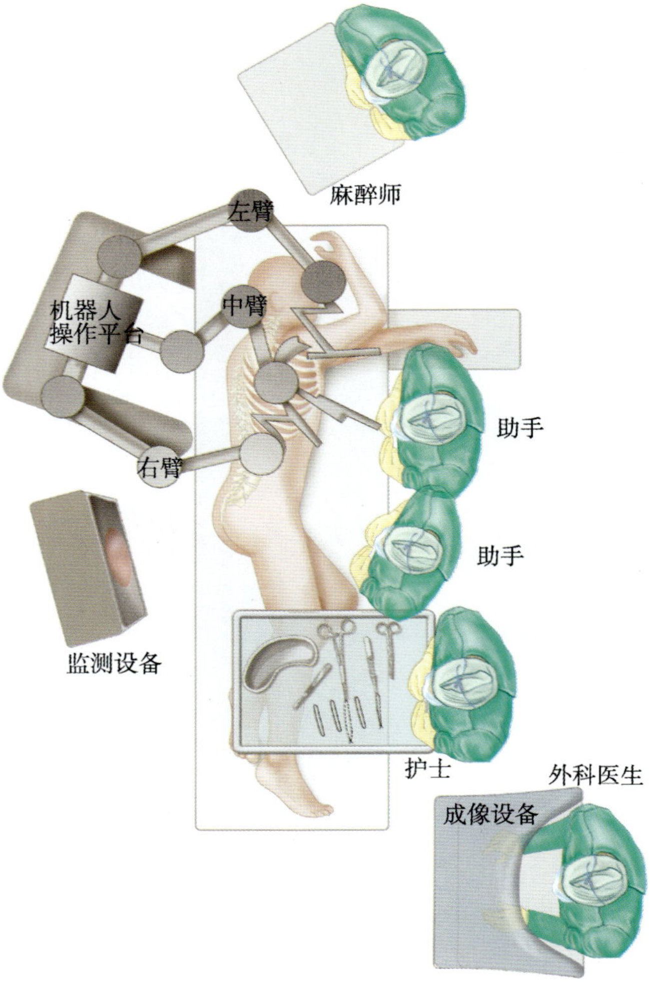

图 28-2

孔在左侧肋缘下，也放置可重复使用的 8mm 套管。这些附加孔均作为主操作切口。在分离上纵隔时也可放入套管作为操作孔使用。

▲ *辅助操作孔*：一个在右侧，放置 5mm 套管，用于放置肝牵开器；另一个在左侧，放置 5mm 套管，由手术一助负责辅助牵拉。

腹腔镜游离

◆ 食管裂孔的暴露是通过应用内桑森（Nathanson）肝拉钩向上牵拉肝左叶。首先从小网膜开始解剖，逐渐朝胃食管的交界处（GEJ）进展。首先切断胃膈韧带，继续解剖游离直至右侧膈脚完全暴露出来。接下来，暴露裂孔左侧，清楚地看到食管后方，将腹段食管套带并向前牵引，GEJ 向下牵引（图 28-4）。

◆ 继续游离胃网膜，结扎并切断胃短动脉，保留右侧胃网膜血管确保胃部的血供。

◆ 充分暴露左侧膈角，游离食管，这时胃已充分游离。将胃向上抬起，用血管闭合器夹闭并切断胃左动脉。清扫各组淋巴结直至腹腔干。

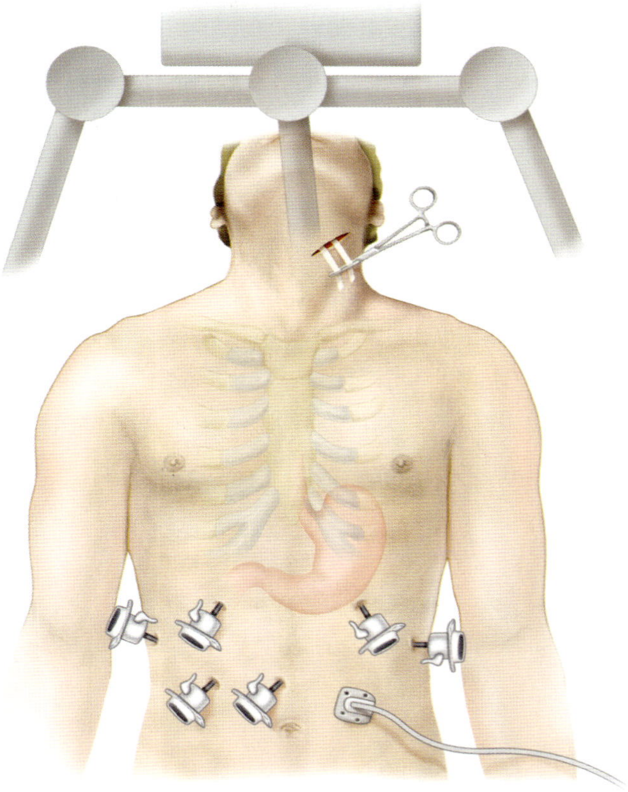

图 28-3

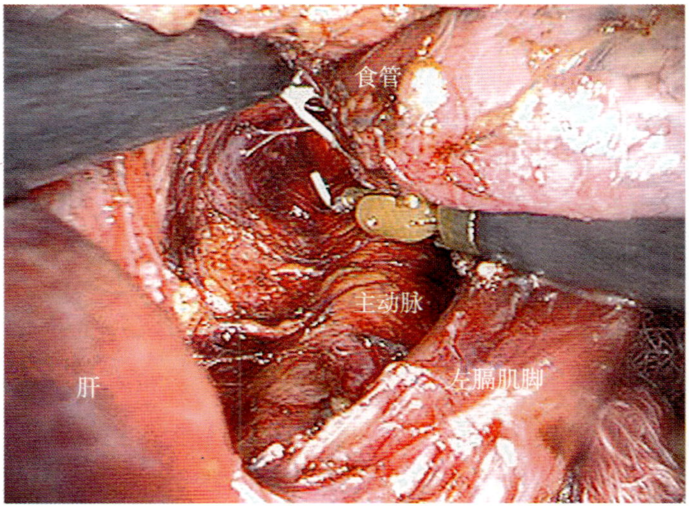

图 28-4

（With kind permission from Springer Science + Business Media:Galvani, CA. Robotically assisted laparoscopic transhiatal esophagectomy. Sur Endosc 2008;22:188-195, Figure 4.）

◆ 采用腹腔镜下的 Kocher 手法完成胃远端游离，但通常不需要幽门成形术。
◆ 继续通过腹腔镜游离胸段食管，使用烟卷式引流管（Penrose drain）在 GEJ 处向下牵引胃时（图 28-5），注意左、右两侧胸膜。同时，撤出腹腔镜器械，将 8mm 的达芬奇套管插入左右操作孔。

机器人纵隔游离

◆ 达芬奇机器人操作平台放置在患者头侧。我们在达芬奇机器人右操作臂放置一电钩设备，在其左操作臂放置一个 ProGrasp 抓取设备。腹腔镜被替换为直型达芬奇摄像头。腹部左边的腹腔镜辅助切口用于在 GEJ 处向下牵引胃。从裂孔进入纵隔，继续游离胸段食管。
◆ 游离食管周围的组织上至胸腔入口处，保留所有食管周围和纵隔的淋巴结送病理。机器人游

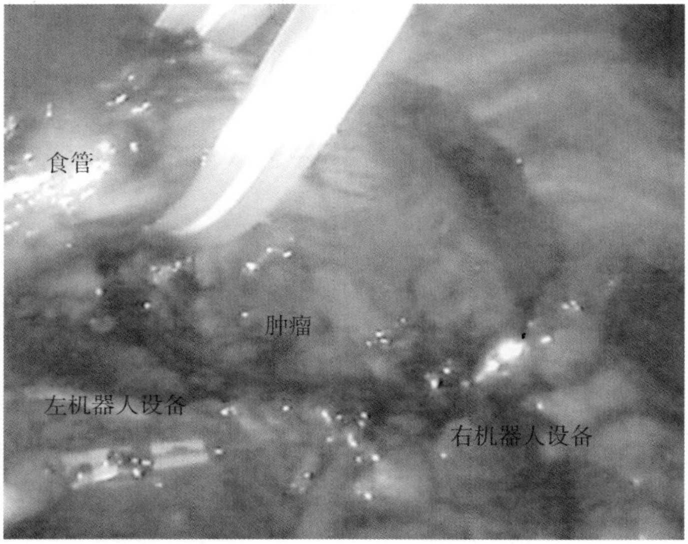

图 28-5
（From Boone J, Draaisma WA, Schipper ME, et al. Robotassisted thoracosecopic esophagectomy for a giant upper esophageal leiomyoma. Dis Esophagus 2008;21:90-103,Figure 4.）

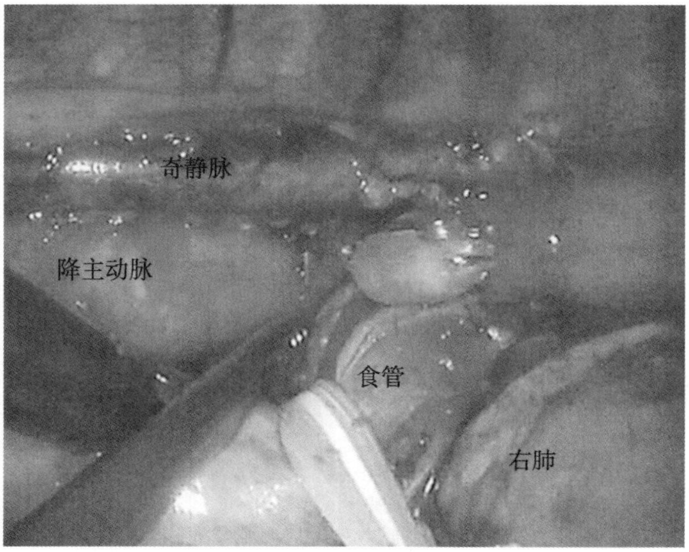

图 28-6
（With kind permission from Springer Science + Business Media:Van Hillegersberg R. First experience with robot-assisted thoracoscopic esopha-golympha denectomy for esophageal cancer. Surg Encosc 2006;20:1435-1439, Figure 3.）

离结束，达芬奇机器人操作臂撤出，机器人操作平台远离手术台（图 28-6）。

腹腔镜制作管状胃

- 对胃进行管状成形，在小弯处做一与胃大弯的平行线，距离大弯侧 3 ～ 4cm，用切割缝合器（GIA）自该处沿小弯侧依次切除贲门、部分胃小弯组织，注意保留胃网膜动脉，以保证残胃血液供应。将食管断端与管状胃用乳胶管或粗线缝合连接以便于从颈部提出。
- 将病变食管及管状胃经食管裂孔由颈部切口牵出。
- 腹腔镜下置入空肠营养管，到达十二指肠悬韧带远端 30 ～ 40 cm。

颈部游离

- 左颈沿胸锁乳突肌前缘作切口，向下通过皮下颈阔肌组织，将胸锁乳突肌向侧方牵开。
- 将肩胛舌骨肌结扎或向外侧牵引，在气管食管沟和颈椎前部，钝性游离食管。用牵引带在胸廓入口水平牵拉颈段食管。
- 将游离的食管和胃通过胸廓入口缓慢向上牵拉，在腹腔镜的直视下，观察管状胃的方向，避免扭转。
- 使用内镜直线切割缝合器，在贲门处将胃与食管切断（图 28-7）。
- 游离颈段食管并切断，通过颈部切口将手术标本移出。用手工或器械吻合食管和胃。关闭切口前，放置鼻胃管至残胃内。

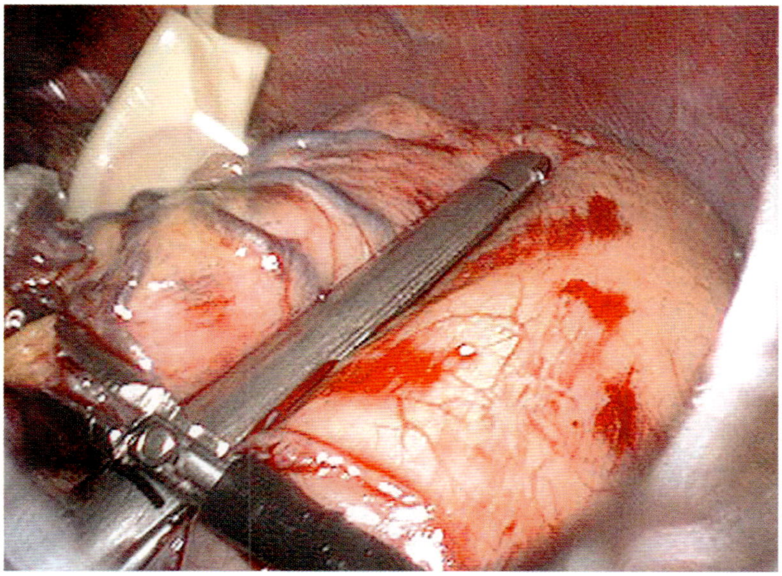

图 28-7
（With kind permission from Springer Science + Business Media: Galvani CA. Robotically assisted laparoscopic transhiatal esophagectomy. Sur Endosc 2008;22:188-195, Figure 5.）

2. 经胸入路

机器人辅助的胸部游离

◆ 患者体位：采取左侧卧位，左侧双腔气管插管。
◆ 机器人位置：机器人操作平台放置在患者的右上方。
◆ 切口定位：
▲机器人观察孔切口：右胸腋后线第6肋间10mm切口。
▲机器人器械切口：2个8mm的套管针，一个在肩胛缘第4肋间前方，另一个在第8肋间后方。
▲两个胸腔镜辅助切口在第5肋和第7肋间腋后线后方。

外科操作技术

◆ 将右肺向前方牵拉，充分暴露食管。
◆ 打开纵隔胸膜，直至奇静脉弓水平，使用血管闭合器切断奇静脉，同时结扎胸导管预防乳糜胸。
◆ 游离食管，用牵引带牵拉食管以便于游离食管，游离范围下至食管裂孔上至胸廓入口，包括食管和食管周围的组织。在游离过程中，结扎所有的食管滋养动脉，完整清除食管周围的淋巴结。
◆ 留置两根胸腔闭式引流管。

颈部游离

◆ 患者体位：采取仰卧截石位，将患者的头部稍微向右转。单腔气管插管，让右肺保持通气。
◆ 手术方法与经裂孔入路的方法相同。
▲ 切口沿胸锁乳突肌前缘进行，横断肩胛舌骨肌。确认解剖层面以防止纵隔积气。
▲ 食管游离完成，将食管远端完整由颈部切口牵出。

腹腔镜游离

◆ 切口位置
▲ 摄像头切口：在从肚脐到剑突大约1/3处放入一个11mm的套管。
▲ 操作切口：一个附加的5mm套管在剑突下区域靠右侧，另有11mm套管放在左侧，一个5mm的套管放在更右侧位置用来进行肝牵引。
◆ 手术方法与微创食管切除基本相同。

四、术后管理

◆ 手术后，患者送至重症监护病房密切观察。

- 保留胃管直到术后第 6 天或第 7 天。术后第 1 天开始从空肠营养管注食。
- 针对所有的患者进行深静脉血栓的预防，使用肝素和连续加压装置（SCDs），并鼓励早期下床活动。
- 术后第 6 天或第 7 天进行吞钡检查，如果钡剂能够顺利通过而没有外漏，则说明没有吻合口瘘，可以开始进流食。

五、操作要点和注意事项

- 机器人辅助技术可以提供高分辨率的立体视觉，并允许在有限的手术空间进行精确的操作，例如上纵隔。术野的可视性可以通过视觉技术革命明显改善。
- 机器人辅助技术增强了连接设备各个关节的灵活性，减少了外科医生的失误，提供了更精确的解剖。
- 机器人技术丧失了传统手术中的触觉反馈，并且手术设备仍然受到限制。
- 手术时间较长是可以预料的，因为对接机器人需要花费时间。此外，还有一个学习曲线，因为这些技术不同于腹腔镜或胸腔镜技术。

推荐阅读

Bodner J, Wykypiel H, Wetscher G, et al. First experiences with the da Vinci operating robot in thoracic surgery. Eur J Cardiothorac Surg 2004; 25: 844-851.

Boone J, Draaisma WA, Schipper ME, et al. Robot-assisted thoracoscopic esophagectomy for a giant upper esophageal leiomyoma. DisEsophagus 2008; 21: 90-103.

D'Amico TA. Robotics in thoracic surgery: Applications and outcomes. J Thorac Cardiovasc Surg 2006; 131: 19-20.

Dapri G, Himpens J, Cadiere GB. Robot-assisted thoracoscopic esophagectomy with the patient in the prone position. J Laparoendosc AdvSurg Tech A 2006; 16: 278-285.

Elli E, Espat NJ, Berger R, et al. Robotic-assisted thoracoscopic resection of esophageal leiomyoma. Surg Endosc 2004; 18: 713-716.

Espat NJ, Jacobsen G, Horgan S, et al. Minimally invasive treatment of esophageal cancer: Laparoscopic staging to robotic esophagectomy.Cancer J 2005; 11: 10-17.

Galvani CA, Gorodner MV, Moser F, et al. Robotically assisted laparoscopic transhiatal esophagectomy. Surg Endosc 2008; 22: 188-195.

Giulianotti PC, Coratti A, Angelini M, et al. Robotics in general surgery: Personal experience in a large community hospital. Arch Surg 2003; 138: 777-784.

Kernstine KH, DeArmond DT, Shamoun DM, et al. The fi rst series of completely robotic esophagectomies with three-fi eld lymphadenectomy: Initial experience. Surg Endosc 2007; 21: 2285-2292.

Marescaux J, Rubino F. Robot-assisted remote surgery: Technological advances, potential complications, and solutions. Surg Technol Int2004; 12: 23-26.

Talamini MA, Chapman S, Horgan S, et al. A prospective analysis of 211 robotic-assisted surgical procedures. Surg Endosc 2003; 17: 1521-1524.

van Hillegersberg R, Boone J, Draaisma WA, et al. First experience with robot-assisted thoracoscopic esophagolymphadenectomy for esophageal cancer. Surg Endosc 2006; 20 （9）: 1435-1439.

第29章

食管重建术

Adham R. Saad，Scott B. Johnson 著

杨 咏 译

一、外科解剖

食管重建需要详细了解食管本身以及其替代物的解剖知识：

◆ 食管

▲ 优先选择左侧颈部进行重建有以下三个原因：

● 食管在颈部有一个轻微的向左弯曲。

● 喉返神经的变异通常发生在右侧。

● 喉返神经稍微远离于右侧食管，因此从左侧游离食管时不太可能被损伤。

▲ 优先选择颈部食管吻合术（相对于胸腔内吻合）的两个原因：

● 术后胃食管反流很少进入近端食管。

● 颈部食管吻合口瘘较少危及生命。

▲ 包括近端食管段或环咽肌（如咽）的重建无疑会影响到吞咽，因此术后往往需要进行发音及吞咽的训练和治疗。

◆ 胃

▲ 是最常用的食管替代物。

▲ 胃网膜右动脉是残胃的血液供应基础。

▲ 胃底可以牵到颈部。

◆ 结肠

▲ 是第二常用的食管替代物。

▲ 由于其血运是建立在肠系膜下动脉的分支——结肠左动脉升支基础上的，因此被称为左半结肠替代物。

▲ 实际的结肠间置是指横结肠，以及部分右侧结肠。

二、术前准备

1. 食管重建指征

◆ 良性病变切除后
  ▲ 慢性胃食管酸性反流，抗反流手术多次失败。
  ▲ 食管外伤或医源性损伤。
  ▲ 终末期食管运动障碍（例如 sigmoid 食管）。
  ▲ 终末期食管结缔组织疾病（例如硬皮病）。
  ▲ 食管化学药品烧伤（例如吞食碱性液体），感染或药物损伤导致的食管狭窄并且无法进行扩张治疗。
  ▲ 其他。
◆ 食管恶性肿瘤切除后。

2. 食管替代物的选择

◆ 胃
  ▲ 操作最简单，只需要吻合一次。
  ▲ 通常可以顺利达到颈部，但达到更近端（如咽部）可能会出现问题。
  ▲ 由于切除广泛或血运受损（例如从管状胃）可能导致残胃不可用。
  ▲ 相对于结肠而言，残胃通常在早期功能良好，结肠替代常需要一个更长的术后“磨合”期。
  ▲ 通过胸骨后隧道上提至颈部常表现出明显的胃食管反流和反胃症状。
◆ 结肠
  ▲ 需要更复杂的手术操作，需要吻合三处以完成消化道重建（结肠—近端食管吻合或结肠—咽吻合；结肠—胃吻合或结肠—小肠吻合；结肠—结肠吻合）。
  ▲ 可以提供足够的替代物长度。
  ▲ 血运恒定充分。
  ▲ 通常术后早期需要一个“磨合期”，但功能可长期保持良好。
  ▲ 结肠作为食管替代物可比使用残胃达到咽的更近端部分。
  ▲ 可通过胸骨后隧道而无严重的并发症。
  ▲ 当胃无法作为第一选择时可使用结肠作为食管替代物。

3. 食管替代物入路

◆ 首选后纵隔途径（更符合生理位置，路径长度更短）
◆ 胸骨后隧道适用于延迟重建的情况（例如，由于以前食管切除术造成的广泛的瘢痕粘连）
◆ 吻合位置
  ▲ 吻合口近端和远端的位置取决于潜在的疾病和手术切除范围
  ▲ 近端

- 最常见的是食管替代物（“新食管”）吻合于食管颈部。
- 当食管和环咽肌存在广泛的瘢痕（例如吞食碱液）时，可能需要将食管替代物吻合于咽或梨状隐窝。当患者先前有广泛颈部手术或放疗病史时，可能需要胸内吻合。
- 术者应在术前使用内镜精确定位以便最大限度地保留食管功能并去除所有病灶（如 Barrett 食管、狭窄等）。

▲ 远端
- 如果使用胃作为食管替代物，不存在任何问题。
- 当使用结肠时，通常远端结肠吻合于胃窦部（没有必要留下更多的胃部，否则反而可能引起远期严重的胃潴留）。
- 当全胃切除时，最好选择空肠采用 Roux-en-Y 法完成胃肠道重建。

4. 有用的术前评估方法

◆ 内镜
- ▲ 术者应在任何计划手术之前亲自行内镜检查，但如果预计是简单常规的重建则可以在手术当天麻醉前进行。

◆ 动态实时食管造影
- ▲ 可同时提供有关食管功能和结构的信息。
- ▲ 常规钡餐检查很少提供食管功能的信息。

◆ 肠系膜血管造影
- ▲ 不是必要的，但如果因以前的手术或潜在疾病（如周围血管疾病，以往的动脉瘤修复等）怀疑存在替代物血运受损时，此检查是有用的。

◆ 生理评价
- ▲ 病史和身体检查。
- ▲ 肾、肝、营养和血液系统的的实验室评估。
- ▲ 如果怀疑存在心脏疾病，可行超声心动图或负荷试验。
- ▲ 如怀疑存在肺部疾病可行肺功能检测。
- ▲ 应判断吞咽期的完整性（患者如存在不可逆的中风，神经肌肉障碍等疾病导致无法吞咽时，食管重建的意义将存在疑问）。

三、手术步骤

1. 游离颈部食管

- ◆ 颈部手术准备范围应从前胸到耳垂。
- ◆ 患者的头部应稍转向右侧并尽量伸展以暴露胸锁乳突肌。
- ◆ 沿胸锁乳突肌前缘做切口，并跨过颈阔肌。
- ◆ 于接近锁骨和胸骨处分开肩带肌肉（胸骨甲状肌和胸骨甲颏）。
- ◆ 将颈动脉鞘向外侧牵拉，气管—喉向内侧牵拉，找到二者之间形成的平面即可确认气管食管沟。

- 游离应在颈前筋膜后侧进行，在这个位置的前方可以辨认出管状食管的肌纤维。
- 然后仔细分离食管，并确保喉返神经不受损伤。

2. 以胃作为食管替代物

- 腹部切口＋剑突切除使术野暴露更充分。
- 于脾后面放置纱布垫，使其前移。
- 放置自动拉钩扩大腹部切口，并将左侧肋弓向上外牵拉以便暴露左侧膈肌底面。
- 从横结肠和胃大弯之间进入小网膜囊，远离胃网膜右动脉，约在中线位置（不要太靠近脾也不要太靠近十二指肠）。
- 分离胃结肠韧带使其远离胃大弯，以保护血管蒂；逐渐向左侧游离，接近脾和胃短动脉。
- 尽可能接近脾门离断胃短血管。
- 然后在最初进入小网膜囊处开始向右侧分离肝胃韧带。
- 由于胃在这个方向被松解，可以从近端辨别并分离胃网膜右动脉和静脉。
- 采用科克尔手法（Kocher maneuver）继续分离使胃的长度足以上提替代食管。
- 由于脾最上方的连接被分开，脾后方的纱布垫可以移除，从而使脾回到原来位置，最终完成

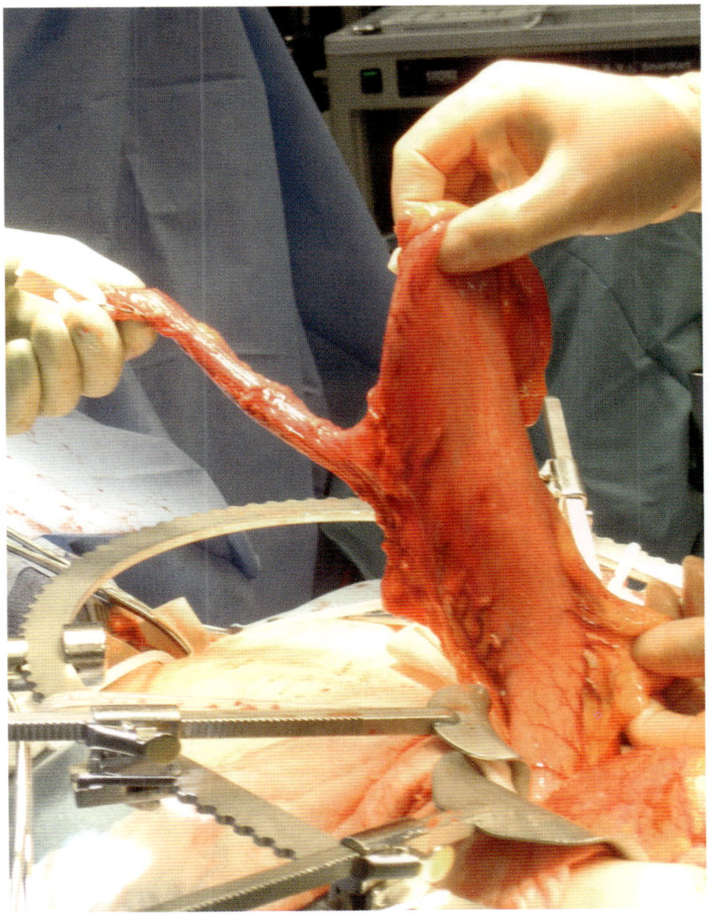

图 29-1

这部分的游离（图 29-1）。

- ◆ 分离左膈肌脚结缔组织，到达纵隔。
- ◆ 如果是在同一时间进行食管的切除和重建，从膈肌中心部分最高点分离食管可以更顺利地进入纵隔。
- ◆ 由于解剖过程由左到右，依次辨别肝胃韧带和右侧膈肌脚。
- ◆ 分离肝胃韧带，保留胃右动脉。
- ◆ 如果有一个来自于腹腔干的变异左肝支，应尽可能保护这个血管。

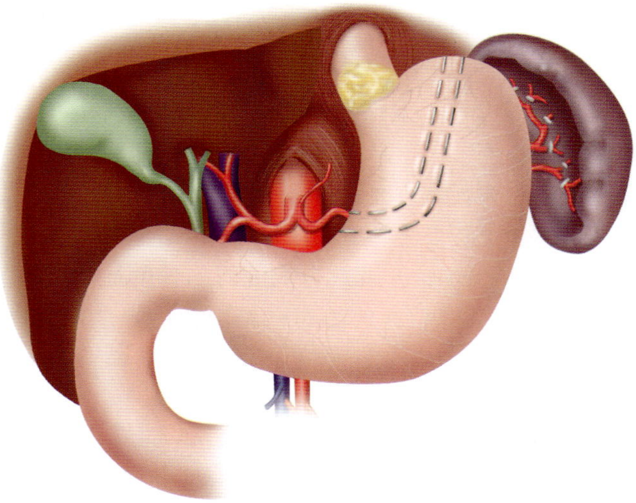

图 29-2

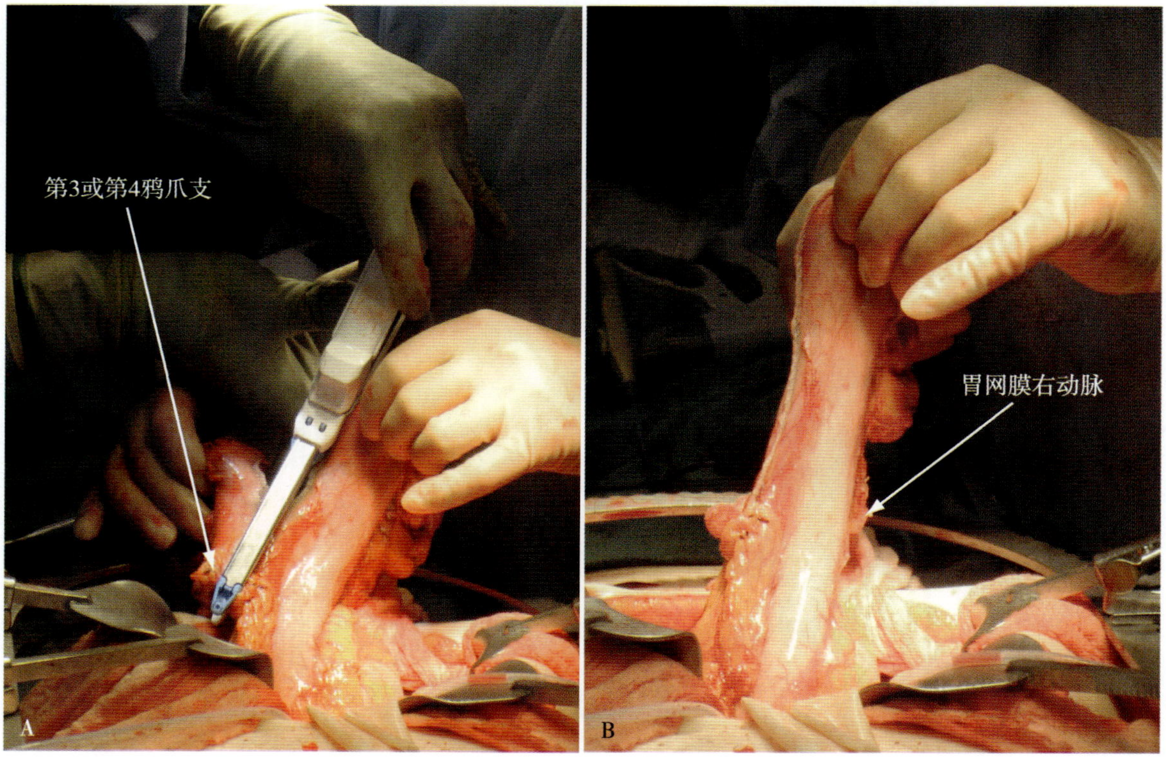

图 29-3

◆ 结扎胃左动脉。
◆ 通常采用直线切割缝合器沿胃小弯离断食管胃交界处（图 29-2）。
◆ 然后继续用直线切割缝合器制作一个管状胃，用 3-0 编织线做浆肌层缝合关闭切缘（图 29-3）。
◆ 在上提管状胃前应行幽门成形术或幽门环肌切开术来扩大幽门口径。
◆ 将软橡胶带缝合在管状胃最高点并用塑料袋管状胃套住，这样可以尽量减少上提过程中的阻力，然后向上牵拉穿过纵隔（见图 29-12 和图 29-13）。
◆ 一旦管状胃到达颈部切口，将塑料袋去除。
◆ 将管状胃平行于近端食管，在胃底做一个小的全层切口，然后采用 45mm 直线切割缝合器完成后壁的胃—食管侧侧吻合（图 29-4 和图 29-5）。
◆ 使用 3-0 或 2-0 丝线进行间断缝合来关闭吻合口前壁（图 29-6）。
◆ 将管状胃轻轻向下牵拉避免吻合口扭曲或打折。
◆ 在吻合口旁放置一个小的橡皮片引流条，并通过一个单独的切口引出。
◆ 管状胃缝合于膈肌裂孔周围组织上以防止小肠疝入胸腔。

3. 结肠作为食管替代物

◆ 腹部切口从脐到剑突。必要时可延长到膈下方，这取决于患者的体型。
◆ 将腹膜后左半结肠细心游离，确保不损伤其肠系膜。
◆ 游离结肠脾曲。
◆ 离断肝胃韧带，分离横结肠上的大网膜并切除。
◆ 随着右半结肠从腹膜后游离，充分游离结肠肝曲。

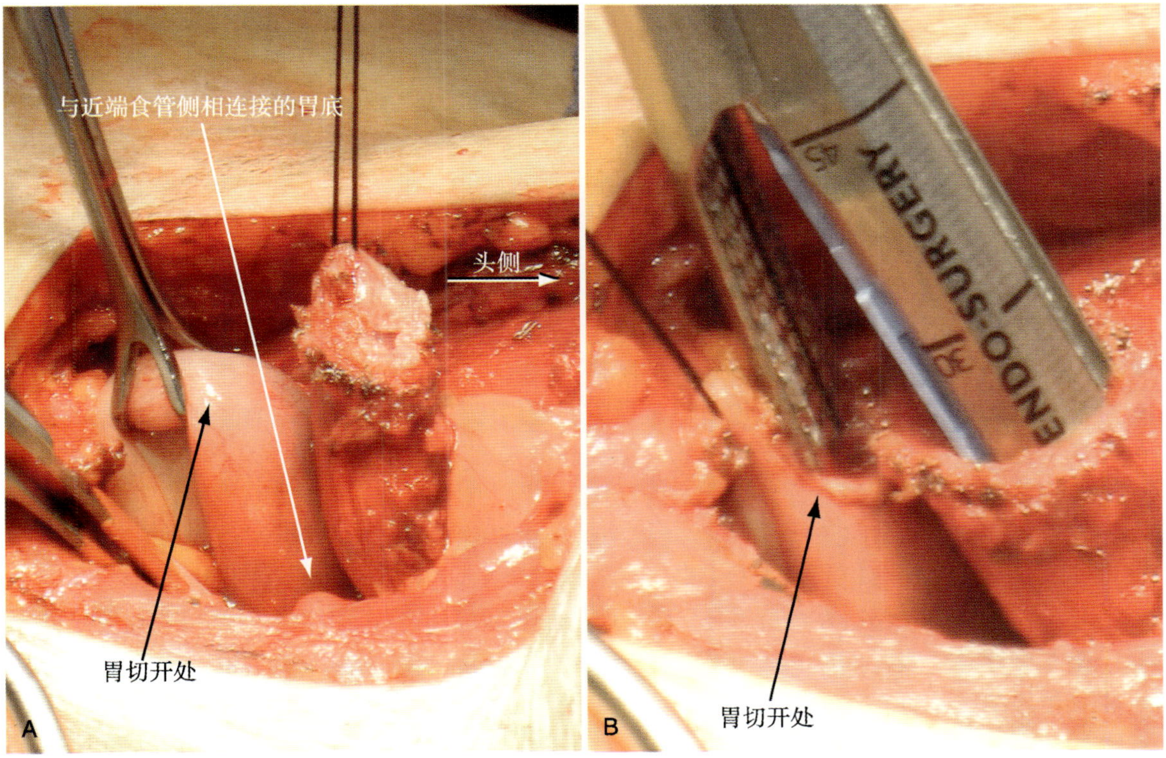

图 29-4

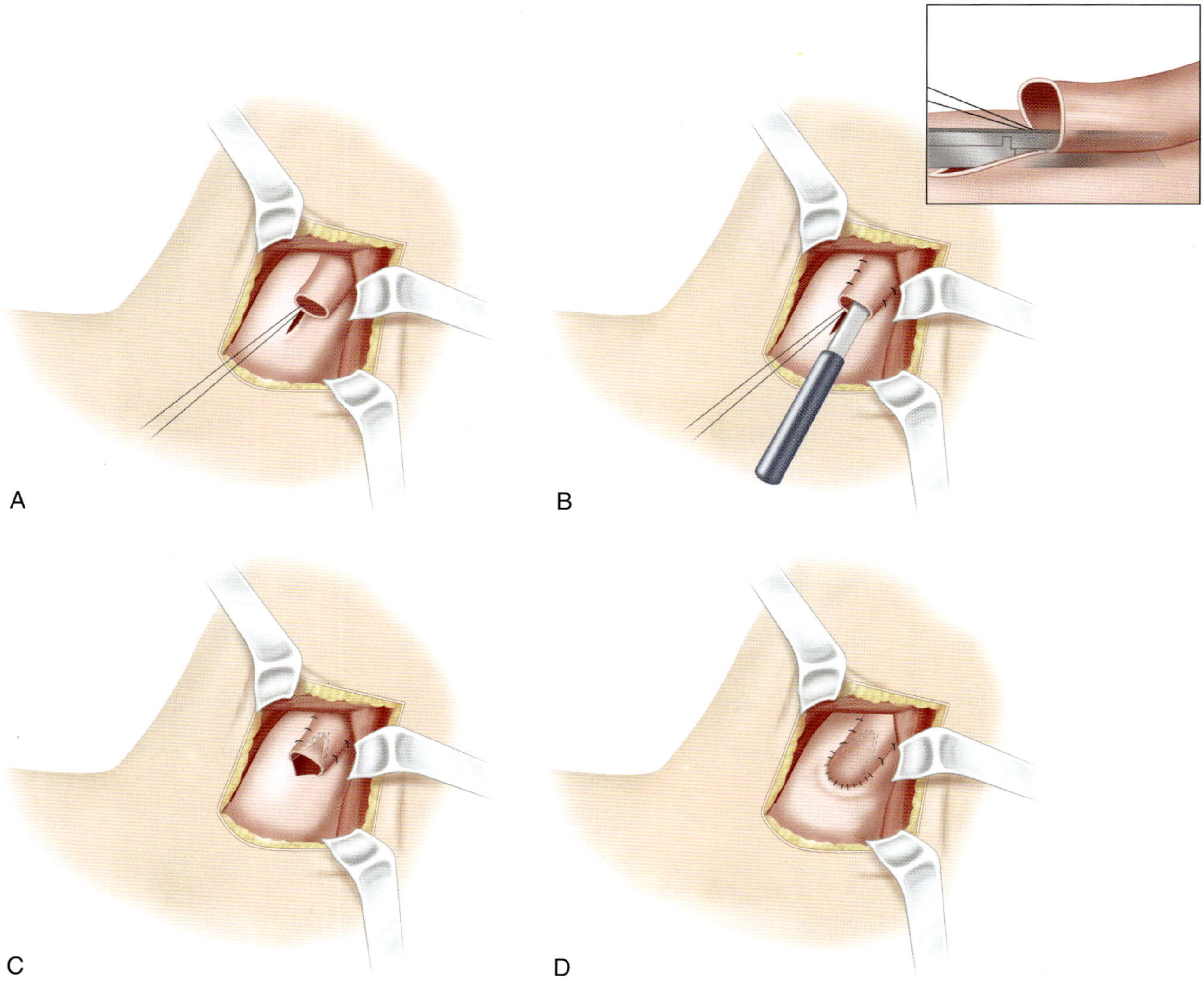

图 29-5

- 中心肠系膜上的结肠此时基本松解。
- 以结肠左动脉升支供血范围为基础，将横结肠尽可能地向剑突上拉直，在最高点缝标记线（图 29-7）。
- 使用一根布带来测量从标志线到颈部的距离。
- 然后从结肠近端测量同样的长度以确定所需要的结肠长度并缝合第二个标记线（图 29-8）。
- 结肠的血液供应通过仔细解剖中结肠动脉和静脉来辨认（图 29-9）。
- 于计划截取的结肠近端点仔细解剖边缘动脉。
- 在切断结肠前，使用无创血管夹暂时夹闭结肠中动脉、静脉以及边缘动脉（以及任何其他需要分离来保证完整移植的分支），测试移植段结肠的血运和存活能力（图 29-10）。
- 一旦确定仅依赖于结肠左动脉升支，移植段结肠血液灌注良好，将钳夹的结肠中血管结扎离断，于第二个标志缝线处使用 75mm 直线切割缝合器切断近端结肠。
- 将移植段结肠放置在前胸壁以测量其是否有足够的长度（图 29-11）。
- 然后将近端结肠向上穿过纵隔拉至颈部，上拉方法与前所述管状胃相似（图 29-12 和图 29-13）。
- 采用侧侧吻合方法将近端食管（或咽部，视情况而定）与结肠吻合，方法如前所述。或者也

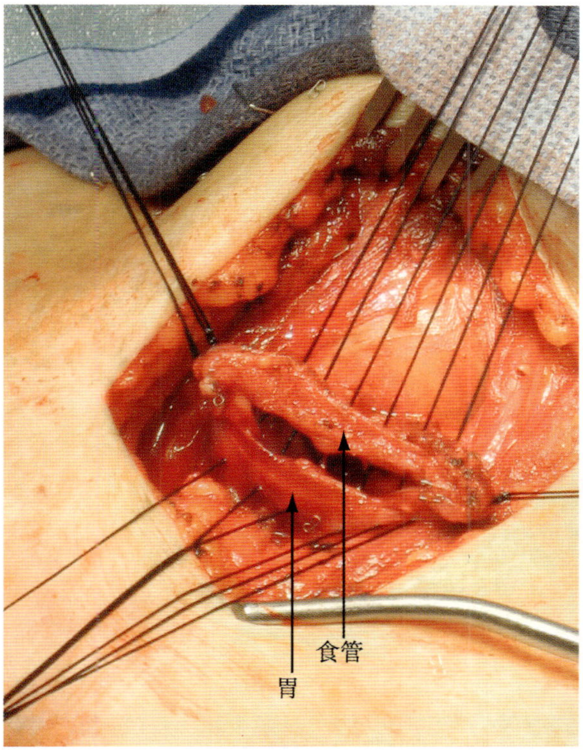

图 29-6

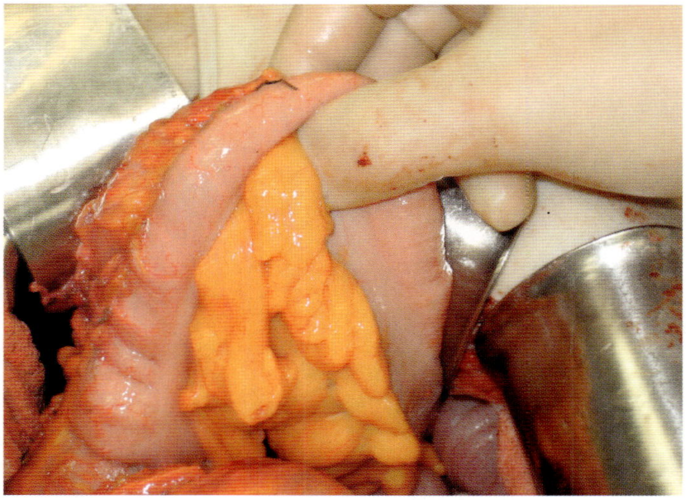

图 29-7

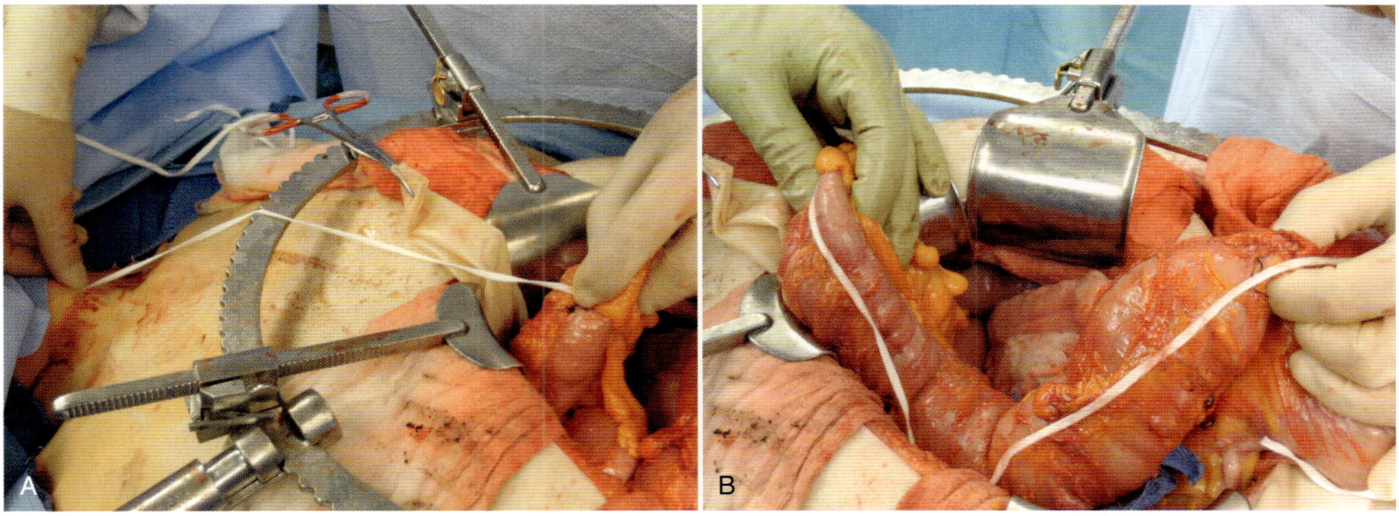

图 29-8

可以使用 4-0 缝线进行手工间断端端吻合（必要时缝合到咽）。

- 在吻合口旁放置一个小的橡皮片引流条，并通过一个单独的切口引出。
- 然后通过食管裂孔（或胸骨后隧道）轻轻向下牵拉结肠使其移植段结肠较为平顺，避免多余的结肠扭曲。
- 在移植段结肠远端的预计切除处（此点距移植段结肠进入腹部至少 5cm 长）仔细分离结肠系膜至少 1cm 长，保证能够放置直线切割缝合器。

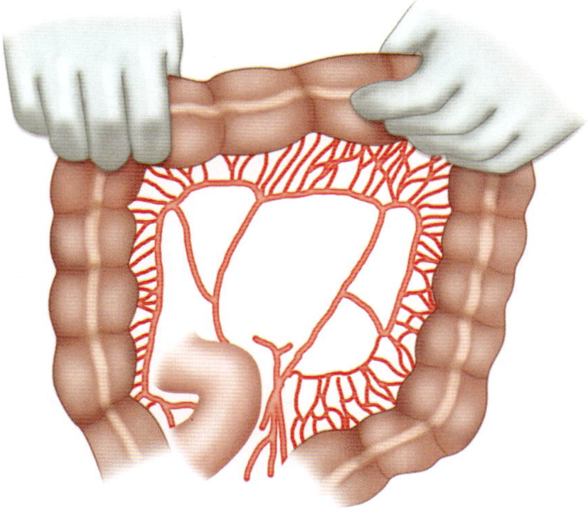

图 29-9

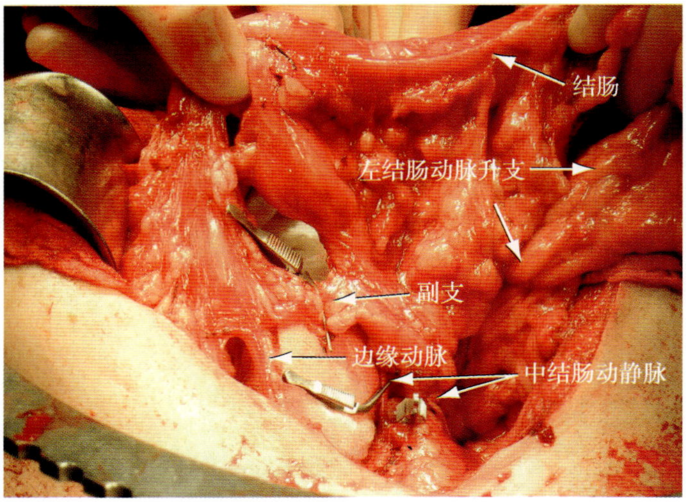

图 29-10

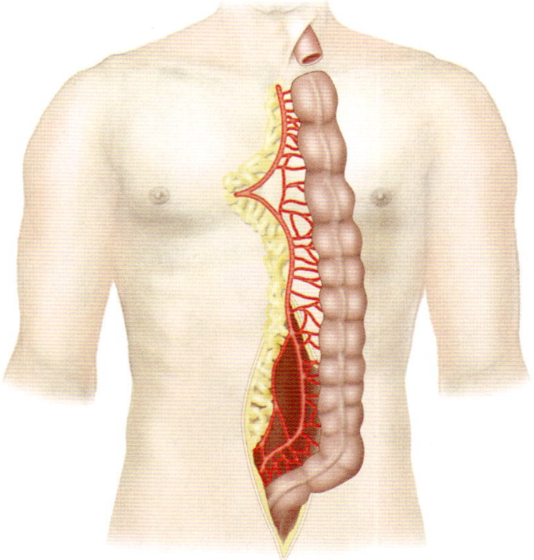

图 29-11

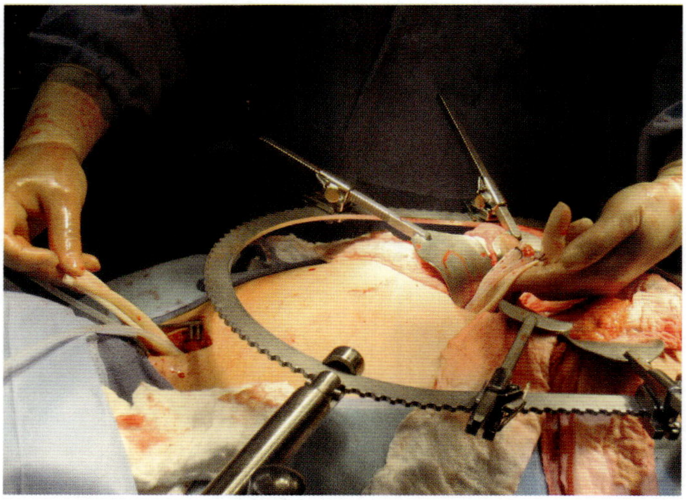

图 29-12

- 然后再游离结肠远端，仔细保护边缘动脉和结肠左动脉升支，从而彻底游离移植段结肠。
- 采用手工缝合方法将移植段结肠远端与胃窦或者空肠（Roux-en-Y）吻合。首先用 3-0 可吸收缝合线连续缝合黏膜层，然后用 3-0 丝线间断缝合肌层。
- 近端及远端结肠采用直线切割缝合器进行侧侧吻合。
- 在钉合线的顶端使用 3-0 丝线间断缝合 2 ～ 3 针加固（图 29-14）。
- 用 3-0 丝线将移植段结肠与膈肌裂孔的软组织间断缝合数针，防止术后疝的形成。
- 用 3-0 可吸收缝合线连续缝合关闭肠系膜缺损。

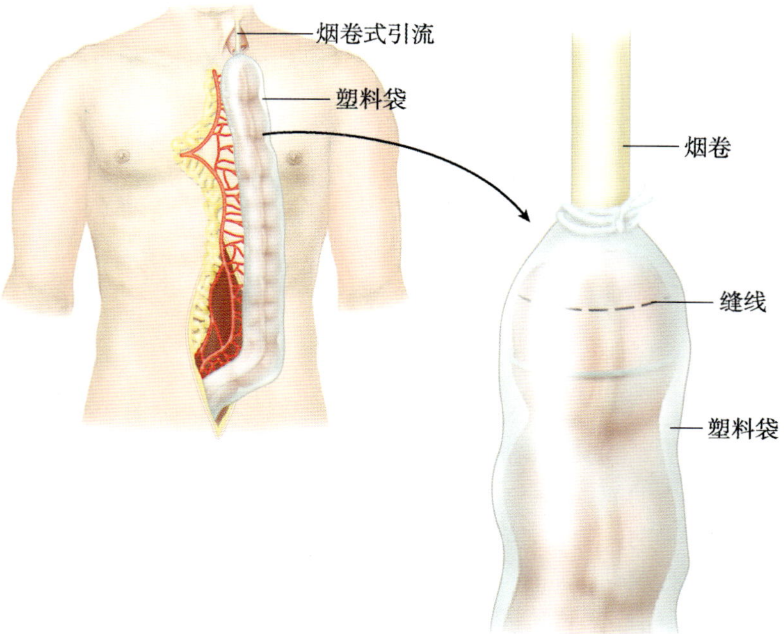
烟卷式引流
塑料袋
烟卷
缝线
塑料袋

图 29-13

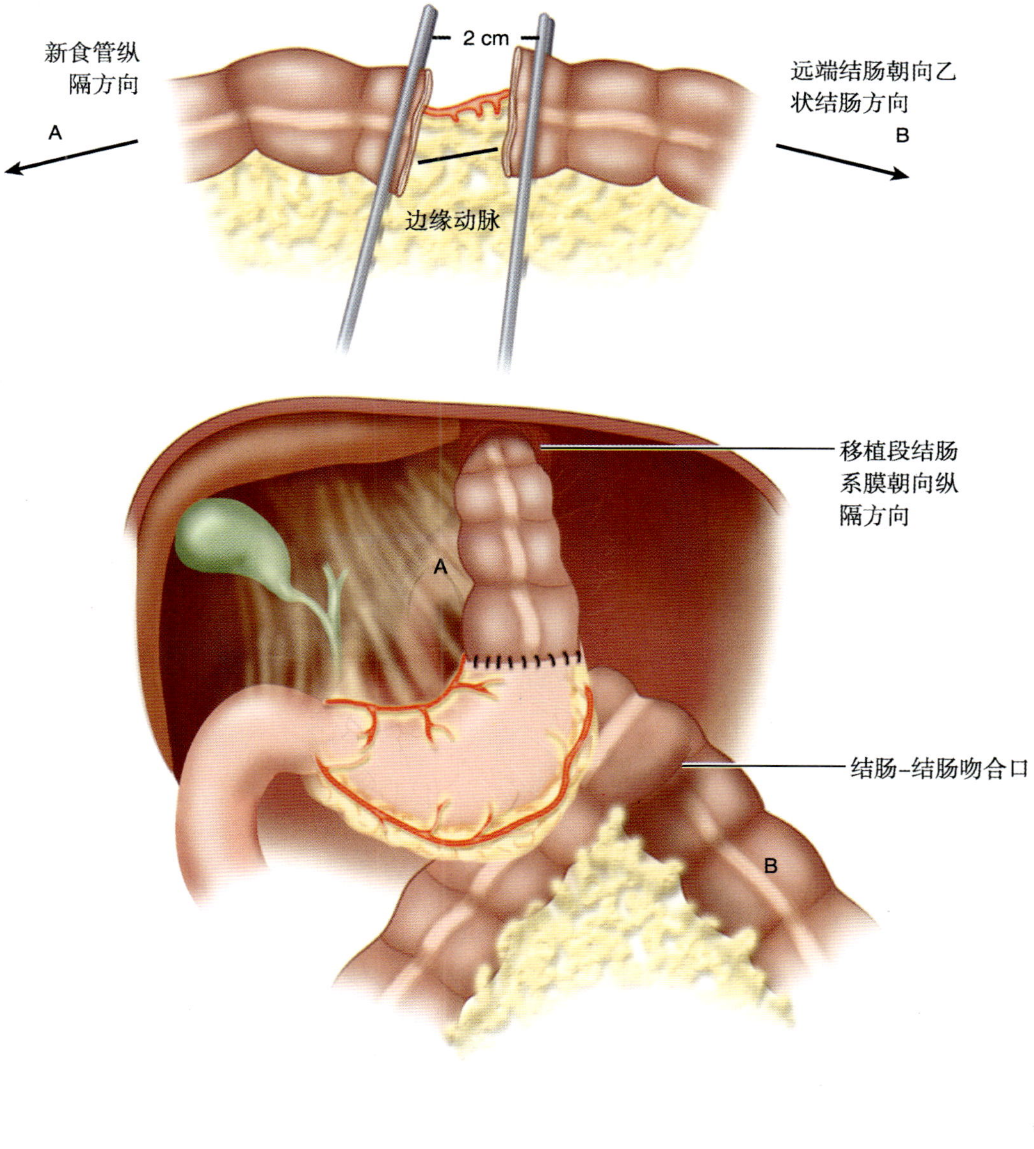
新食管纵
隔方向
2 cm
远端结肠朝向乙
状结肠方向
A
B
边缘动脉
移植段结肠
系膜朝向纵
隔方向
A
结肠-结肠吻合口
B

图 29-14

4. 术中其他注意事项

- 离开手术室之前应放置鼻饲管并确认其位于幽门近端。
- 对所有食管重建患者均应行空肠造瘘术放置营养管以保证术后肠内营养。
- 如采用结肠代食管，应行阑尾切除术。
- 如果在术中发现胆囊结石，应行附带的胆囊切除术。

5. 胸骨后重建的特殊情况

- 颈切口向下延伸到胸骨上切迹。
- 分离胸骨上韧带，直接用指尖解剖胸骨柄底面。
- 然后横向标记胸骨柄到第一个肋间。
- 然后使用电锯劈开胸骨至第 1 肋间隙，然后沿标记线水平劈开胸骨（图 29-15）。
- 使用钝性和锐性剥离，仔细分离锁骨周围组织，注意不要损伤邻近血管结构。
- 使用 Gigli 锯离断锁骨，并保留外侧肋锁韧带。
- 同样地用骨刀靠近胸骨柄分离第 1 肋。
- 从残留的软组织中整块取出已经离断的胸骨柄、部分第 1 肋和锁骨头。
- 然后从下方开始建立胸骨后隧道，使用电刀分离任何可能存在的膈肌结缔组织。
- 使用钝性分离沿胸骨后隧道向上至颈部。
- 如前所述从这个隧道牵出食管替代物（残胃或结肠）并进行吻合。

6. 下咽部或咽部重构的特殊情况

- 可能的近端吻合位置包括左或右梨状窦或后咽。

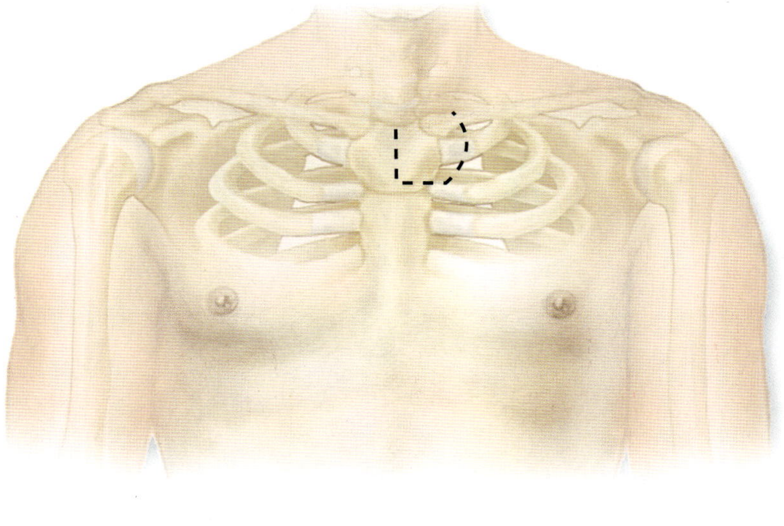

图 29-15

◆ 当需要横向切除部分舌骨以及甲状腺软骨以利于更广泛的切除吻合时，可能需要额外开放至下咽。
◆ 打开环咽肌后方并上提至下缩肌水平，在此位置进行吻合。
◆ 同样，进入下缩肌和其下的黏膜并分离至环咽肌后上方的中线。

四、术后管理

1. 术后即刻或早期

◆ 第一个 24 ～ 48 小时应首要关注补液情况，特别注意避免使用利尿剂。
◆ 动脉血气监测碱剩余，当碱剩余恶化的时候是移植物缺血的指标。
◆ 内脏血流量：应尽可能避免使用血管收缩剂。
◆ 围手术期应给予静脉注射抗生素。
◆ 鼻胃管应尽量保持低压吸引，必要时可冲洗以确保胃肠减压通畅。
　▲ 如果鼻胃管松脱或意外脱出，通常可以重新轻轻插入；但是在必要时，应由术者亲自操作，而不是护士。
◆ 假如造影证实空肠营养管的位置正确，可在术后第一天开始灌注肠内营养液，但要控制灌注速度。
◆ 如果术后内出血已经排除，可通过腿部的气动加压装置和皮下注射低剂量抗凝药物来预防深静脉血栓形成。
◆ 通过直肠给予阿司匹林栓剂直到患者可下地行走，以帮助预防移植物内小血管血栓的形成。
◆ 术后第 1 天保持坐位。

2. 术后短期内

◆ 当通过空肠营养管进行肠内营养的量逐渐增加时，可减少静脉输液量（通常经过数天）。
　▲ 肠内营养加量的适应证是患者腹部没有胀满感。
◆ 当基本不需要静脉输液时，可以拔除中心静脉插管（通常在术后第 3 天）。
◆ 术后第 2 天开始下床活动。
◆ 继续鼻胃管减压直到患者肠功能恢复（排气、排便），腹部平软，排出量通常少于 400ml/d（成人）。
◆ 鼻胃管停用后仍禁食一天。
◆ 如患者没有腹胀、呕吐等症状，说明可以拔除鼻胃管，开始进食液体食物（如果没有咽期吞咽困难）。
　▲ 如果患者重建位置达到或高于环咽肌，建议更保守的经口进食过程，并应在开始进食前注意语音障碍。
　▲ 可以给予和启动特殊训练。
　▲ 在这种情况下，随着练习和治疗的持续，经口进食可延迟几个星期开始；进食可能从半流食而不是流食开始。
◆ 一旦患者已开始流质食物并耐受良好，就可用稀钡进行吞咽功能检测。

- ◆ 如果没有颈部吻合口瘘，患者可拔出橡皮片引流条并开始进食软食。
- ◆ 空肠营养管灌注只在夜间进行，允许患者白天在没有任何管线限制的情况下自由活动。
- ◆ 所有的口服药物均应以粉末或液态给予。

3. 出院后

- ◆ 避免任何坚硬、锐利或硬皮食物。
- ◆ 所有的药物应继续以液态或粉末形式给予。
- ◆ 家庭空肠营养管可在夜间使用以补充营养，取决于出院时的经口摄入量。
- ◆ 无论出院时患者的经口进食能力怎样，空肠营养管应继续保留，并在 6 ～ 8 周进行一次冲洗以保证其通畅。

五、操作要点和注意事项

- ◆ 胃的上提
  - ▲ 充分游离胃大弯。
  - ▲ 靠近脾离断胃短动脉，尽量保留胃附近的血管。
  - ▲ 游离横结肠和胃之间的居中位置可较易进入小网膜囊，注意远离脾。
  - ▲ 当游离胃大弯时应远离结肠，注意保护横结肠的肠系膜血流。
  - ▲ 做腹部切口时应切除剑突以保证切口足够高，并可直接处理胃和食管的交界处。
  - ▲ 结扎血管时应避使用血管夹，因为在胃提入胸腔时可能脱落造成撕裂出血。
  - ▲ 尽管理论上残胃是以胃网膜右动脉为血液供应基础，但仍应尽量避免结扎胃右动脉。
  - ▲ 应仔细寻找肝左动脉分支,如果存在应保留。它通常起源于腹腔干或直接起源于胃左动脉(最常见)。
  - ▲ 当肝左动脉分支存在时，应在其远端分离胃左动脉。
  - ▲ 游离胃的过程中要轻柔并注意保温。
  - ▲ 当游离靠近裂孔的胃大弯时，应取出脾下面的纱布垫，让脾回到原位。
  - ▲ 胃应轻柔地拉至颈部，使用塑料袋以减少食管替代物与周围组织的摩擦（即拉塑料袋，而不是直接拉移植物)。
  - ▲ 用圆形吻合器行近端食管和残胃端侧吻合。
- ◆ 结肠替代
  - ▲ 游离左、右结肠时应彻底游离腹膜后的脾曲和肝曲。
    - ● 结肠应尽可能沿着肠系膜游离到中线。
  - ▲ 中结肠动脉和静脉需要仔细解剖到起始部以及其近端左右分支。
    - ● 通常情况下，中结肠静脉在与肠系膜上静脉连接处容易撕裂，而对结肠的操作往往容易造成这种情况，因此需要仔细操作。
  - ▲ 近端缝合标志线通常位于右半结肠的某处，有时甚至接近盲肠，尽管如此，这种情况仍被称为左半结肠移植。
  - ▲ 应仔细辨认移植段结肠的主要供血血管，避免误判导致最终移植段结肠的长度受限而无法拉至颈部。临床有时会出现这样的情景，完成移植段结肠的游离后突然发现一个之前未发现的肠系膜血管，而这根血管影响了移植段结肠的长度。

▲ 如果为了更多的移植段结肠长度而需要分离肠系膜，则应尽可能靠近肠系膜根，保留尽可能多的侧支，并应尽可能穿过无血管平面游离。

▲ 一旦放置临时无创血管夹，可以直接观察和感觉移植段结肠的肠系膜搏动，或用多普勒检查以确保其血液供应。

● 如果结肠的存活存在任何问题，则不应该用于分离和作为食管替代物。

▲ 如果不是在正下方，结肠的吻合需要很接近，一般凭借其共享的肠系膜进行远端插入吻合。

◆ 胸骨后重建

▲ 只取掉一小块连接于第 1 肋靠近胸骨柄的锁骨，保持两者之间的横向韧带是重要的，否则会发生翼状锁骨。

▲ 剑突应予切除。

▲ 可用手指和手轻易的钝性分离胸骨后和心包前的空间，确保食管替代物顺利通过胸骨后隧道。

▲ 当使用胸骨后隧道，其他都相同时，最好是尽可能保留近端颈部食管的完整以确保食团通过胸部入口。

◆ 并发症

▲ 颈部吻合口瘘

● 通常会在术后 7 ～ 10 天出现。

● 通常情况下临床表现为消化液从颈部的橡皮引流管排出。

● 可能需要开放颈部创口。

● 通常持续到不存在远端梗阻才闭合。

● 内镜可能有助于确定食管替代物的生存能力。

● 易于出现晚期吻合口狭窄。

● 经口摄入是否会受到限制取决于瘘的程度。

● 无糖液体冲洗可能有助于伤口愈合并减少细菌的过度生长。

● 在没有移植物缺血问题的情况下，很少需要再次手术。

▲ 食管替代物坏死

● 这是最令人担心的并发症。

● 表现为瘘、败血症，严重的基底缺损。

● 通常需要行坏死移植物切除和颈部食管造口术。

推荐阅读

DeMeester TR, Johansson K-E, Franze I, et al. Indications, surgical technique, and long-term functional results of colon interposition and bypass. Ann Surg 1988; 208: 460-474.

Johnson SB, DeMeester TR. Esophagectomy for benign disease: Use of the colon. Adv Surg 1994; 27:317-334.

Orringer MB. Transhiatal esophagectomy without thoracotomy. In Pearson FG, Cooper JD, Deslauriers J, et al, eds. Esophageal Surgery. Toronto: Churchill Livingstone; 1995: 683-701.

Orringer MB, Orringer JS. Esophagectomy without thoracotomy: A dangerous operation? J Thorac Cardiovasc Surg 1983; 85: 72-80.

Scott-Conner CEH. Operations to replace or bypass the esophagus. In Scott-Conner CEH, ed. Chassin’s Operative Strategy in General Surgery.New York: Springer; 2002: 139-150.

Thomas P, Fuentes P, Giudicelli R, Reboud E. Colon interposition for esophageal replacement: Current indications and long-term function. Ann Thorac Surg 1997; 64 : 757-764.

第 30 章

重度非典型增生 Barrett 食管的保留食管技术

Aaron B. House，Joseph B. Zwischenberger 著

杨　咏　译

一、外科解剖

- 在进行食管手术操作前全面了解食管的解剖是至关重要的。
- 行内镜黏膜切除术（EMR）治疗重度非典型增生 Barrett 食管前应了解食管壁的解剖层次（图 30-1）。

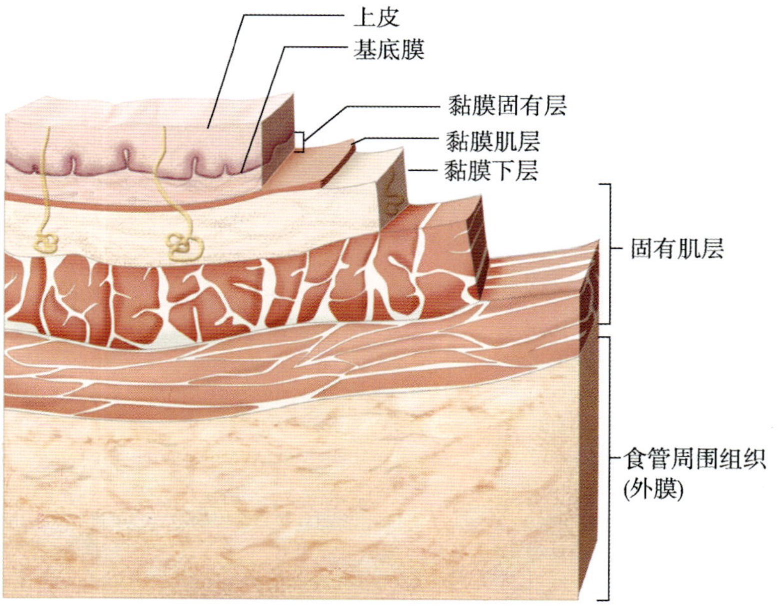

图 30-1

二、术前准备

- 10% 有症状的胃食管反流病（GERD）患者将发展为 Barrett 食管，通常在 60 岁后。更令人担忧的是这些患者患食管癌的危险将比正常人高 40 倍。虽然病理生理机制仍在研究中，但目前认为是接触胆汁等反流物质促进了从非典型增生向癌症的转化过程。在这一过程中，酸性反流不是必要条件。许多伴有食管下段肠上皮化生的患者并没有症状。与 GERD 相关的典型症状包括烧心、反胃、口里有酸苦味、过度打嗝和消化不良等。
- Barrett 食管的诊断标准为内镜下食管任何可视范围内出现柱状黏膜并有病理学确认的肠上皮化生。
- 对 Barrett 食管发生机制的有限的数据和不完全的理解，使得对本病的治疗方法存在争议。目前的治疗选择包括内镜监测、抗反流手术、消融治疗、内镜黏膜切除术和食管切除术。内镜黏膜切除术是一种兼有明确诊断和可能的根治治疗的技术并可以保留食管。此外，它也是不适合行食管切除术的重度非典型增生 Barrett 食管患者的一种治疗选择。
- 内镜黏膜切除术包括若干不同的技术方法，本图谱在此介绍两种目前最常用和最可行的方法，即透明帽法和带结扎技术。
- 麻醉方法根据患者的并发症、手术时间以及患者的耐受性决定。此术式的麻醉可以选择从镇静麻醉到全身麻醉的方式。
- 在典型内镜治疗模式中，患者左侧卧位并准备接受手术。
- 对于首次进行的食管 EMR 治疗，通常为获得较大的病理标本而使用大而软的透明帽（D-206-01-06，Olympus America, Center Vally, PA）。传统的硬型透明帽更多是用于需要额外的切除或小病变的切除。大软透明帽的外径为 18mm。在其尖端内部有一个为预先结扎过程准备的内环。通常使用常规的观察内镜（如 Olympus-240 等）。

三、手术步骤

1. 分离黏膜层

- 所有方式的 EMR 其第一步均是隔离需要切除的部分。使用标准上消化道内镜可确认病变部位。根据术者的个人习惯，使用电刀标记病变部位的边缘。黏膜下注射使黏膜肌层高出肌层，避免食管穿孔。注射针穿过内镜进行注射，最常见的是在黏膜下层注射稀释的肾上腺素盐水。这个注射过程大约 5 分钟，可能需要重复以避免肌肉损伤。黏膜下注射的替代方案在表 30-1 进行了讨论。
- 在此步骤中，最重要的因素是以小于 45° 的角度穿刺进入黏膜，以防止食管壁穿孔。总注入液体量取决于病灶的大小，但必须注入足够量以使整个病灶抬起。通常情况下，第一次盐水注射在病变远端的正常黏膜。以注射区的肿胀和颜色变白作为注射成功的标准。
- 另外，可以使用先提起食管黏膜再剪切活检的技术，就是用内镜钳将病变的食管黏膜从肌层抬起而无需注射生理盐水，然后进行烧灼。

表30-1 黏膜下注射替代方案

方案	作用维持时间	优点	缺点
生理盐水（0.9%）/ 肾上腺素	+	易于注射，便宜，有成品	作用快速消失
高渗氯化钠溶液（3.0%）	＋＋	易于注射，便宜，有成品	组织损伤，注射处局部炎症形成
透明质酸	＋＋＋	作用时间最长	昂贵，无成品，需要特殊储存条件，可能刺激残留肿瘤细胞生长
羟丙基甲基纤维素	＋＋＋	作用时间最长，相对便宜	组织损伤，注射处局部炎症形成
甘油	＋＋	便宜，有成品	
右旋糖	＋＋	便宜，有成品	组织损伤，注射处局部炎症形成
白蛋白	＋＋	易于注射，有成品	昂贵
纤维蛋白原	＋＋＋	易于注射，长时间缓冲	昂贵，无成品
自体血	＋＋＋	如延迟注射会在注射器内形成血凝块	宗教因素，人类数据有限

2. 套圈过程

- 预套环过程是在前面所述行黏膜下注射后用一个特别设计的小直径内镜套圈穿过内镜进入透明帽的过程。套圈固定于 EMR 帽的边缘，一部分正常黏膜被吸入帽内形成密封状态。然后打开套圈并沿帽的边缘固定，套圈外鞘置于帽的边缘。

3. 病变切除

- 首先将拟切除黏膜（包括病变在内的“靶区”黏膜）吸入透明帽中，然后通过关闭套圈来勒紧拟切除区域黏膜。此操作使得被勒紧的黏膜形成息肉样结构。使用电刀切除这部分黏膜，然后撤出内镜，这样在透明帽中的标本组织就随之取出（图 30-2）。
- 此外，使用带有套扎装置的特殊帽可用于息肉样结果的形成，其过程类似食管静脉曲张结扎手术，而不需要套圈过程。这种装置通常配有 6 个结扎带，可允许医生在不撤出内镜的情况下切除多个病变。这与透明帽技术的每次切除后均需撤出内镜不同。这些步骤可根据需要反复进行，直到病灶被完全切除并送病理检验。在撤出内镜之前应检查切除部位有无活动性出血或穿孔。整个操作流程可见图 30-3。

四、术后管理

- EMR 可以在门诊进行，患者镇静状态恢复后即可出院。
- 患者应使用抑酸药物，以促进手术引起的溃疡处的正常鳞状上皮愈合。这种溃疡会在接下来的几周中愈合。

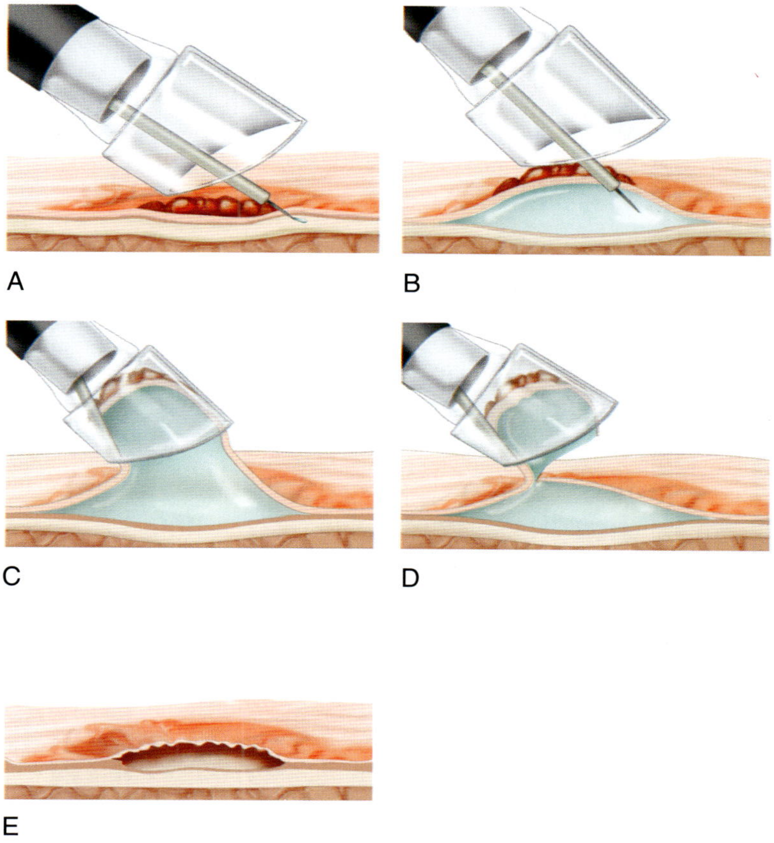

图 30-2

- 应指导患者手术当天进流食，之后逐渐进软食，以后再恢复常规饮食。
- 在术后 6 个月必须对患者行内镜随访检查，以确认异常黏膜是否完全切除以及可能的复发情况。

五、操作要点和注意事项

- 虽然有多种 EMR 技术可供治疗重度非典型增生 Barrett 食管选择，但目前对于哪一种技术最好并无定论。因此现在的选择往往取决于术者的喜好和设备的情况。
- 该手术过程的并发症包括食管穿孔、出血和狭窄形成。这些并发症都可以通过内镜处理。
- EMR 的成功取决于是否完整切除异常黏膜。如果没有完整切除，非典型增生可能会继续恶化形成癌变。因此患者的常规内镜随访是至关重要的。后续随访时间长度尚未确定。
- EMR 是诊断和治疗的过程。如果 EMR 不能完成治疗，通过切取的组织可为进一步的治疗方案提供所需的信息。
- EMR 也可与激光烧灼或光动力疗法相结合，以提高异常黏膜的完全切除和根治的概率。

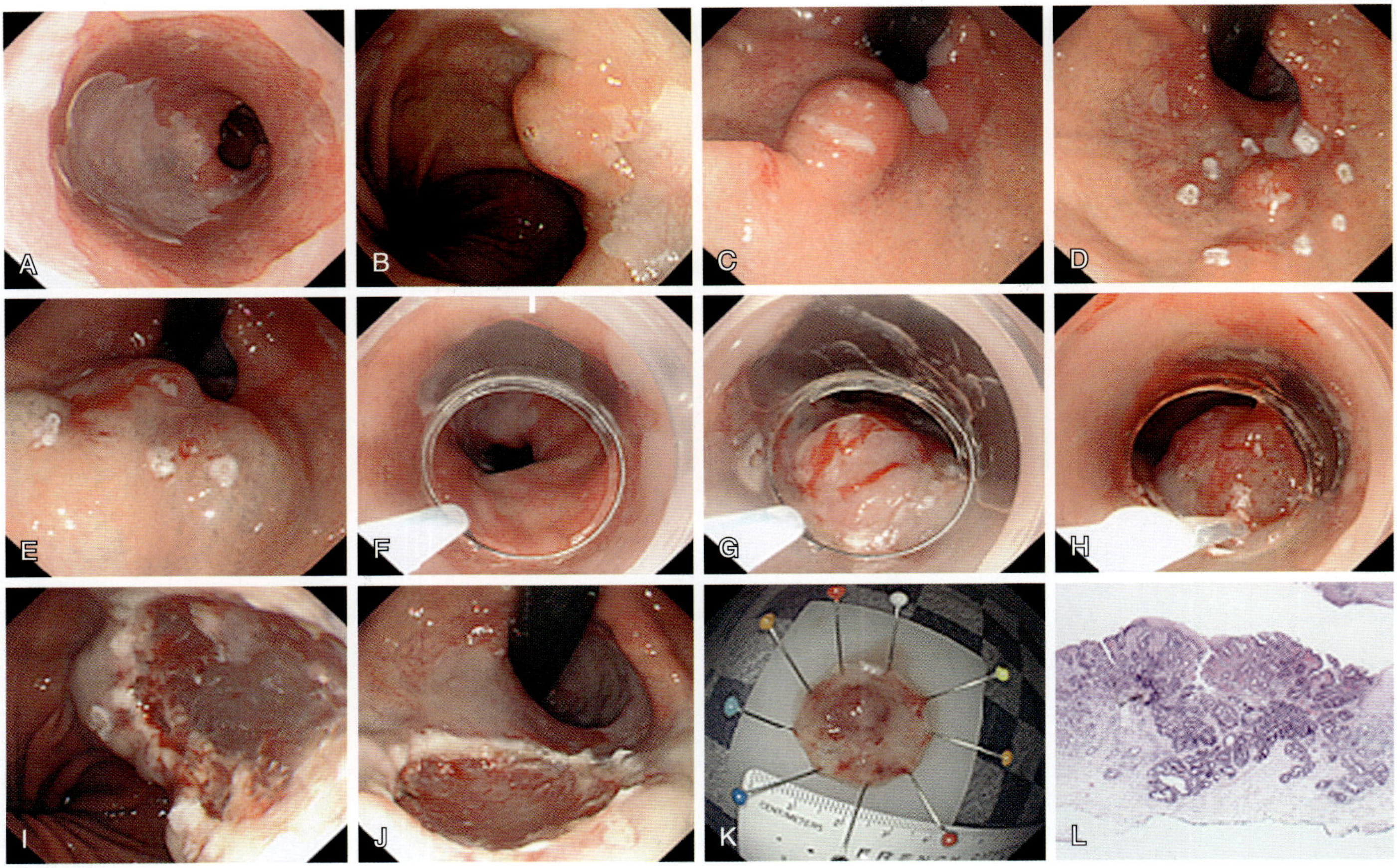

图 30-3
（Reproduced with permission from: www.Barrett.nl . Copyright © Amsterdam Esophageal Research Foundation.）

推荐阅读

Ahmadi A, Draganov P. Endoscopic mucosal resection in the upper gastrointestinal tract. World J Gastroenterol 2008; 14（13）: 1984-1989.

ASGE Technology Committee, Kantsevoy SV, Adler DG, et al. Endoscopic mucosal resection and endoscopic submucosal dissection. Gastrointest Endosc 2008; 68 （1）: 11-18.

Chen L, Crawford J. The gastrointestinal tract. In Kumar V, ed. Robbins and Cotran: Pathologic Basis of Disease, 7th ed. Philadelphia: Saunders; 2005.

Inoue H. Endoscopic mucosal resection for entire gastrointestinal mucosal cancers. In Tytgat G, ed. Practice of Therapeutic Endoscopy, 2nd ed. Philadelphia: WB Saunders; 2000: 117-125.

Maish M. Esophagus. In Townsend CM Jr, ed. Sabiston Textbook of Surgery: The Biological Basis of Modern Surgical Practice, 18th ed. Philadelphia: Saunders; 2007.

Ⅳ

食管良性病变

第 31 章

腹腔镜肌层切开和胃底折叠术治疗贲门失弛缓症

Virginia R. Litle，Thomas J. Watson 著

游　宾　译

一、外科解剖

◆ 全面掌握上消化道解剖和生理，对实施食管良性疾病手术非常重要。

◆ 图 31-1 展示了与贲门失弛缓症外科治疗有关的重要解剖结构。

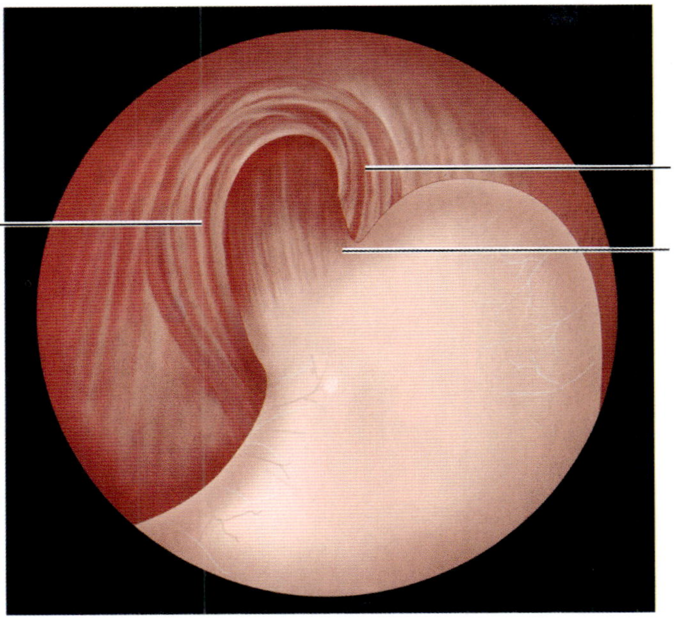

图 31-1

二、术前准备

- ◆ 贲门失弛缓症是一种食管运动功能失调。其病因是位于 Auerbach 肠肌神经丛中的神经节细胞被破坏，造成食管下括约肌（LES）松弛障碍。食管体部蠕动消失是贲门失弛缓的继发表现。本病的典型症状是进行性的吞咽困难，无论进食固体还是液体食物。
- ◆ 食管钡餐造影检查的典型表现是：远端 2/3 的食管平滑肌蠕动消失，同时 LES 呈现典型的“鸟嘴样”狭窄。胃镜检查有助于排除肿瘤造成的假性贲门失弛缓。食管测压检查显示 LES 舒张障碍和食管体部蠕动消失，即可确诊。
- ◆ 术前 2 ~ 3 天应进清流食。
- ◆ 患者手术时应置于仰卧位，双臂外展，双下肢置于腿架上。
- ◆ 全麻诱导，单腔气管插管，进行纤维食管镜检查，评估上消化道准备是否充分。如果准备不充分，术者应重新安排手术日程。实施肌层切开和胃底折叠术的过程中，内镜可以始终放置于胃内。

三、手术步骤

1. 切口

- ◆ 患者平卧位，术者站在患者的右侧，助手站在左侧。
- ◆ 在前腹壁做 5 个操作孔，与腹腔镜 Nissen 胃底折叠术的入路相似。右上腹做一个 10mm 孔，4 个 5mm 孔分别位于双侧肋缘下、左上腹和右侧腹壁（图 31-2）。
- ◆ 从左上腹操作孔进入一根 5mm 的 30° 腹腔镜。

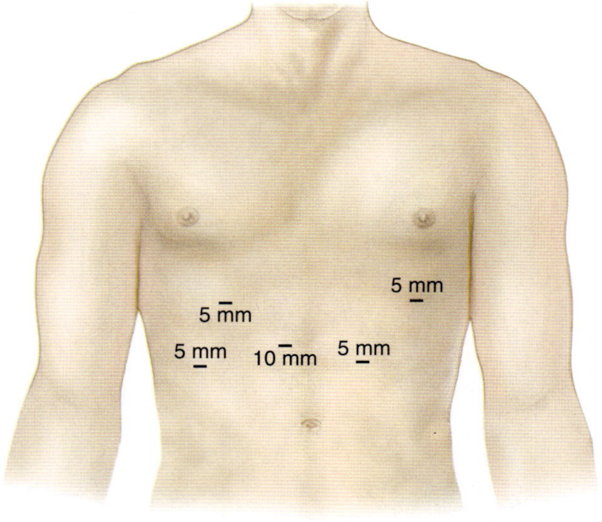

图 31-2

2. 游离

- 用 Diamond-Flex 牵开器向上牵开肝左叶。这种牵开器有自动固定系统，可以固定于手术台左侧。将手术床置于最大程度的头高位，解剖从切断肝胃韧带开始，显露双侧膈脚。环周解剖食管裂孔，在迷走神经后干的后方打开一些空间，为下一步胃底通过创造条件。超声刀切断胃短血管，为肌层切开后进行部分胃底折叠做准备。
- 提起胃食管连接部（GEJ）前方的脂肪组织，从左向右、从远端向近端游离，同时注意保护迷走神经前干。
- 通过观察食管纵形肌层和胃浆膜层移行部，辨认 GEJ。
- 将左、右膈肌脚用 0 号不吸收缝线间断缝合，从食管后方重新闭合裂孔。
- 用直型胆道造影穿刺针将稀释的肾上腺素溶液（1：20 000）注射到 GEJ 上方的食管肌层下（图 31-3A）。用超声刀（图 31-3B）或腹腔镜剪刀进行食管肌层切开术。食管前壁肌层切开应尽可能向近端延伸（通常可达 GEJ 上方 6 ~ 8cm 处）。使用内镜“花生米”钝性游离，完成食管前壁 180° 的肌层切开（图 31-3C）。肌层切开应延伸至胃贲门下 2 ~ 4cm（图 31-4）。
- 再次胃镜检查，评估肌层切开是否彻底，同时检查有无黏膜破损。
- 进行部分胃底折叠术（Toupet 术）。将胃底环绕食管后方，用 2/0 涤纶编织线行 3 针间断缝合。头端的一针要包含食管肌层、胃底和右侧膈肌脚，另 2 针包含胃底和食管肌层。同样的，左侧 3 针缝合左侧膈肌脚、胃底和食管肌层（图 31-5）。

3. 关闭切口

- 肌层切开后，胃管可能导致黏膜穿孔，因此不要放置鼻胃管。
- 腹腔镜切口用可吸收缝线常规缝合。

四、术后管理

- 术后第 1 天行食管钡剂造影检查。只要无食管瘘或梗阻，开始进清流食。
- 术后第 1 ~ 2 天出院，给予针剂镇痛药物，使用二甲硅油减少胃胀气。

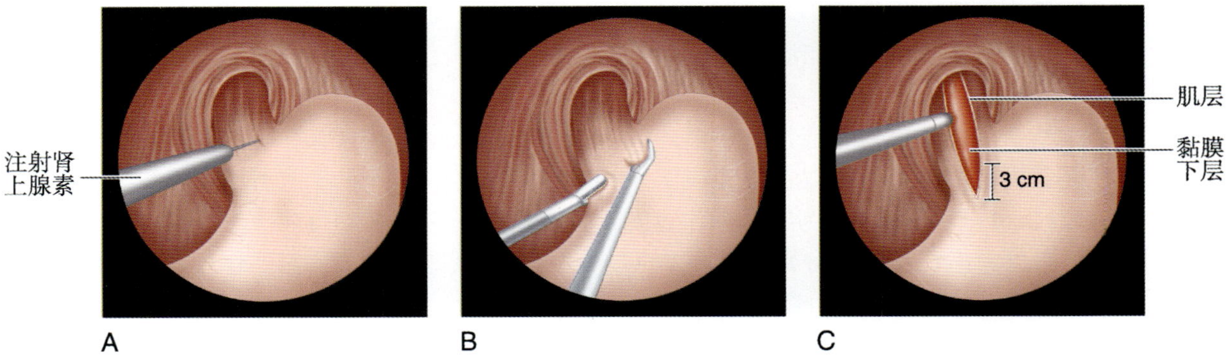

图 31-3

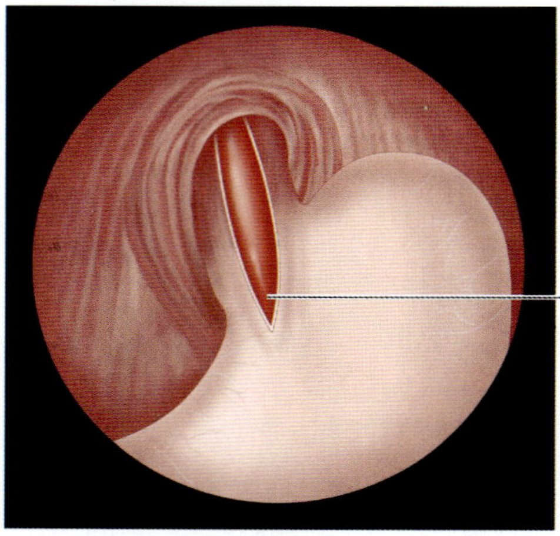

图 31-4

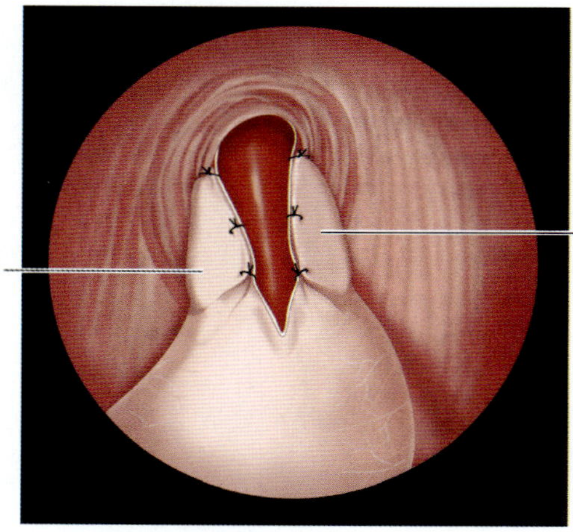

图 31-5

五、操作要点和注意事项

- 相对较长的贲门侧肌层切开（2 ～ 3cm）能够减少术后吞咽困难症状和“复发性”贲门失弛缓的出现。游离食管前壁的脂肪组织可以精确地辨认 GEJ，并使至少 2cm 长的贲门肌层切开得以完成。
- 术者应精于术中内镜检查或拥有一名内镜专家，便于及时发现食管黏膜破损并加以修补。一旦发现黏膜破损，通常可以在腹腔镜下修补，有时需要中转开腹手术。尽量减少缝合修补黏膜的针数（1 ～ 2 针），因为缝合操作容易扩大黏膜损伤。如果黏膜穿孔发生在肌层切开的过程中，可以考虑行前壁部分胃底折叠术（Dor 手术），既能起到抗反流的作用，又能强化黏膜穿孔修补，减少潜在的术后食管瘘。
- Dor 或 Toupet 部分胃底折叠术抗反流，应常规作为腹腔镜贲门肌层切开的附加手术；选择何种术式，可视术者偏好。360° 的 Nissen 胃底折叠术不适用于食管蠕动丧失的病例。

◆ 围手术死亡率接近 0%。腹腔镜改良 Heller 肌层切开和部分胃底折叠术的患者长期满意度超过 90%。

推荐阅读

Donahue PE, Horgan S, Liu KJ-M, et al. Floppy Dor fundoplication after esophagocardiomyotomy for achalasia . Surgery. 2002; 132: 716-723.

Hunter JG, Trus TL, Branum GD, et al. Laparoscopic Heller myotomy and fundoplication for achalasia. Ann Surg, 1997; 225: 655-666.

Richards WO, Torquati A, Holzman MD, et al. Heller myotomy versus Heller myotomy with Dor fundoplication for achalasia: A prospective randomized double-blind clinical trial. Ann Surg, 2004; 240: 405-415.

Litle VR. Laparoscopic Heller myotomy for achalasia: A review of the controversies. Ann Thorac Surg, 2008; 85: S743-746.

Luketich JD, Fernando HC, Christie NA, et al. Outcomes after minimally invasive esophagomyotomy . Ann Thor Surg, 2001; 72: 1909-1913.

Lyass S, Thoman D, Steiner JP, et al. Current status of an antirefl ux procedure in laparoscopic Heller myotomy . Surg Endosc, 2003; 17: 554-558.

Patti MG, Molena D, Fisichella PM, et al. Laparoscopic Heller myotomy and Dor fundoplication for achalasia . Arch Surg, 2001; 136: 870-877.

Pellegrini C, Wetter LA, Patti M, et al. Thoracoscopic esophagomytomy: Initial experience with a new approach for the treatment of achalasia. Ann Surg, 1992; 216: 291 - 296.

Richards WO, Torquati A, Holzman MD, et al. Heller myotomy versus Heller myotomy with Dor fundoplication for achalasia: A prospective randomized double-blind clinical trial. Ann Surg, 2004; 240: 405-415.

Shimi S, Nathanson LK, Cuschieri A. Laparoscopic cardiomyotomy for achalasia . J R Coll Surg Edinb, 1991; 36: 152-154.

Wills VL, Hunt DR. Functional outcome after Heller myotomy and fundoplication for achalasia. J Gastrointest Surg, 2001; 5: 408-413.

Wright AS, Williams CW, Pellegrini CA, et al. Long-term outcomes confi rm the superior effi cacy of extended Heller myotomy with Toupet fundoplication for achalasia. Surg Endosc, 2007; 21: 713-718.

第 32 章

经胸抗反流手术

John Scott Roth，Joseph B. Zwischenberger 著

游 宾 译

一、外科解剖

在抗反流手术中，必须熟悉以下重要解剖结构：食管下括约肌（LES）、胃食管连接（GEJ）、食管裂孔、膈神经和迷走神经。

适应证

- ◆ 胃食管反流性疾病（GERD）是表现为食管胃连接处功能紊乱的一组疾病，与食管下括约肌机制缺陷相关，美国约有 250 万 GERD 患者。
- ◆ GERD 在病理性肥胖者中高发，这是因为食管裂孔疝和腹内压上升在这一人群中常见，导致 LES 上移而胃食管压力梯度加大。
- ◆ GERD 的典型症状有烧心、反流、胸痛、反酸和偶发吞咽困难；不典型症状有慢性咳嗽、声音嘶哑、哮喘加重、喉炎、反复发作的肺部感染和口腔黏膜损害；慢性胃酸反流还可导致食管炎、食管狭窄、Barrett 食管和食管癌。这些表现已有详尽文献记载。
- ◆ 抗反流手术的适应证包括难治性 GERD、需终生服用抑酸药物者、药物治疗出现不良反应者以及出现 GERD 并发症者。Barrett 食管是抗反流手术的一个适应证。一些研究证实，手术后食管黏膜的上皮化生发生逆转。
  - ▲ 据报道，Barrett 食管在 GERD 患者中的发生率超过 10%，且增加了食管腺癌的发生率。
  - ▲ 超过 20% 的 Barrett 食管被证实存在肠上皮化生；经过抗反流手术后，50% ～ 60% 病例原有的低度非典型增生发生逆转。

二、术前准备

- 对所有病例应进行有针对性的病史采集和体格检查。
- 应进行食管功能测定。通过动力学检查对食管体部的蠕动功能作出评估，有益于选择胃底折叠术的术式，排除伴随的原发性食管运动障碍，并明确 LES 的功能情况。
- 24 小时食管 pH 测定试验用于评价胃酸反流的程度。在内镜下发现反流的客观依据者，无需进行 24 小时食管 pH 测定。
- 对食管、胃、十二指肠进行内镜检查（EGD）用于评价黏膜改变，了解有无食管裂孔疝，除外其他的病理状况，如食管狭窄、Barrett 食管、Cameron 溃疡或者恶性肿瘤。
- 钡餐检查可提供解剖学信息，与其他术前检查获得的资料相关联。
- 肥胖的 GERD 患者可考虑减肥手术，因为病理性肥胖患者接受 Roux-en-Y 胃旁路手术后，常能获得体重下降和胃食管反流好转的双重效果。
- 通过药物治疗，90% 的食管炎好转；但是潜在的病因没有改变，停药后易致复发。抑酸药物对碱性反流性食管黏膜损害无效。

三、手术步骤

Nissen 胃底折叠术

- Nissen 胃底折叠术适用于大多数病例。虽然食管运动不良被认为是 Nissen 手术的相对禁忌证，但是多数病例还是可以接受较松弛的 Nissen 胃底折叠术。
- 双腔气管插管，右侧单肺通气。
- 置患者于右侧卧位。
- 经左侧第 7 肋间行不切断肌肉切口进胸。
- 离断下肺韧带并切开纵隔胸膜，显露食管。纵隔胸膜切开至膈水平。游离食管环周，Penrose 引流管环套食管，用以在游离过程中牵拉食管并防止损伤迷走神经。食管游离应达到下肺静脉水平。游离长度视接下来的操作需要而定。
- 确认食管裂孔、左右膈肌脚和膈食管膜。切开膈食管膜，食管裂孔及膈肌脚应扩大至方便进入腹膜腔，同时仔细保护左侧膈神经。
- 牵拉胃进入左侧胸腔，离断近端胃短血管，使胃底游离。
- 切除食管胃周围脂肪组织。
- 无张力的 360° 胃底折叠术应环绕从食管远端至食管胃连接处的整段结构（图 32-1A）。胃底折叠长度应为 1.5 ～ 2.5cm，折叠后内径应能通过大号食管探条（54 ～ 60F）。间断缝合食管和胃底 3 针，完成胃底折叠（图 32-1B）。折叠完成后应足够松弛，在食管内置入探条时，食管与环绕其周围的胃底间能轻易通过一个手指。
- 将胃和成形后的胃底还纳腹腔。
- 以丝线在食管后方间断缝合膈肌脚，关闭裂孔缺损（图 32-1C）。

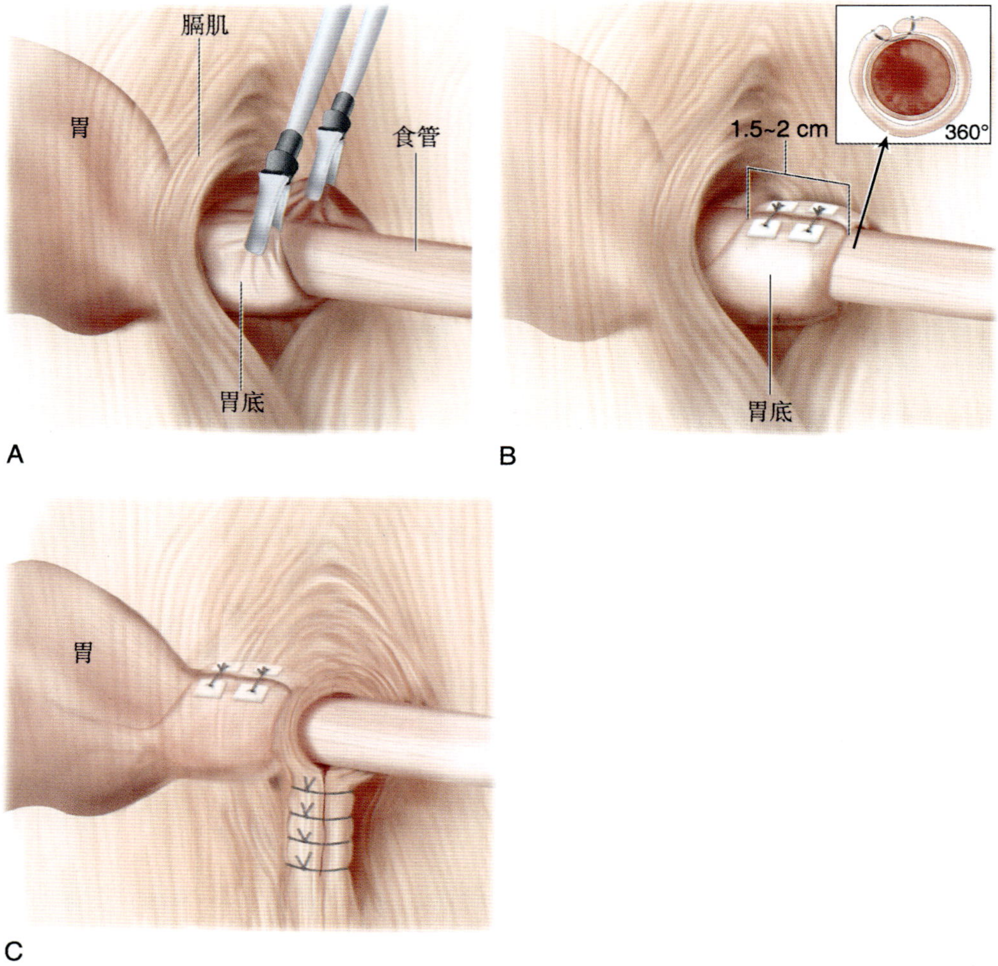

图 32-1

Collis-Nissen 胃底折叠术

- Collis-Nissen 胃底折叠术是 Nissen 手术的改良，增加了食管延长步骤，用于食管短缩的病例，后者通常是由慢性食管炎及其并发的食管壁纤维化导致。
- Collis 胃成形术可以经由不同入路完成，包括 Nissen 手术的经左胸入路、上腹入路或者第 31 章中涉及的腹腔镜手术。目的是在小弯侧建立一段管状胃，以增加食管长度，使胃底折叠术能够在腹腔完成。
- 经左侧肋下缘切口进腹，切断左肝三角韧带，显露食管裂孔。在食管胃连接处上方用 Penrose 引流管环套食管，然后游离食管后方确认膈肌脚。沿食管前壁或在食管裂孔内谨慎解剖。
- 切断最上方的胃短血管和胃后壁与胰腺前壁间的胃胰皱襞，使胃底游离。切开肝胃韧带，小心保护迷走神经。有时会遇到变异的左肝动脉或副左肝动脉，应予保护。
- 用一根 48F 食管探条通过食管胃连接部，并小心沿胃小弯导入（图 32-2A）。
- 用直线切割缝合器，平行于探条，经贲门左侧切开，在食管胃连接部下方建立长约 5cm 的管状胃，作为延伸的人造食管（图 32-2B）。也可以选择直线缝合而不切割，以最大限度地减少消化道瘘的风险，但是获得的食管延长较少。注意保护胃底。

◆ 这段额外延长出来的食管，用以进行 360° 无张力环绕折叠，并可以保持食管胃连接部在腹腔内（图 32-2C）。

Toupet 胃底折叠术

◆ Toupet 胃底折叠术的显露与 Nissen 胃底折叠术相同。其方式是采用后壁 270° 胃底折叠，而食管前壁的 90° 范围游离在外（图 32-3）。
◆ Toupet 胃底折叠术适用于食管运动受损的病例。然而，术后吞咽困难的发生率并不低于 Nissen 胃底折叠术。

Belsey Mark Ⅳ手术

◆ 与 Nissen 手术不同，Belsey Mark Ⅳ手术是 270° 环周折叠（图 32-4）。
◆ 手术经左侧第 6 肋间后外侧切口进胸。
◆ 游离食管从主动脉弓至裂孔水平，双层缝合，使胃底重叠包绕食管下段周径的 2/3，长度为食管胃连接部上方大约 4cm。

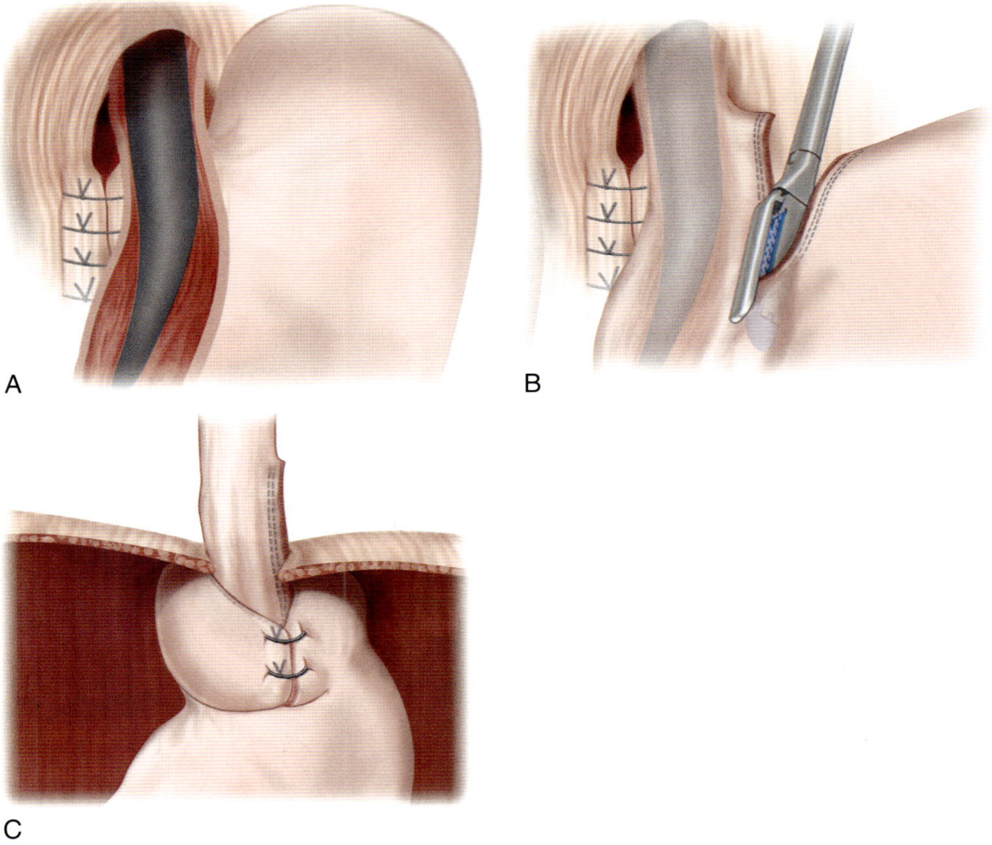

图 32-2

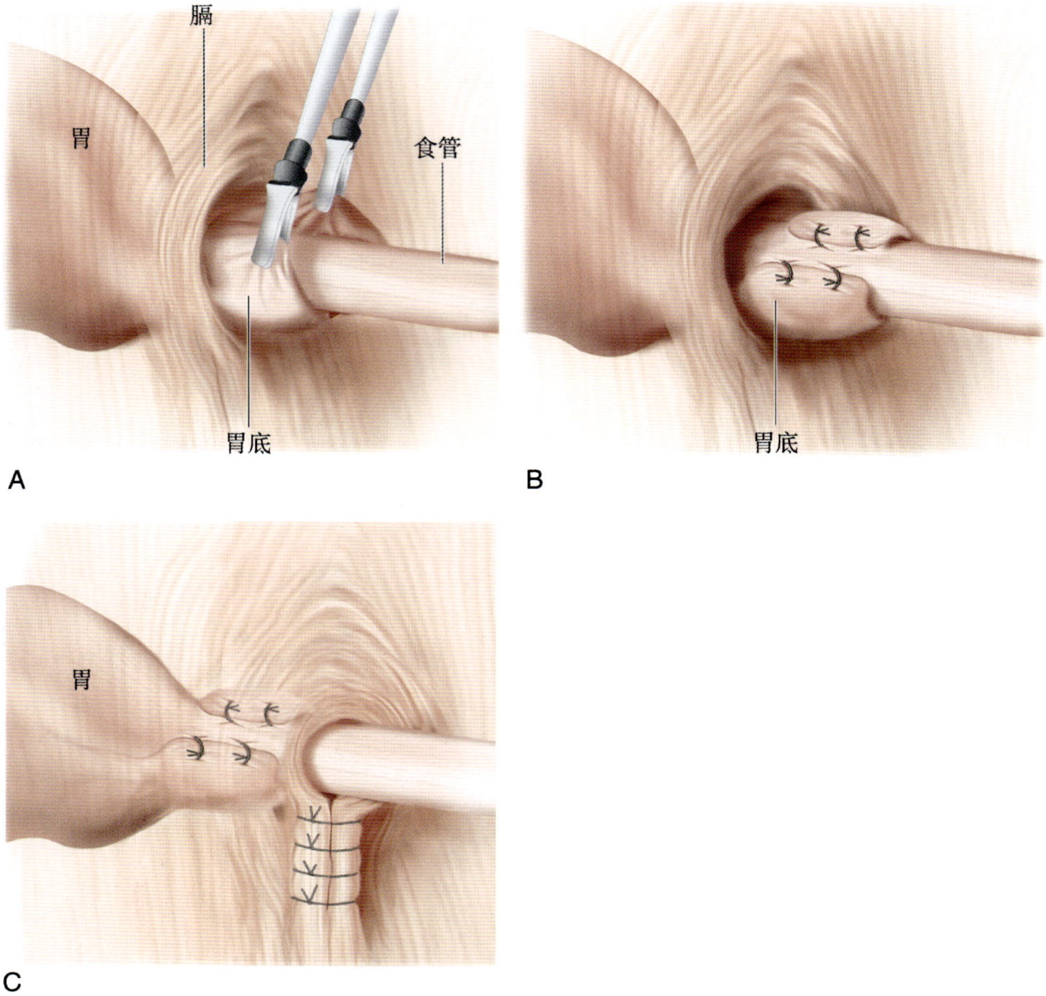

图 32-3

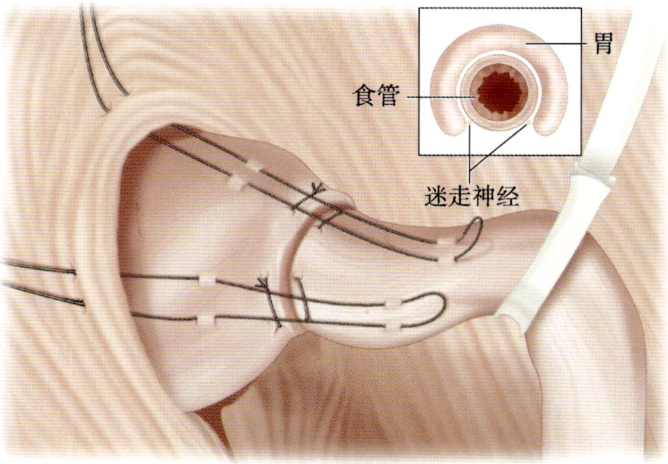

图 32-4

- 第 1 排为 3 针褥式缝合，将胃和食管重叠；第 2 排将膈肌腱部一同缝合，使成形处固定于腹腔。
- Belsey Mark Ⅳ手术是治疗肥胖手术后顽固性 GERD 的优选术式。因为开胸手术游离食管胃连接部，可以避免先前腹部手术粘连造成的困难。

四、术后管理

- 少数患者术后可出现一过性吞咽困难，但通常迅速缓解。持续的吞咽困难见于不足 5% 的病例。
- 应警惕术后恶心、呕吐、干呕，避免胃底折叠处撕脱。
- 抗反流手术后应避免饮用碳酸饮料、使用吸管、嚼口香糖等，以免吞咽气体导致胃胀。
- 术后 1 周应进流食，并逐步改为半流食，而后软食。严格地遵从饮食指导，可以最大限度地减少早期吞咽困难的出现。
- 严格饮食限制被认为可以避免裂孔关闭处哆开。
- 症状与体征提示食管瘘或折叠处撕裂的患者，应行水溶性造影剂或钡剂食管造影。食管瘘需要立即再次手术。胃底折叠处撕脱或胃疝入胸腔也需要再次手术。如早期确诊，应该立即手术。如发现较迟，除非患者病情所必须，应该推迟至手术后 6 ～ 12 周行二次手术治疗。
- 术后长期有效率超过 95%，其中大部分病例无需长期服用抑酸药物。
- 持续性吞咽困难发生率为 5% ～ 7%。饮食宣教，包括细嚼慢咽、吃小块食物等，可以减轻吞咽困难的主诉。
- 硬膜外镇痛并留置硬膜外导管持续给药有助于控制术后疼痛。
- 术后用药，如果可行，应给予液态药物或研碎服用。术后常需继续应用抑酸药物 2 ～ 4 周，以消除食管炎。无需长期服用抑酸药物。

五、操作要点和注意事项

- 经过合理的病例选择，主流的抗反流手术的预后通常较好。
- 充分的食管游离需要确保至少包含 3cm 腹段食管。
- 食管短缩者必须采用 Collis 胃成形术。
- Nissen 胃底折叠术应该用胃底。使用胃体或胃窦进行折叠成形会导致胃成角，造成吞咽困难、反流或两者兼有。
- 松弛的胃底折叠可以最大限度地减少术后吞咽困难发生。使用大号食管探条，并做到无张力胃底折叠可以将术后吞咽困难症状控制到最低。
- 技术因素是抗反流手术失败的最常见原因，如未认清解剖关系和不恰当的病例选择。切除疝囊，完整的环周游离食管及食管胃连接部，可使裂孔疝复发的可能性降到最小。未能彻底离断食管胃连接部后方与膈肌间的韧带，是食管裂孔疝复发的一个常见原因。
- Barrett 食管的改善与受累食管长度密切相关，且为负相关；在 GERD 得到控制后，其改善呈时间依赖性。

推荐阅读

Chen LQ, Ferraro P, Martin J, Duranceau AC. Antireflux surgery for Barrett's esophagus: Comparative results of the Nissen and Collis-Nissen operations. Dis Esophagus, 2005; 18: 320-328.

Chen RH, Lautz D, Gilbert RJ, Bueno R. Antirefl ux operation for gastroesophageal refl ux after Roux-en-Y gastric bypass for obesity. Ann Thorac Surg, 2005; 80: 1938-1940.

Gurski RR, Peters JH, Hagen JA, et al. Barrett's esophagus can and does regress after antirefl ux surgery: A study of prevalence and predictive features. J Am Coll Surg, 2003; 196: 706-713.

Legare JF, Henteleff HJ, Casson AG. Results of Collis gastroplasty and selective fundoplication, using a left horacoabdominal approach for failed antireflux surgery. Eur J Cardiothor Surg, 2002; 21: 534-540.

Krasna MJ. Surgical therapy for gastroesophageal reflux disease. In Shields TW, Locicero J, Ponn RB, Rusch VW, eds. General Thoracic Surgery, 6th ed. Philadelphia: Lippincott Williams & Wilkins; 2005: 2173-2185.

Smith CD: Antireflux surgery. Surg Clin North Am, 2008; 88: 943-958.

第33章

腹腔镜 Collis 胃成形术和胃底折叠术

John Scott Roth 著

游 宾 译

一、外科解剖

- 全面了解食管和胃的解剖对于胃底折叠及其他上消化道手术非常重要。
- 图 33-1 展示了成功进行腹腔镜 Collis 胃成形术和胃底折叠术所必须掌握的重要解剖结构。

二、术前准备

- 胃食管反流性疾病（GERD）是最常见的胃肠道功能紊乱之一，发病率接近 40%。然而，多数 GERD 患者仅有轻度烧心和反流症状，其中少数病例会发生反流引起的并发症，包括食管炎、食管狭窄、Barrett 食管、食管裂孔疝和食管短缩。真正的食管短缩是由 GERD 相关的慢性炎症造成。
- GERD 患者的术前评估包括内镜、24 小时食管 pH 监测、食管测压、钡餐检查。以下各点提示食管短缩的存在：可见直径大于 5cm 的食管裂孔疝，Ⅲ型食管裂孔疝，Barrett 食管，误食腐蚀性物品的病史，结节病，硬皮病或克罗恩病。
- 食管反流性疾病外科治疗的适应证包括：(1) 出现反流引起的并发症者，如食管狭窄、Barrett 食管、Cameron 溃疡和贫血；(2) 药物治疗难治性患者；(3) 药物治疗控制好，但患者愿望是避免长期服药。单纯的食管裂孔疝并不都是手术修补的适应证。食管裂孔疝相关的 GERD 症状或梗阻表现应接受手术修补。然而，对无症状的食管旁疝进行手术修补，其价值仍有很大争议。
- 对食管短缩的病例，Collis 胃成形术是胃底折叠术必须的附加手术。在大多数患者，无需延长食管，就能充分游离以完成胃底折叠术。术前预测患者是否需要 Collis 胃成形术非常困难。内镜发现食管胃连接部位于膈肌水平或以下，或其他影像学检查能有效地除外食管短缩的情况。

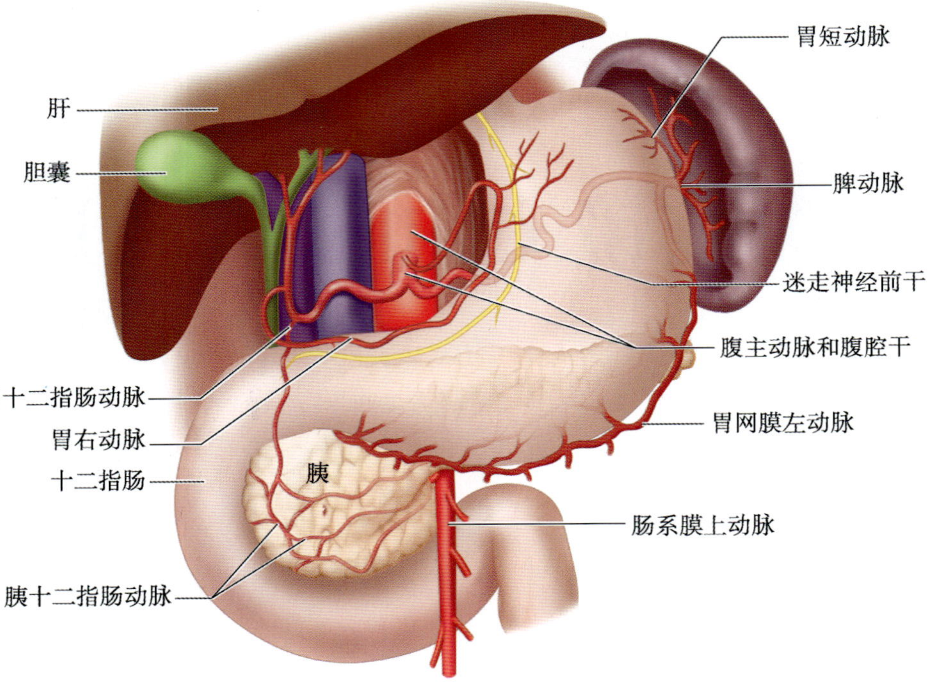

图 33-1

然而，混合型食管裂孔疝的存在，并不能可靠地预测食管短缩。实际上，大多数巨大混合型食管裂孔疝病例可以无需食管延长而施行胃底折叠术，但对食管短缩的忽视，可能造成裂孔疝早期复发。

三、手术步骤

- 患者置于分腿手术台或低膀胱截石位，便于术者站立于患者两腿之间。患者上肢置于身体两侧，便于助手站立和灵活放置肝叶牵开器。
- 按疾病防控中心推荐，用氯己定消毒液做皮肤清洁。消毒范围从乳头连线至腹股沟韧带，双侧延伸到腋后线。
- 使用气腹针或 Hasson 技术进入腹膜腔。第 1 个切口在剑突下约 15cm 中线处。假如这个点选在脐处，后期可能会限制术者解剖至纵隔，妨碍食管的充分游离。另外的操作孔为牵引和暴露，包括几个 5mm 孔，分别位于右侧锁骨中线、剑突下和左侧腋前线。在左侧锁骨中线处设置一个 12mm 操作孔，用于进入切割缝合器（图 33-2）。
- 肝叶牵开器放置于剑突下孔，用于向前牵开肝左叶并显露食管裂孔。
- 轻柔的牵拉可以使裂孔缺损内的组织还纳腹腔。左侧的操作孔用于保持对胃的牵引。
- 沿胃大弯侧开始游离，保持距胃壁大约 1cm，离断胃短血管。解剖范围从胃的近侧 1/3 处延伸至左侧膈脚水平。胃后壁与后腹膜之间的结缔组织也应切断。
- 沿左侧膈脚的内侧缘切开疝囊。使用钝性分离，至疝囊以上平面，还纳疝囊至腹腔。在疝囊

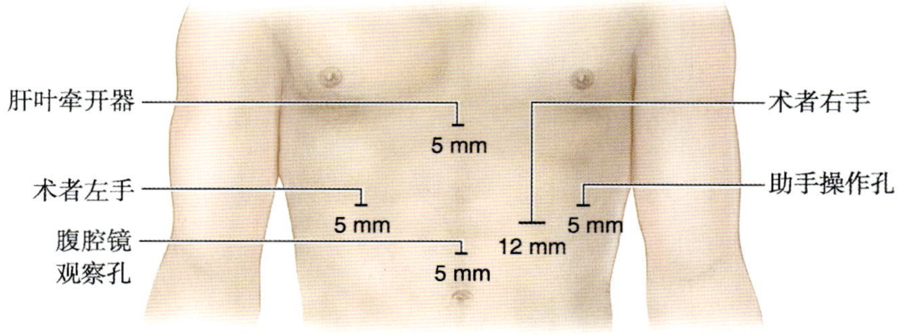

图 33-2

上方的纵隔内确认食管。在一些病例中，使用食管探条有助于确认食管。

◆ 经无血管区切开肝胃韧带，并向上延伸至膈食管韧带。解剖肝胃韧带过程中，应小心辨认左肝动脉。小心切开食管前方的腹膜和疝囊，避免损伤深面的迷走神经前干。疝囊和食管前脂肪组织得以完全从纵隔中还纳腹腔。

◆ 用 Penrose 引流管套住食管，便于向前牵拉食管。仔细切开食管后方与膈肌间的疏松组织，辨认并保护迷走神经后干，后者贴附于食管壁左侧。

◆ 至此，食管环周完全游离并进入纵隔。应确保最低限度有 2.5 ～ 3cm 长的食管位于腹腔。如果食管胃连接部在无张力的情况下，不能保持在膈下方一定距离，就需要做 Collis 胃成形术，以防术后胃上移进入纵隔。

◆ 楔形 Collis 胃成形术使用的是内镜用直线切割缝合器。经口放入 48 ～ 52F 食管探条并导入胃。在胃底拟建立新的食管胃连接处做标记，靠近探条所在位置。标准位置在 His 角下方 3 ～ 5cm 处。缝合器经左侧锁骨中线操作孔进入，尽可能地向探条倾斜。缝合器沿胃大弯侧放置，使钉砧正对胃底标记处。通常需要 2 ～ 3 个缝合器。倾斜缝合器，使钉砧平行于探条，前后钉合线相互垂直，击发完成胃底楔形切除。这样就形成了一段 3 ～ 5cm 长的“新食管”（图 33-3）。

◆ 完成 Collis 胃成形术后，胃切缘用注入亚甲蓝的方法和术中胃镜检查有无渗漏。此时较完成胃底折叠术后更容易发现切缘瘘。

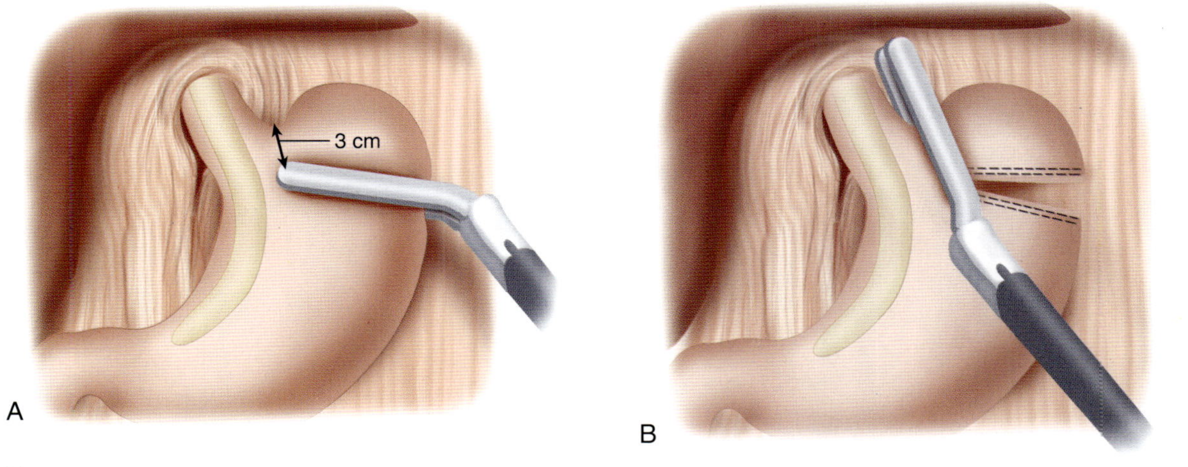

图 33-3

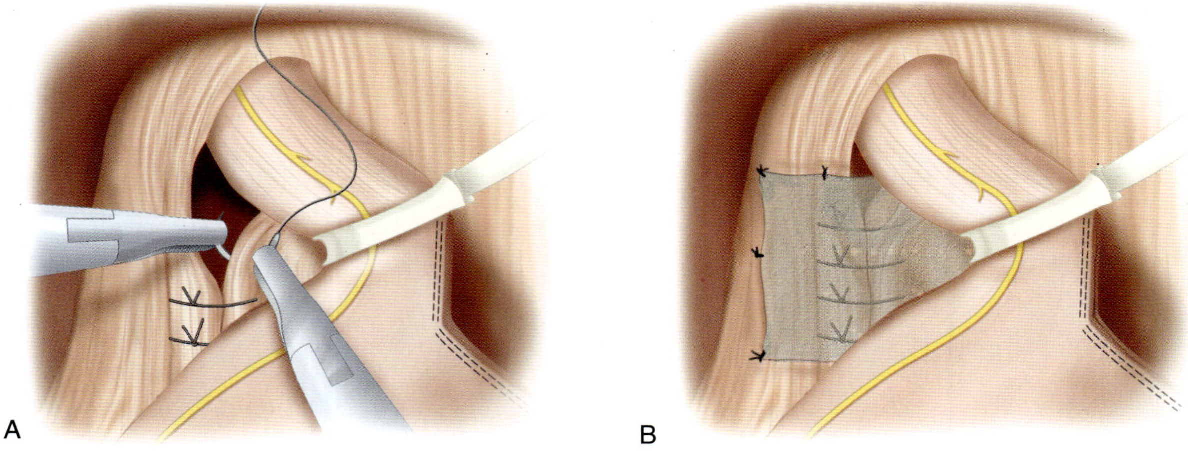

图 33-4

◆ 在食管后方关闭裂孔，将食管前移并进一步增加腹段食管长度。用网状生物补片加强膈肌脚，可以减少疝复发的风险。用 4cm × 6cm 的补片，缝合至膈脚，强化膈修补（图 33-4）。

◆ 环绕新建食管行 360° 胃底折叠，以防术后反流。胃底后壁大弯侧穿过食管后间隙。用“擦鞋”样的动作，轻柔牵拉食管两侧的胃底，使食管后胃底贴近前方胃底，构成完整的环套状（图 33-5）。

◆ 探条穿过食管胃连接处进入胃，引导完成胃底折叠缝合。将前方胃底固定于后方胃底，第一针应将邻近的食管肌层一起缝合。对于食管短缩更明显的病例，可能难以折叠固定于原有食管壁，可将头端一针缝合于“新食管”的浆膜层。通常 3 针缝合就能够形成 2.5cm 长的胃底折叠。胃底折叠应足够松弛，确认探条位于食管内时，折叠部分与食管间能够放置一个器械。当折叠处存在张力时，提示术者应修正手术过程，防止术后出现吞咽困难（图 33-6）。

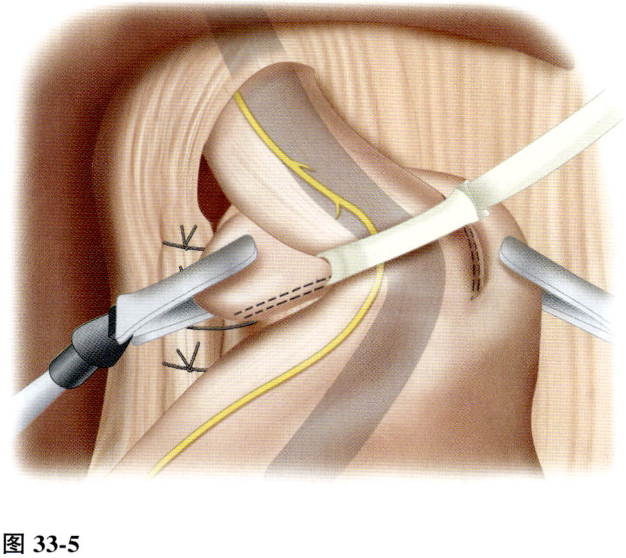

图 33-5

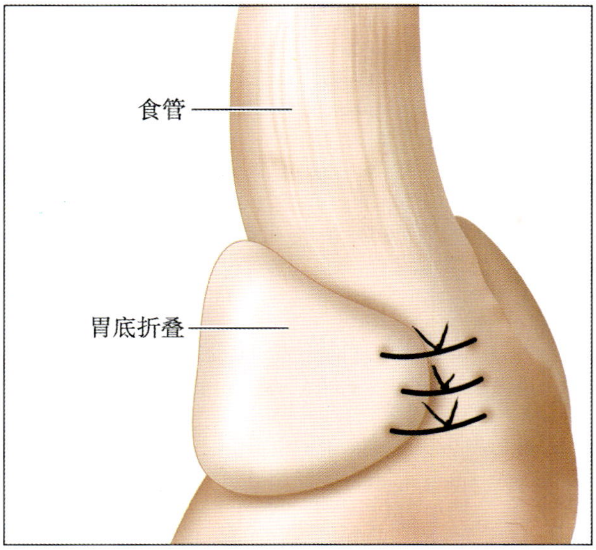

图 33-6

◆ 仔细检查腹腔，然后撤出腹腔镜，移去套管。仅 12mm 操作孔需要缝合筋膜。

四、术后管理

◆ 麻醉清醒后，送患者返回病房，当晚禁食水。无需放置鼻胃管。术后第 1 天行食管造影，如无消化道瘘，可以开始进流食。
◆ 术后饮食应注意防止吞咽气体和减轻吞咽困难。告知患者进食和活动中应避免吞咽气体。
◆ 患者通常在术后第 2 天出院，进流食或半流食。

五、操作要点和注意事项

◆ 靠近肋缘放置套管能显著增加手术的操作性。腔镜及操作孔置于腹部低位时，会限制食管充分游离。通常情况下不必使用加长的腹腔镜手术器械，但对部分病例可能有帮助。
◆ 腹段食管长度的评估有难度。应该避免牵拉胃食管，以免过高估计腹段食管长度。气腹可造成膈肌上移，导致进一步高估食管长度。反之，在食管后方关闭膈脚，可使食管前移，同时延长食管 0.5 ～ 1cm。
◆ 仔细检查有无食管胃损伤或瘘，可以通过鼻胃管灌注亚甲蓝，以及术中胃镜检查。

推荐阅读

Chen LQ, Ferraro P, Martin J, Duranceau AC. Antirefl ux surgery for Barrett’s esophagus: Comparative results of the Nissen and Collis-Nissen operations. Dis Esophagus, 2005; 18: 320-328.

Collis JL. An operation for hiatus hernia with short esophagus. Thorax, 1957; 12: 181-188.

Hoang CD, Koh PS, Maddaus MA. Short esophagus and esophageal stricture. Surg Clin North Am, 2005; 85: 433-451.

Horvath KD, Swanstrom LL, Jobe BA. The short esophagus: Pathophysiology, incidence, presentation, and treatment in the era of laparoscopic antireflux surgery. Ann Surg, 2000; 232: 630-640.

Houghton SG, Deschamps C, Cassivi SD, et al. Combined transabdominal gastroplasty and fundoplication for shortened esophagus: Impact on reflux-related and overall quality of life. Ann Thorac Surg, 2008; 85: 1947-1953.

McLean TR, Haller CC, Lowry S. The need for flexibility in the operative management of type III paraesophageal hernias. Am J Surg, 2006; 192: e32 - e36.

Pearson FG, Cooper JD, Patterson GA, et al. Gastroplasty and fundoplication for complex reflux problems. Ann Surg, 1987; 206: 473-478.

Stylopoulos N, Gazelle GS, Rattner DW. Paraesophageal hernias: Operation or observation? Ann Surg, 2002; 236: 492-501.

Terry ML, Vernon A, Hunter JG. Stapled-wedge Collis gastroplasty for the shortened esophagus. Am J Surg, 2004; 188: 195-199.

Youssef YK, Shekar N, Lutfi R, et al. Long-term evaluation of patient satisfaction and reflux symptoms after laparoscopic fundoplication with Collis gastroplasty. Surg Endosc, 2006; 20: 1702 - 1705.

第 34 章

胃食管反流的内镜治疗

Jonathan P. Pearl，Jeffrey L. Ponsky 著

游 宾 译

在美国有超过 1000 万人罹患胃食管反流性疾病（GERD）。大多数持续使用口服抑酸药物，如 H_2 受体拮抗剂和质子泵抑制剂（PPIs）。部分病例适宜接受抗反流手术治疗。目前，对症状典型的病例，如胃灼热和反酸者，通常采用腹腔镜抗反流手术治疗。然而，GERD 的内镜治疗也在开展，各种可行的方法不断改进，未来可能成为抗反流治疗的首选。

2000 年 4 月，美国食品药品管理局（FDA）同时批准了用于 GERD 治疗的内镜下缝合装置和射频导管技术。正如其后出现的填充剂一样，人们对这些新方法的最初热情，使其过早地进入临床应用，甚至其有效性和安全性还未经确认。累积的资料显示，填充剂因其副作用已退出市场，而缝合装置也终不能持久。更令人费解的是：本来有资料支持射频导管应用的合理性，但其制造商宣告破产，从此这种导管再也买不到了。

最近另外两种内镜器械正在推广：NDO 折叠器（NDO Surgical Inc, Mansfield, MA）和 EsophyX（EndoGastric Solutions Inc, Redmond, WA），均模拟腹腔镜抗反流手术。二者的原理相似，通过全层缝合重建胃皱褶。远期效果还有待观察，但这些器械至少给饱受 GERD 困扰的人们提供了一种内镜治疗的新途径。

一、外科解剖

- 胃食管反流的首要屏障是食管下括约肌（LES）。LES 的独特之处在于：它是一个生理功能单位，而并非一个明确的解剖结构。LES 位于食管胃连接部上方，在食管测压时表现为一段高压区。此外，食管和胃贲门之间形成的锐角，称为 His 角，可能也是反流的一个屏障。
- 几个因素共同构成了 LES 的高压带。解剖学定义的 LES 位于腹腔内。腹腔内的正压和胸腔内的负压作用于食管，有助于形成 LES 的压力梯度。膈脚的压缩对形成 LES 起了部分作用。而最终，食管壁肌肉对食管远端压力的形成起到决定作用。食管远端的肌肉通常情况下处于收缩状态。吞咽时括约肌松弛，使液体和固体食物进入胃内，而后恢复到正常收缩状态。典型的 GERD 患者，LES 相对松弛，伴有与吞咽无关的、短暂的开放。
- 多数 GERD 病例同时患有食管裂孔疝。最常见的是滑动型食管裂孔疝，当食管胃连接部移行

进入胸腔时，胃底仍然在腹腔内。膈食管韧带是腹横筋膜的延续，当胃贲门上移进入胸腔，它也随之延伸，形成疝囊（图 34-1）。LES 受胸腔负压影响，His 角也被破坏。因此，LES 功能受损，导致胃内容物反流进入远端食管。

二、术前准备

- 所有抗反流手术的目标都是重建一个屏障，阻止胃、十二指肠内容物反流进入下段食管。腹腔镜抗反流手术的原则包括：切除疝囊和消除裂孔疝；充分解剖纵隔，游离足够长的腹段食管；游离胃底并完成一小段松弛的胃底折叠。内镜下抗反流手术治疗 GERD，无法进行解剖游离，因此腔内手术的适应证应严格掌握。
- 一般来说，只有食管裂孔疝较小（< 3cm）且 LES 静息压非严重降低（> 5mmHg）的病例，才适合内镜下抗反流手术。术前应排除 Barrett 食管黏膜化生的病例。患者应能耐受清醒镇静。最后，还应告知患者内窥镜治疗 GERD 的成功经验有限。
- 对这一术式的适应证存在争议：最适合内镜下抗反流手术的病例，恰恰是那些不太需要手术治疗者——食管裂孔疝小，抑酸药物可以很好的控制症状。就现有状况来说，其适应证很有限；积累到更多证据后，腔内治疗的适应证或许可以得到推广。

三、手术步骤

- 在此仅讨论以下 3 种术式的手术细节：Stretta 射频导管技术、NDO 折叠器和 EsophyX 腔内胃

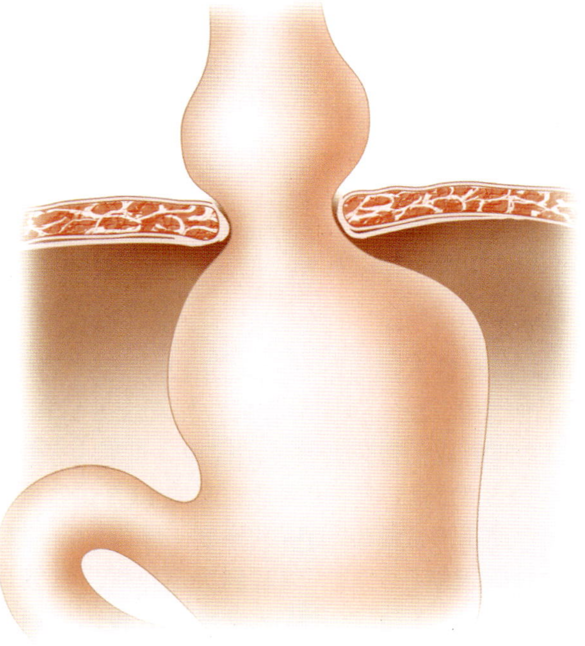

图 34-1

底折叠术。黏膜 - 黏膜内镜下缝合器尚无长期疗效的报告，且在临床应用前，其装置需要简化。

1. Stretta

- Stretta 导管由一根顶端可弯曲的软管、球囊装置和 4 根放射状排列的镍钛合金电极组成（图 34-2）。由发射器产生温控的射频能量，经电极输送到食管胃连接部。电极上的热感应器随时监测组织内的温度和阻抗。冷的无菌水持续灌注，保持局部温度低于 50℃，以免组织损伤。
- 胃镜精确定位于鳞—柱状上皮交界处（齿状线）。然后放置导丝入胃，并撤出胃镜。沿导丝置入 Stretta 导管并定位于齿状线上方 1cm 处。将球囊充气至 2.5psi（1psi=6894.7573 Pa），用拇指控制继续充气，将电极展开进入组织。设定目标温度为 85℃，给各个电极输送射频能量。之后将导管旋转 45°，重复上述步骤。将导管向齿状线推进 5mm，重复上述的操作。将导管前进送入胃内。气囊充入 25ml 盐水并后撤，直至在食管胃连接处遇到阻力，然后在该处进行射频治疗。
- Stretta 射频治疗有两种可能的作用机制。射频能量可能会增加 LES 的紧张度，并减少无规律的短暂开放。一项空白对照研究显示：Stretta 射频治疗显著改善 GERD 患者的生活质量，并明显降低服用抑酸药物者的比例。与此相反，Stretta 射频治疗并未减少远端食管内的胃酸暴露。

2. NDO 折叠器

- NDO 折叠器通过连续全层缝合在胃内形成一个皱襞。器械外径 15mm，内有一个通道可进入

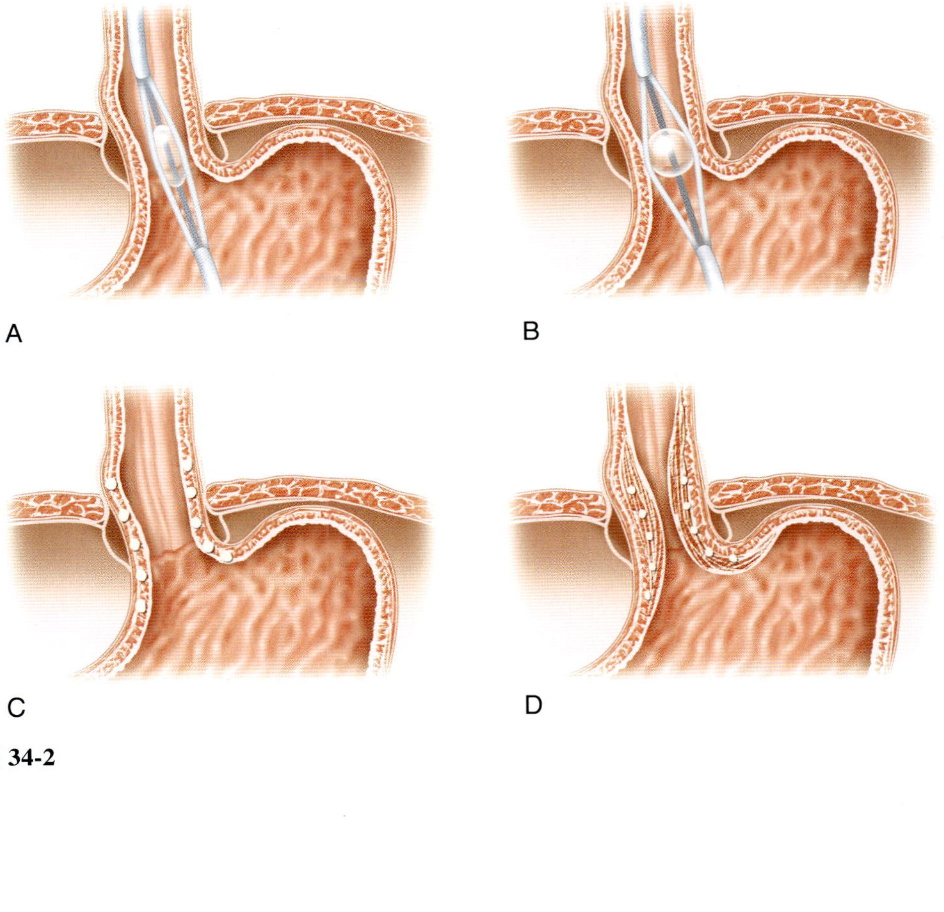

图 34-2

＜ 6mm 的胃镜。首先进行内镜检查。放置一根 Savary 导丝进入胃腔，沿导丝导入 NDO 折叠器。翻转后对准贲门。通过细胃镜观察术野，故需要两名操作者。选取距食管胃连接处 1cm 的区域，以折叠器的抓持装置提起胃壁组织。将组织牵入折叠器的入口，进行轮状缝合。缝线由聚丙烯线和聚四氟乙烯垫片组成。缝合完毕，释放并撤出器械。局部就形成了全层的浆膜 - 浆膜胃皱襞。

◆ 一项空白对照试验显示：NDO 显著改善 GERD 患者的症状，明显减少了对 PPI 药物的依赖，并缓解了远端食管的胃酸暴露。器械使用安全，已发表的研究结果中未见严重并发症。长期随访资料尚缺乏，但腔内全层折叠术有效地模拟了腹腔镜胃底折叠术。

3. EsophyX

◆ EsophyX 装置使用全层缝合进行腔内胃底折叠术（ELF），并通过 T 形固定器保障操作安全性。器械和普通胃镜一起进入胃腔。向胃充气使之膨胀，器械上有一个关节用于将器械的各脚并排固定于胃壁。抓持装置伸出，提起部分胃底组织，并向关节处牵拉。胃底组织处于器械相对的各个脚之间，收紧各脚。在 T 形固定器的保护下以聚丙烯缝线缝合。多重缝合形成 3 ～ 5cm 长的 270° 黏膜瓣。

◆ 在欧洲和美国进行的研究显示：EsophyX 术后近期效果和安全性均较好。

四、术后管理

◆ 这些术式尚未成熟，因此术后处理也未能标准化。一般而言，GERD 的腔内治疗属于门诊手术，在清醒镇静下完成。术前给予患者单次剂量的抗生素。术后继续服用 PPI 药物 1 周，之后停药。通常服用对乙酰氨基酚就足以控制疼痛，但少数病例需要短期使用麻醉药品。多数内镜医师建议术后 1 ～ 3 天进流食，其后逐步恢复至普通膳食。

◆ 术后 2 ～ 4 周门诊复查，评价疗效。多数临床试验显示：腔内 GERD 治疗后，50% 的病例完全停用 PPI 药物，另有 30% 能够减量。而腔内治疗无效者，仍然可以考虑接受腹腔镜抗反流手术。

五、操作要点和注意事项

◆ 病例选择对腔内治疗 GERD 的预后起决定性作用。最佳适应证为食管裂孔疝小、有足够的 LES 压力而症状典型患者。不按照上述适应证严格进行病例筛选，可能会导致有效率降低。

◆ 内镜下抗反流手术的操作技术需要专门的内镜训练。在开展该手术之前，操作者应在实验室熟悉各种相关设备。

结论

◆ 腔内治疗有望成为部分 GERD 病例的首选，其适应证为食管裂孔疝小而 LES 有一定功能的病例。但是，GERD 的腔内治疗尚未成熟。许多技术显示出较好的前景，尤其是那些采用了胃底全层腔内折叠的技术，但仍缺乏有说服力的数据。在这些技术推广应用之前，需要进行严密随访的临床试验。

- 腔内 GERD 治疗并非预示腹腔镜抗反流手术的终结。对于合并较大的食管裂孔疝或 LES 压力下降明显的病例，外科手术仍然是最佳选择。此外，目前的内镜治疗如果被证实效果不佳，不排除将来会产生新的手术方式。应该说，腔内手术将成为治疗选择性 GERD 患者的另一种方式。

推荐阅读

Corley DA, Katz P, Wo JM, et al. Improvement of gastroesophageal reflux symptoms after radiofrequency energy: A randomized, shamcontrolled trial. Gastroenterology, 2003; 125: 668-676.

Pearl JP, Marks JM. Endolumenal therapies for gastroesophageal reflux disease: Are they dead? Surg Endosc, 2007; 21: 1 - 4.

Pleskow D, Rothstein R, Kozarek R, et al. Endoscopic full-thickness plication for the treatment of GERD: Long-term multicenter results. Surg Endosc, 2007; 21: 439-444.

Rothstein R, Filipi C, Caca K, et al. Endoscopic full-thickness plication for the treatment of gastroesophageal reflux disease: A randomized, sham-controlled trial. Gastroenterology, 2006; 131: 704-712.

Torquati A, Richards WO. Endoluminal GERD treatments: Critical appraisal of current literature with evidence-based medicine instruments. Surg Endosc, 2007; 21: 697-706.

Wolfsen HC, Richards WO. The Stretta procedure for the treatment of GERD: A registry of 558 patients. J Laparoendosc Adv Surg Tech, A2002; 12: 395-402.

第35章

食管良性肿瘤切除术

Priya Gaiha , James E. Lynch，Joseph B. Zwischenberger 著

游　宾　译

一、外科解剖

◆ 在施行食管手术前全面掌握食管的解剖非常重要（图 35-1A ～ C）。

◆ 适应证

▲食管良性肿瘤种类繁多。大多数起源于固有肌层，通常被覆黏膜。绝大多数食管良性肿瘤生长缓慢，无症状而未被发现。经常在内镜或放射学检查时，或抗反流手术中偶然发现。体积大或位置特殊的肿瘤可有症状，其中90% 位于食管中段和远端 1/3。对这些肿瘤可以采取活检、保守治疗，某些病例需要手术切除。在已发现的食管良性肿瘤中，需要手术切除的大约占 5%。

◆ 肿瘤的分类有助于选择最佳手术入路。

▲ 平滑肌瘤最常见，占食管良性肿瘤近 2/3。大多数位于食管下 1/3，通常位于食管壁内。直径小于 5cm 的平滑肌瘤很少引起症状。吞咽困难和隐痛是最常见的症状。

● 钡餐检查时，平滑肌瘤的特征性表现是平滑的新月形充盈缺损，表面黏膜光滑完整（图 35-2)。

●所有病例均应行食管镜检查。其特征性表现为黏膜下隆起，但无狭窄，通常在内镜下可移动。

●推荐治疗方法是：有症状或超过 5cm 的平滑肌瘤应予手术切除；无症状或瘤体小于 5cm 者，建议定期钡餐观察。

▲食管腔内息肉是第二常见的食管良性肿瘤，男性发病多于女性，男女比例为 3 ∶ 1。由于管腔内息肉和纤维上皮息肉、纤维瘤、纤维脂肪瘤、带蒂脂肪瘤在组织学表现上相类似，现在统称为纤维血管性息肉。其常发生于食管上段，且多与环咽肌功能相关。最常见的症状是吞咽困难和反酸。

●钡餐检查的特征性表现为：管腔内光滑的腊肠形肿物。钡餐和食管镜均为诊断所必需。不建议行组织活检，因为此类息肉血运丰富。

●小于 4cm 的肿瘤，可以定期钡餐检查，动态观察。大于 4cm 的肿瘤，不能内镜下切除者，建议手术切除，如电视辅助胸腔镜（VATS）或开胸手术。

▲鳞状细胞乳头状瘤也是食管良性肿瘤之一。其多为孤立性，最常发生于食管远端 1/3 的后壁。内镜下可见疣状、息肉样团块，质地较硬。

▲表 35-1 罗列了已发现的食管良性肿瘤。

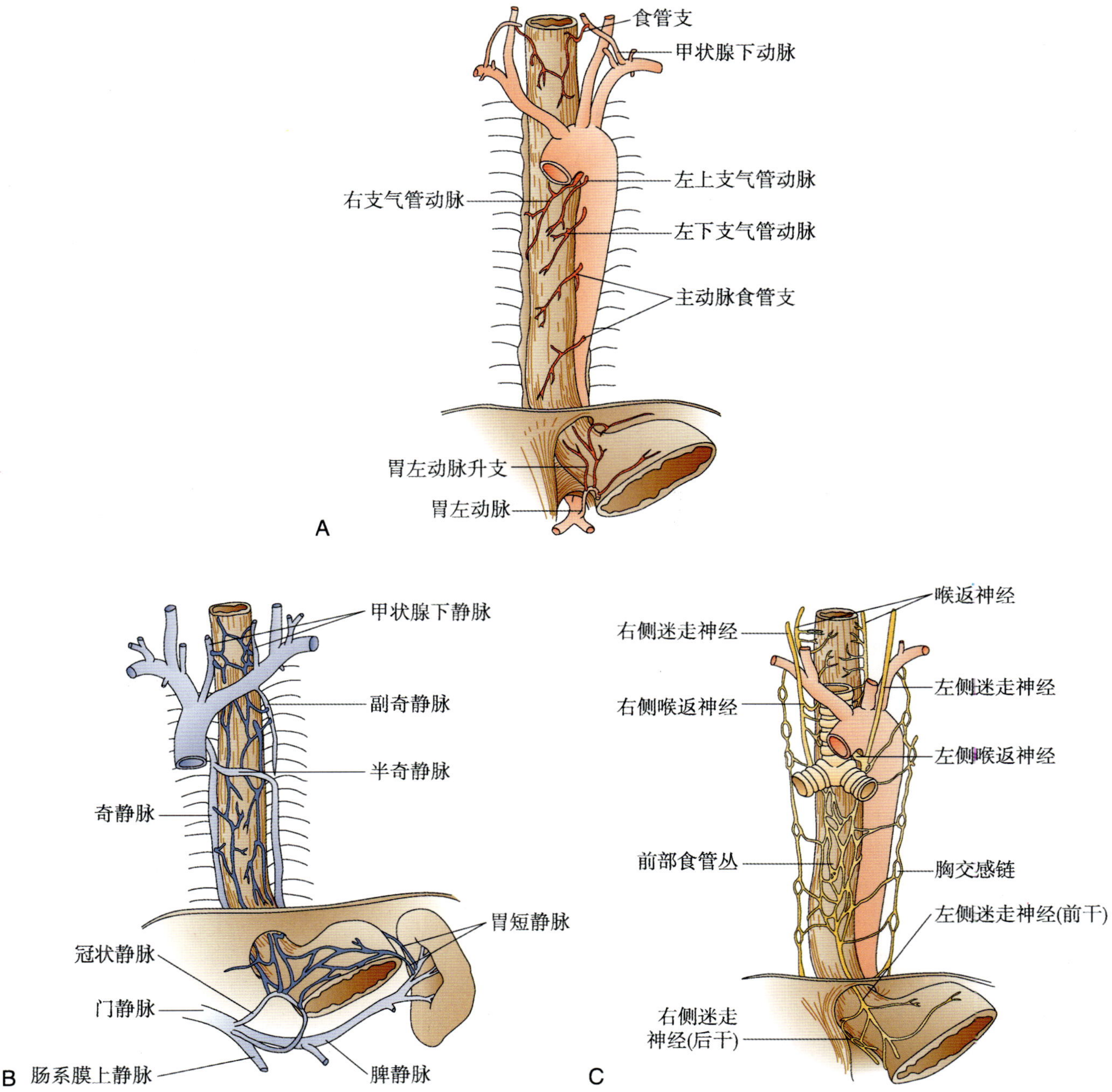

图 35-1
（Adapted from Hagen JA, DeMeester TR. Anatomy of the esophagus. In Shields TW, LoCicero J III, Ponn RB, eds. General Thoracic Surgery, 5th ed, vol 2. Philadelphia: Lippincott Williams & Wilkins; 2000:1599.）

二、术前准备

- ◆ 食管肿瘤的常见主诉有胸痛、吞咽困难、吞咽痛、反酸、出血和呼吸道受累表现。少见症状有胸部压迫感、食欲减退和体重下降。
- ◆ 确诊需要进行一系列检查。

▲钡餐检查。

▲内镜检查。

▲CT 检查有助于判断肿瘤位置和大小。

▲超声内镜检查（EUS）。

▲以下特征具备 3 点以上者，提示恶性可能：

●肿瘤直径超过 3cm。

●肿瘤呈结节状。

●溃疡形成，深度超过 5mm。

●不均匀回声。

●存在无回声区。

◆ 当内镜及放射影像检查均符合良性肿瘤诊断时，不建议组织活检，原因如下：

▲增加了黏膜穿破和炎症的风险，使其后的手术切除复杂化。

▲存在血管团大出血的可能性。

◆ 手术适应证

▲存在症状。

▲需手术切除除外恶性。

▲有出现症状或恶变可能时，虽无症状也应考虑手术干预。

◆ 非手术适应证

▲恶变可能性极小。

▲生长缓慢的平滑肌瘤。

▲显示良性临床过程者。

◆ 手术禁忌证：

▲心肺功能储备不足的患者。

▲合并其他疾病，不能耐受全麻者。

◆ 既往的手术史并非手术禁忌证；视粘连程度，可考虑施行对侧 VATS 手术。

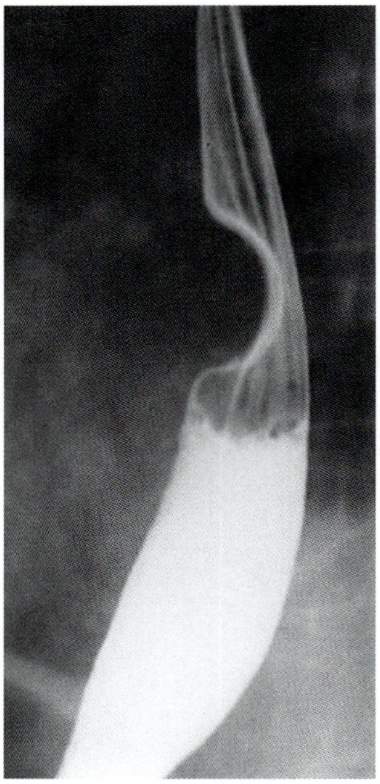

图 35-2
（From Zwischenberger JB, Savage C, Bhutani MS. Esophagus. In Townsend CM Jr, Beauchamp RD, Evers RM, et al, eds. Sabiston Textbook of Surgery, 17th ed. Philadelphia: Saunders; 2004:1116.）

表35-1 食管良性肿瘤
平滑肌瘤
纤维血管性息肉
鳞状细胞乳头状瘤
颗粒细胞瘤
血管瘤
先天性食管囊肿
支气管源性囊肿
炎性纤维样息肉（嗜酸性肉芽肿）
淋巴管瘤
脂肪瘤
神经纤维瘤

三、手术步骤

1. 内镜下切除

◆ 肿瘤圈套术

▲肿瘤小于 2cm：使用标准的息肉切除圈套器切除。

▲肿瘤大于 2cm：向瘤体内注射肾上腺素（1∶10 000）并圈套器切除。

◆ 如怀疑早期再出血，可于 4 小时后再次内镜检查。

◆ 6 个月后复查内镜，此后每年随访。

◆ 完全缓解

▲内镜及 EUS 检查确定无任何食管黏膜下病损。

▲手术部位遗留组织增厚表现，并通过活检证实为瘢痕形成。

2. 胸腔镜下切除

◆ 双腔气管插管，并支气管镜定位。

◆ 手术切除后可考虑在近端食管进行内镜检查，确认黏膜完好。

◆ 定位

▲中段食管肿瘤倾向于经右侧胸腔镜入路。

▲下段食管肿瘤倾向于经左侧胸腔镜入路。

▲如经某侧胸腔手术明显有利，可选择该侧。

◆ 操作孔选取

▲操作孔位置取决于病灶定位，并使各操作孔之间构成三角形。例如，病灶位于食管中段水平，操作孔位置应如图 35-3 所示。

●5mm 孔位于腋后线第 8 或第 9 肋间。

●10mm 孔位于腋前线第 4 肋间。

●5mm 孔位于肩胛下角后方。

◆ 切断下肺韧带，游离食管。

◆ 用食管镜或探条协助肿瘤定位。

◆ 切开食管表面的纵隔胸膜。

◆ 用腔镜切开缝合器切断奇静脉弓，帮助显露（图 35-4）。

◆ 必要时，环周游离食管，套 Penrose 引流管以备牵引。

◆ 切开肿瘤所在处食管肌层，保护迷走神经干（图 35-5A）。

◆ 沿肿瘤和黏膜固有肌层、黏膜下层之间解剖。

◆ 抓持或缝线悬吊，牵引瘤体（图 35-5B、C）。

◆ 超声刀锐性切开，结合“花生米”钝性分离，摘除肿瘤（图 35-5D）。

◆ 横向缝合食管肌层（图 35-5E）。

◆ 将肿瘤装入标本袋，取出。

▲内镜检查黏膜下层是否完好。

▲将食管置于水下，向食管腔内充气，检查有无外漏。如果发现小的食管瘘，立即修补。修复

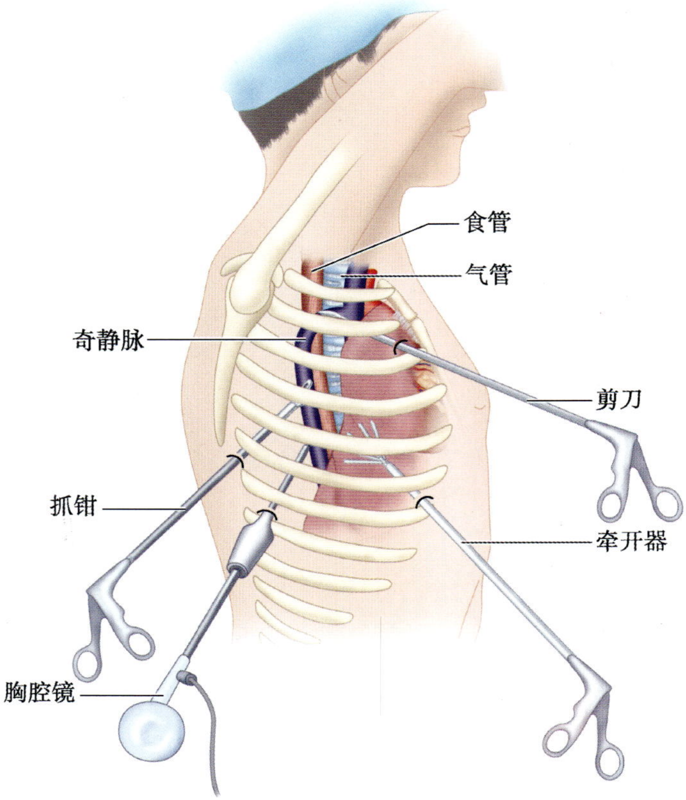

图 35-3

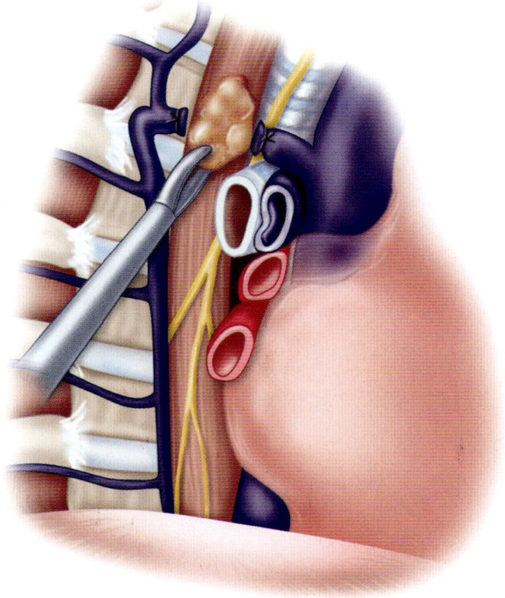

图 35-4

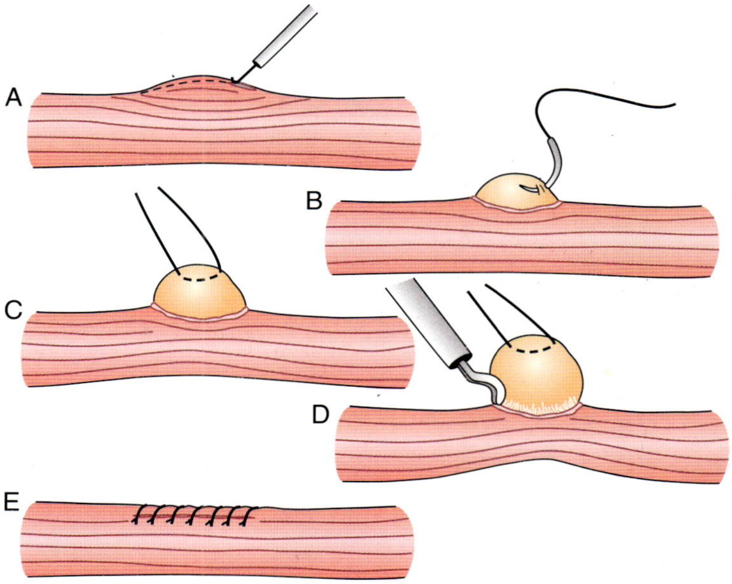

图 35-5

（Adapted from Lerut T. Thoracoscopic esophageal surgery. In Baue AE, Geha AS, Hammond GL, et al, eds. Glenn's Thoracic and Cardiovascular Surgery, 6th ed, vol 1. Norwalk, CT: Appleton & Lange; 1996:867. With pemission of the McGraw-Hill Companies.）

食管纵形肌层。

▲关闭操作孔，放置胸腔引流管。

3. 开胸手术

◆ 后外侧入路

▲双腔气管插管。

▲患者左侧卧位，向腹侧倾斜 45°。

▲根据肿瘤位置选择后外侧或不切断肌肉的开胸切口。

▲切开下肺韧带。

▲切开壁胸膜上至奇静脉弓水平。

▲用腔镜切开缝合器切断奇静脉弓。

▲Penrose 引流管环套食管，以备牵引。

▲从胸廓入口至膈裂孔游离食管。

▲摘除肿瘤，关闭食管肌层，如上述胸腔镜手术过程。

4. 食管切除

◆ 适应证

▲大的、环状的平滑肌瘤不能经胸腔镜或开放手术剥除者。

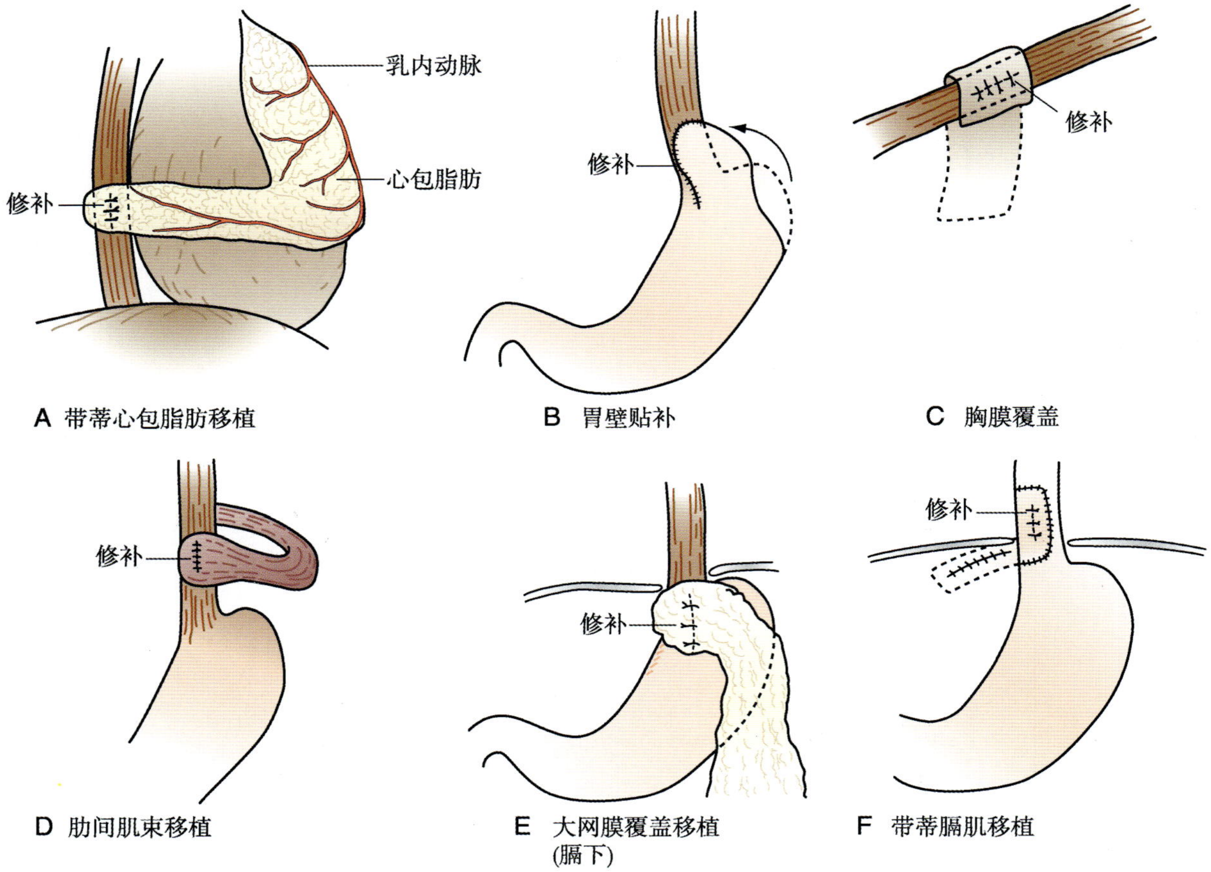

图 35-6

(Adapted from Brewer LA III, Carter R, Mulder GA, et al. Options in the management of perforations of the esophagus. Am J Surg 2986;152:62-69, with permission from Excerpta Medica Inc.)

▲食管黏膜被溃疡严重破坏或摘除术中出现难以简单修补的损伤。

▲有症状的多发平滑肌瘤，不能逐一摘除者。

▲可疑平滑肌肉瘤或经活检确诊者。

◆ 经胸或经食管裂孔的具体手术步骤见第 25 章及第 26 章。

四、术后管理

◆ 术后第 1 天拔除胸腔引流管。

◆ 术后进行钡餐检查，除外食管瘘（可选择）。

◆ 近期并发症：术后 2 ~ 4 周内发生。

▲术后食管瘘可见于肿瘤摘除术中黏膜破损，未进行完全修补。

◆ 晚期并发症：术后 4 周以后发生。

▲新出现的胃食管反流。

▲原有胃食管反流加重。

▲摘除术后发生假性憩室（关闭食管肌层非常重要）。

▲食管壁坏死。

▲食管狭窄。

◆ 术后外科并发症。

▲乳糜胸。

▲喉返神经损伤。

▲伤口感染。

五、操作要点和注意事项

◆ 对肿瘤定位、解剖和结构的认识，远比手术入路的选择重要。

◆ 切断奇静脉弓是增加中段食管显露的有益手段，必要时应该运用。

◆ 切除过程中出现黏膜撕裂无需紧张。继续完成肿瘤切除，游离食管，通过一根 46 ~ 52F 的食管探条，逐层缝合食管壁。如果缝合不满意，根据所处部位（图 35-6），还有以下几种选择可以帮助加固食管破裂修补处：(A) 带蒂的心包脂肪瓣；(B) 胃壁；(C) 胸膜；(D) 肋间肌束；(E) 带蒂大网膜；(F) 带蒂膈肌瓣。

推荐阅读

Boone J, Draaisma WA, Schipper ME, et al. Robot-assisted thoracoscopic esophagectomy for a giant upper esophageal leiomyoma . Dis Esophagus, 2008; 21: 90-93.

Giulianotti PC, Coratti A, Angelini M, et al. Robotics in general surgery: Personal experience in a large community hospital . Arch Surg, 2003; 138: 777-784.

Honkoop P, Siersema PD, Titanus HW, et al. Benign anastomotic strictures after transhiatal esophagectomy and cervical esophagogastrostomy: Risk factors and management. J Thorac Cardiovasc Surg, 1996; 111: 1141-1148.

Kent M, Awais O, Schuchert MJ, et al. Minimally invasive resection of benign esophageal tumors. J Thorac Cardiovasc Surg, 2007; 134: 176-181.

Krasna MJ, Phillips SD, Gray WC, et al. Combined thorascopic/laparoscopic staging of esophageal cancer. J Thorac Cardiovasc Surg, 1996; 111: 800-807.

Mutrie C, Donahue DM, Wain JC, et al. Esophageal leiomyoma: A 40-year experience. Ann Thorac Surg, 2005; 79: 1122-1125.

Samphire J, Naftleux P, Luketich J. Minimally invasive techniques for resection of benign esophageal tumors. Semin Thorac Cardiovasc Surg, 2003; 15: 35-43.

Temes R, Quinn P, Davis M, et al. Endoscopic resection of esophageal liposarcoma. J Thorac Cardiovasc Surg, 1998; 116: 365-367.

von Rahden BH, Stein HJ, Feussner H, et al. Enucleation of submucosal tumors of the esophagus. Surg Endosc, 2004; 18: 924-930.

Wehrmann T, Martchenko K, Nakamura M, et al. Endoscopic resection of submucosal esophageal tumors: A prospective case series. Endosc, 2004; 36: 802-807.

第 36 章

食管憩室的切除与修补术

Alexandros N. Karavas，Joe B. Putnam 著

游　宾　译

Zenker 憩室

一、外科解剖

- 食管上括约肌由环咽肌形成，后者横亘于食管后壁。食管两侧边缘主要由下咽缩肌斜行环绕，形成喉咽部。两组肌肉间的区域称为 Killian 三角。如果环咽肌异常松弛或失协调，这一薄弱区域在吞咽时就会形成憩室，常称之为 Zenker 憩室。其命名源于德国病理学家 Friedrich Albert von Zenker，他在 19 世纪首次报道了一组病例，并阐述其本质的病理生理过程。
- Zenker 憩室在食管憩室中最常见。属于假性内压性憩室，是咽食管黏膜从 Killian 三角突出形成的。常发生于食管左侧后壁。显露 Zenker 憩室可以经前入路或侧入路。无论何种术式均应注意保护喉返神经，后者沿气管食管沟走行，在甲状软骨下角和环状软骨之间进入喉。
- 吞咽困难是常见表现。口臭和夜间咳嗽也常有报道，这是由未消化的食物潴留或未完全消化的食物颗粒反流引起的。Zenker 憩室位于食管上括约肌以上，因此气管支气管误吸是一个严重并发症。钡餐可以确诊，无需更多检查。

二、术前准备

- Zenker 憩室手术切除和肌层切开的并发症率、手术死亡率均极低。因此一经发现应立即处理。憩室潜在的并发症（如误吸）风险高于手术本身。
- Zenker 憩室的病理基础是运动功能障碍和异常弛缓，因此，手术的主要步骤是肌层切开。单纯的憩室切除术后瘘的发生率较高，因而不提倡。是否手术治疗要视憩室大小而定，超过 2cm 的应该切除，2cm 以下的可以观察。可以考虑将憩室固定于无重力位置。
- 术前 2 ～ 3 天建议进清流食。术前晚应禁食水。

三、手术步骤

颈部入路

- 手术开始前 1 小时内给予抗生素，以保证术中血药浓度。给予氨苄西林加舒巴坦，直至术后 24 小时，可以有效预防感染。置患者于仰卧位。实施全麻，气管插管控制气道。肩部垫枕，左侧入路时将头部转向右侧。
- 沿胸锁乳突肌（SCM）前缘切口，上起舌骨，下至锁骨，长约 5cm。也可以选择正中横切口：置头部中立位，切口位于甲状软骨下方两横指，双侧 SCM 前缘之间。
- 切开颈阔肌。皮肤牵开器轻柔牵拉，于颈阔肌深面游离皮瓣。固定自动牵开器。将胸骨甲状肌和胸骨舌骨肌向内侧牵拉，将肩胛舌骨肌向内上方牵拉（图 36-1）。牵开器内侧部应始终保持于甲状腺浅面。避免牵开器过深，损伤喉返神经。牵开器的外侧部向外牵拉 SCM。于颈深筋膜下、颈动脉鞘前方找到甲状腺中静脉，尽可能远离其外缘解剖。用手将甲状腺和气管向内侧牵开。将颈动脉鞘和颈静脉向外侧轻柔牵开。
- 显露咽后间隙和憩室。如果肩胛舌骨肌妨碍充分暴露，可以切断。游离憩室周围组织，解剖

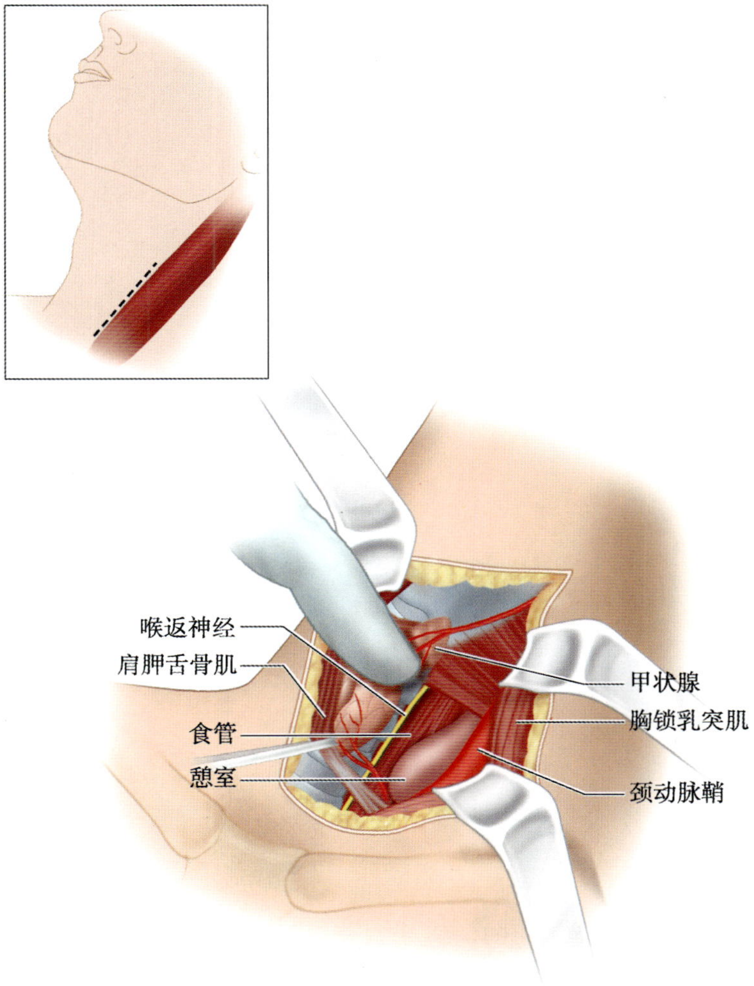

图 36-1

时注意保持紧贴食管壁。游离憩室颈部时，使肌层始终处于直视下。将憩室内容物完全排入食管腔。

- ◆ 将 36 ~ 44F 探条放入食管，从憩室所在侧（如左后外侧壁）开始进行肌层切开术。切开至少向远端延伸 3cm，向近端延伸 2cm。可以使用一把精细的直角钳沿黏膜和肌层之间推进，并引导电凝切开（图 36-2）。
- ◆ 如果憩室小于 2cm，可以无需切除。较大的憩室则应切除。用一把 Babcock 钳（肠钳）将憩室轻轻提起，以直线切割缝合器切除。应确保切除后管腔不发生狭窄，喉返神经也未被误伤。切割缝合完成后，立即检查有无食管瘘，方法是向食管腔内注入温盐水，观察颈部切口是否有水流出。如果发现有瘘应以精细的可吸收缝线修补，如 4/0 聚乳酸缝线。邻近肌层切开处和食管切缘处可放置一根细的引流管。
- ◆ 使用 3/0 薇乔缝线间断缝合颈阔肌。皮肤切口用 4/0 薇乔缝线连续皮内缝合，或选用其他类似方法关闭。切口无菌敷料覆盖，包扎引流管口。在手术室拔除气管插管。一些外科医生常规进行喉镜检查，以确保喉返神经无损伤。将气管插管更换为喉罩，可以通过儿童用气管镜，安全完成喉部检查。由于患者逐渐清醒，可以观察到双侧声带运动情况。

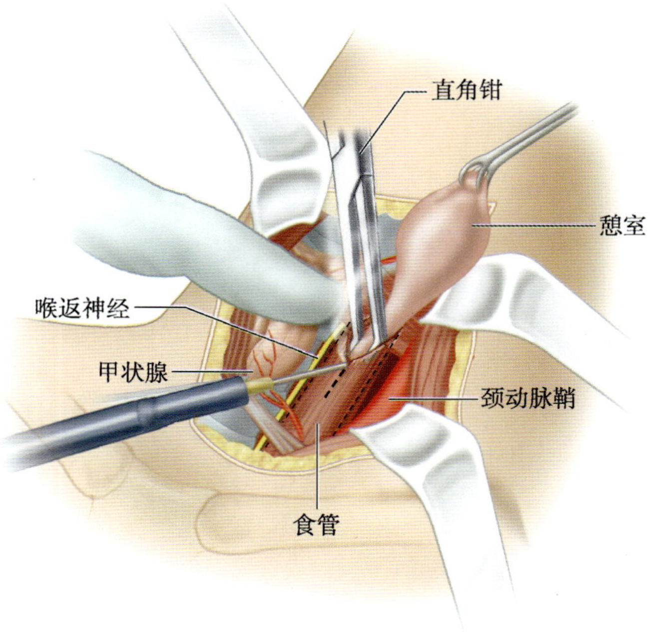

图 36-2

内镜下手术

- ◆ 内镜下手术的开展得益于内镜用切割缝合器和凝血设备的出现。全麻并气管插管，置患者于仰卧位，头部后仰，类似直接喉镜检查时的体位。充分的头部伸展对顺利进入切割缝合器非常重要。
- ◆ Weerda 双叶喉镜于气管插管后置入。喉镜的一叶位于憩室内，另一叶位于食管内，中间显露出正常食管和憩室的间隔部（共有壁）（图 36-3）。通过喉镜放入一根较细的硬质内镜（5mm 或 30° 镜），可以增加视野。有时放置鼻胃管能帮助确认食管腔，之后可以拔除。术野充分显露后，用悬挂臂将喉镜固定于胸壁，术者才能双手操作。

◆ 从憩室一侧的叶片处导入内镜切割缝合器。有时因为无法固定，难以夹住憩室的间隔部（图 36-3）。内镜下丝线缝住憩室的侧壁，可用来轻柔的牵拉。将切割缝合器轻轻向前旋转并击发，切开憩室的间隔部，使憩室与食管腔相通。如果需要，应继续使用内镜切割缝合器切开，直至共有壁长度小于 1cm。

◆ 切开缝合完成后，拆除牵引线，撤出喉镜。停止全麻，在手术室拔除气管插管。

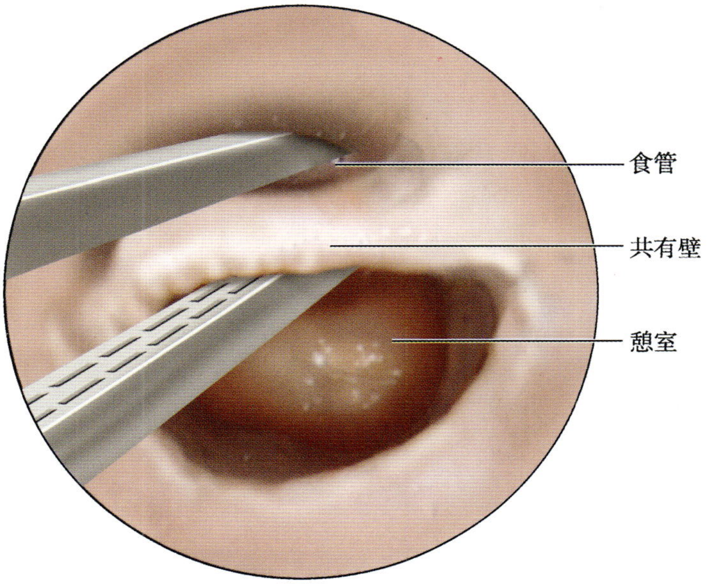

图 36-3

四、术后管理

◆ 手术当天或术后第 1 天进行钡餐检查，一旦结果证实无食管瘘及误吸风险，可以开始进流食，并视耐受情况逐步过渡为软食和普食。对内镜下憩室修补的病例，不必常规行钡餐检查，手术当日或术后第 1 天可以开始进流食。

五、操作要点和注意事项

1. 黏膜损伤

◆ 黏膜损伤常发生于安放切割缝合器时或固定憩室于无重力位置时。黏膜损伤应使用精细的可吸收缝线 I 期修复。将肩胛舌骨肌尽可能向外侧牵引，覆盖黏膜修补的部位，用细丝线与周围肌纤维缝合固定。也可以将周围肌肉覆盖于黏膜修补处。

2. 椎前筋膜污染

- 一些学者主张将憩室固定于无重力位置，这样做的优点是无需缝合或切割。方法是将憩室固定于上方横向的肌纤维，避免任何缝线或污染椎前筋膜。而椎前筋膜的污染会导致下行性纵隔炎。

3. 喉返神经损伤

- 潜在的喉返神经损伤经常出现，应避免任何向内侧的过度牵拉，尤其不应超过甲状腺的深度。
- 经常是直到术后出现声音改变，神经损伤才被发现。
- 拔除气管插管后出现呼吸窘迫，提示双侧喉返神经损伤，重新插管可证实。如果怀疑是这种情况，拔除气管导管前必须做内镜检查，并保留气管插管。为保持气道通畅，需行气管切开术。

膈上憩室

一、外科解剖

- 膈上憩室是第二常见的食管憩室，病因被认为是由压力形成的假性憩室。大多数位于食管胃连接部上方 10cm 以内。食管运动失调是憩室形成的主要原因。包括贲门失弛缓症、食管下括约肌痉挛、弥漫性食管痉挛。手术中常发现这些异常情况。
- 牵引性憩室少见，现今常与肉芽肿性疾病、结核或组织胞浆菌病相关。牵引性憩室属于真性憩室，常见于中段食管。可以表现为压迫症状、吞咽困难、黏膜炎症、食管气管瘘形成等，而多数无症状。

二、术前准备

- 食管憩室在确诊并决定手术之前的评估，有许多相关研究。
- 钡餐检查是评估和诊断食管憩室的主要依据,并能发现其潜在的病理改变。前后位及斜位摄片，或动态影像，可以明确憩室的数量、大小和形状，并发现食管运动不良或食管下括约肌功能障碍。
- 无论食管影像学和动力检查有何发现，均建议行内镜检查。可以观察憩室内腔的情况，并除外肿瘤或异位组织。食管测压和 pH 测定用于明确潜在疾病，如食管运动不良和食管下括约肌功能障碍，并有助于决定是否进行抗反流手术。
- 因为大多数患者为成年人，应进行心肺功能的评估，以确定手术和全麻的风险。心肺功能较差的，还应适当进行康复治疗。
- 手术切除憩室的适应证是症状严重影响生活，通常指吞咽困难或反复吸入性肺炎。无症状的憩室宜定期观察，每年行常规内镜检查。

◆ 建议手术前对消耗和营养不良的病例进行改善营养的支持治疗。有肺炎迹象的应行抗生素治疗。建议术前 2 ～ 3 天进清流食。术前晚完全禁食水。

三、手术步骤

◆ 围术期抗生素应在手术开始前 1 小时内给予。给予第一代头孢菌素至术后 24 小时，可以达到预防感染的效果。

◆ 患者体位应避免误吸。全身麻醉，快速连贯的单腔气管插管可以保障气道安全，防止憩室内残留物造成的误吸。进行胃镜检查，证实术前诊断，特别注意憩室的准确定位。以门齿和上食管括约肌为定位标志。对可疑部位进行活检。

◆ 此时将单腔管更换为双腔气管导管，便于左侧单肺隔离。或堵塞左侧支气管，形成单肺通气。

◆ 患者右侧卧位，骨性体表部位适当加垫。包括将双上肢前伸，远离躯干。上方的手臂提高并向前伸直固定于托手架，使肘部与肩部同高，与躯干成 90° 角。托手架位置应保证压力均衡分布。右侧上肢（下方）向前伸直，与躯干成 90° 角，并使肩关节内旋约 45° 。这样可使双侧腕关节靠拢。适当的垫起后，右手放松并用 Kerlix 绷带固定。在头部下方加垫，保持中立位，并将手术台腰部最大限度屈折。这可使肋间隙充分展开。下肢膝部和踝部加垫。可用小布袋协助保持体位。

◆ 选用后外侧入路，左侧不切断肌肉的开胸切口，经第 7 肋间进胸。从下一肋骨上缘游离肋间肌进入肋间。切开壁胸膜，已隔离的肺完全塌陷。这更加便于游离肋间肌。小心保护肋间血管神经束，肋间肌瓣可以保护切开部位。切口前端应止于锁骨中线以避免乳内血管损伤，后端应达肋脊角，放置牵开器。

◆ 切断下肺韧带，用纱垫将塌陷的肺向前上方牵开。如果膈肌遮挡视线，在腱部缝合牵引线，经皮肤戳口引出，向下牵拉。切开纵隔胸膜，显露食管。将食管完全游离，在手术部位远近端分别以 Penrose 引流管环套牵引（图 36-4）。辨认双侧迷走神经，加以保护，无需从食管壁游离出来。食管游离范围上至下肺韧带近端，下至 LES 下方，胃近端 1 ～ 2cm 处。如果合并食管裂孔疝，这时可以发现。全部过程中，应谨慎保护迷走神经，同时解剖切除食管胃连接部前壁的脂肪组织。

◆ 继续解剖游离憩室周围结构。憩室常位于食管右侧，用 Babcock 钳轻柔牵拉憩室，同时牵引 Penrose 管转动食管，以便暴露和安全地解剖。解剖憩室颈部，始终保持沿肌层下游离整个憩室环周。

◆ 女性用 54F 食管探条，男性用 56F 探条，由麻醉师放置进入食管，由术者触摸引导通过憩室部位。用切割缝合器在憩室基底处夹闭，使憩室有轻微张力。确认食管腔无狭窄，迷走神经或食管肌层未进入切割缝合器后，击发切除。如果黏膜破损，立即以可吸收缝线修补。将肌层缝合覆盖切缘。如果黏膜缺损大，可行肌层切开后修补黏膜。

◆ 在憩室切除部位的对侧食管壁，行较长距离的黏膜外肌层切开术。用一把小直角钳引导，在肌层和黏膜层之间进行。切开范围近端起自下肺韧带，远端至胃壁 1 ～ 2cm（图 36-5）。放置鼻胃管至切缘上方并充气，同时胸腔内注入温盐水，观察切缘和肌层切开处有无外漏。任何瘘需立即修补，使用可吸收缝线间断缝合（如 4-0 聚乳酸缝线）。肋间肌瓣覆盖，用 4-0 丝线间断缝合固定于食管肌层。如果术前诊断胃食管反流，还需要行抗反流的胃底折叠术。

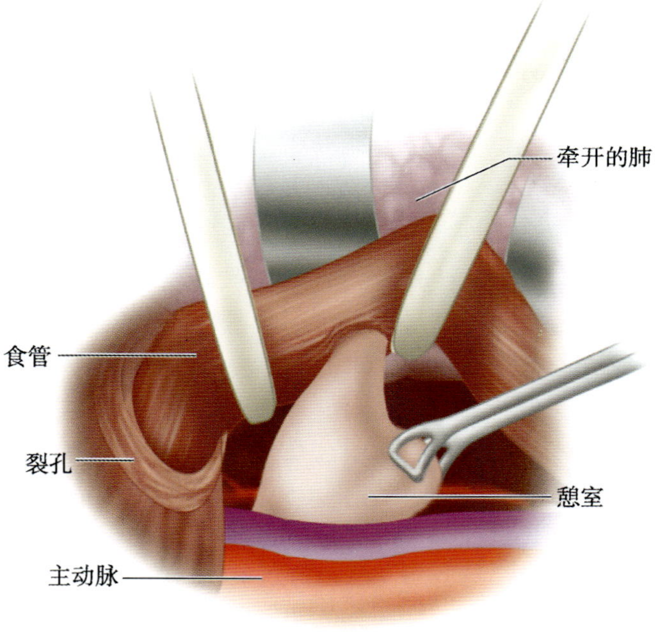

图 36-4

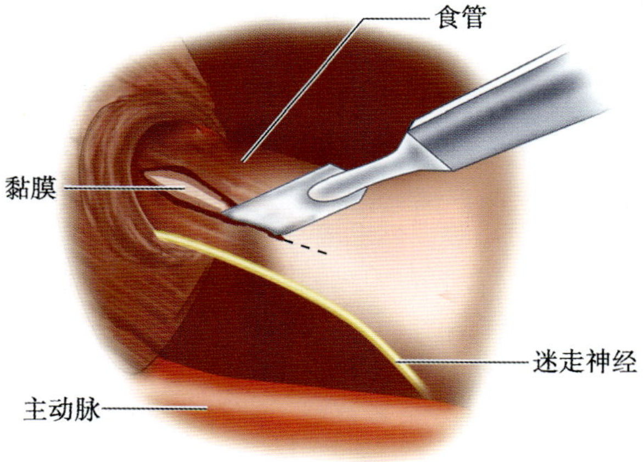

图 36-5

- 修补后放置鼻胃管，恢复双肺通气。后上部胸腔和膈上放置 2 根引流管。
- 在重要区域可放置一根细的侧孔引流管，术后长时间放置直至恢复进食。如果术中右侧胸膜破损，还应放置右侧胸腔引流管。移走牵开器，关闭肋骨间隙。负压吸引引流管的同时，关闭胸壁肌层。根据术者习惯，关闭皮下组织和皮肤切口。

四、术后管理

- 鼻胃管保留至术后第 2 ~ 3 天。拔除胃管后，进行稀钡造影检查，确保修补处无食管瘘，且无误吸现象。之后可以开始清流食。并逐渐过渡到软食，维持 10 ~ 14 天后改为普食。充分的胸腔引流和肺复张后，拔除胸腔引流管。胸腔软管保留到开始经口进食以后，确保无瘘可以拔除；发现食管瘘，继续引流。

五、操作要点和注意事项

牵引性憩室

- 牵引性憩室的处理是单纯切除，并按照本章所述原则逐层缝合。术前未发现食管动力障碍者，其发病机制为纵隔感染和纤维化，单纯切除后无需行肌层切开。
- 气管支气管和食管瘘形成者，必须同时闭合食管和气管破口，并在中间植入其他组织（胸膜或肌瓣），以防止复发。

黏膜损伤

- 从周围组织中游离憩室时可能造成黏膜损伤。如果黏膜破口在切割缝合范围内，则破损对预后无显著影响，仅需适当控制术野污染。
- 如果肌层切开或切割缝合处出现食管黏膜穿通，应以细的可吸收缝线做单纯修补。修补处再用肌瓣覆盖强化。首选开胸时游离的肋间肌瓣。在无张力的条件下，用细丝线缝合固定于邻近的肌层纤维。有时可用心包片或胸膜片进行强化修补。

迷走神经损伤

- 单侧迷走神经损伤常无重要临床意义。双侧迷走神经损伤，可导致胃出口梗阻。有继发症状的病例，应行引流手术治疗（如幽门成形术）。

术后食管瘘

- 术后食管瘘是非常严重的并发症。当术后早期出现引流量和(或)性状的改变,或败血症的表现,应警惕食管瘘的存在。当食管瘘口非常小且漏出量也极少时，位置恰当的充分引流有时可以治愈。引流恰在瘘出部位，可以防止纵隔弥漫性污染，使患者病情稳定。
- 稀钡造影检查发现明显的食管瘘，或出现败血症表现的病例，应进行急诊再次探查手术。此时，再次探查手术的基本原则是：对纵隔和胸膜腔进行冲洗和充分引流，同时控制污染。可选择的术式有：使用肌肉瓣等对食管瘘部位进行修补，或食管造口、转流术。彻底清创到达健康组织边缘，但同时注意保留健康组织。

食管裂孔疝

◆ 大的食管裂孔疝在游离食管和解剖憩室时能够被发现。应将疝内容物复位，游离切除疝囊，修补食管裂孔。

推荐阅读

Aly A, Devitt PG, Jamieson GG. Evolution of surgical treatment for pharyngeal pouch. Br J Surg, 2004; 91: 657 – 664.

Cassivi SD, Deschamps C, Nichols FC 3rd, et al. Diverticula of the esophagus. Surg Clin North Am, 2005; 85: 495 - 503, ix.